U0044896

AROMATHERAPY

芳香療法

現代精油芳香保健師課程

呂秀齡 編著

全華圖書股份有限公司

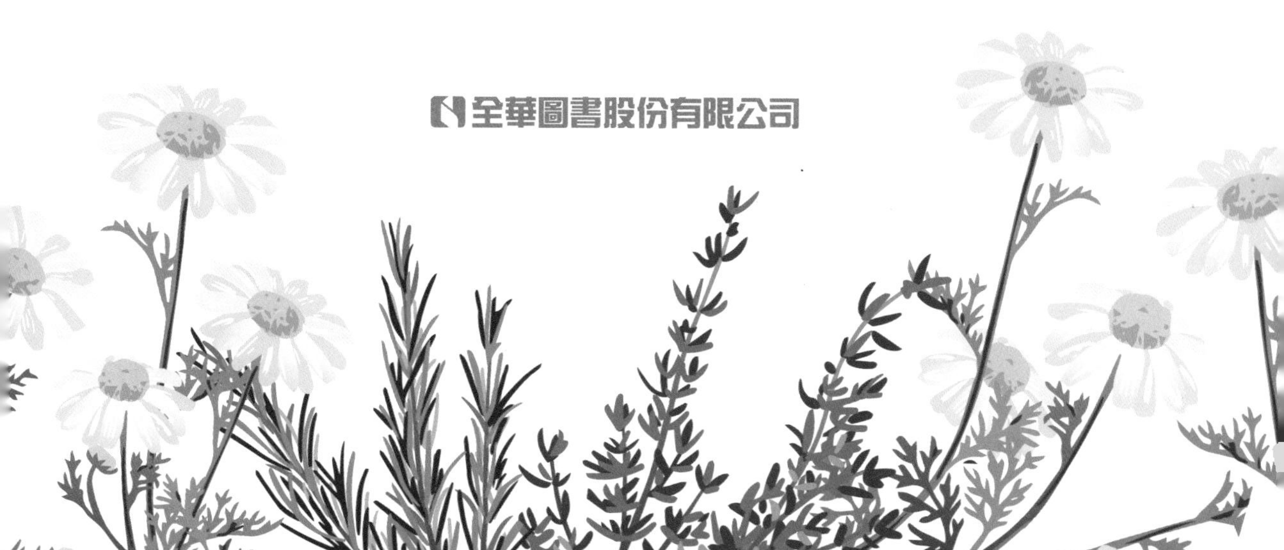

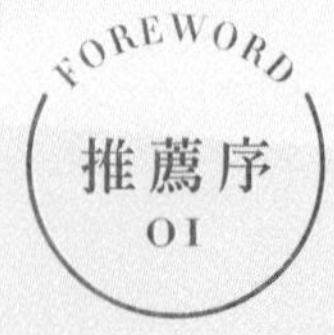

芳療與科技的新火花

人透過五感（視覺、聽覺、嗅覺、味覺和觸覺）與這個世界產生連結；香氛透過嗅覺受器接收信息後藉由神經系統傳遞信號給大腦，再由大腦將命令下達給相對應的組織或器官。因此不同的香氛就如同一把鑰匙可以打開身體不同部位的門，更神奇的是同一種香氛在不同的量或是對不同的人都會有其差異性，多種香氛組合出來不同調性更是衍生出嗅覺的「大千世界」。

Shereen 老師具有多年的學理知識結合實務技巧毫無保留分享在這本書中，爲得是要把智慧之火如同香氛一般傳遞與散發。本次有幸以 3D 列印技術設計製作擴香石與 Shereen 老師的精油香氛將有形的擴香石與無形的香氛結合，讓視覺與嗅覺結合昇華至新的層次，望幸讀此書者聞道有如醍醐灌頂、受益無窮！

臺灣數位工藝設計應用發展協會 理事長
艾瑩科技有限公司 負責人
呂信賢

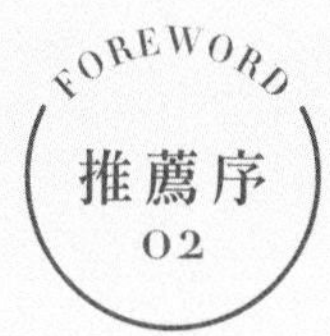

「斜槓」芳療師，多重職業的新選項

近兩年「斜槓」這個詞不斷的從我周邊的年輕人嘴裡傳出，例如：有個剛畢業的小夥子，他介紹自己時就說他是營養師，也是健身教練，還是位接案的業餘歌手。在呂秀齡老師的工作團隊中也遇見過一位「斜槓芳療師」，她的專業是記者，因爲熱愛精油芳療而成爲芳療講師，本身也是部落客。

「斜槓」這個出自《紐約時報》專欄作家瑪希 · 艾波赫著作中的名詞，其實就是英文的 Slash，「/」其代表的意涵是將自身擁有的各式各樣技能都用來賺取收入，不把自己限制在某一個工作或工種上。芳療產業如今方興未艾，光用「芳療師」關鍵字在 104 人力銀行進行搜尋，跳出來的職缺數就高達 1400 多筆，而用「精油芳療技術服務」搜尋也有 350 多筆職缺，顯見此產業的高用人需求。但年輕人會想要去 SPA、養生館、美容院或藥妝店擔任全職的芳療師或美容師嗎？在訪談了幾位大學相關科系任教的業師後，發現年輕學子們其實有自己的想法，熱愛芳療但不想被綁死在單一工作，因此「斜槓芳療師」就成爲了多重職業的新選項。

呂秀齡老師投入芳療產業甚早，本身具有高度的藥學專業與豐厚的芳療實務經驗，數十年來專注於芳療國際證照的教育推廣，如今已桃李滿天下。隨著本書的再版，呂老師團隊亦積極的開辦新課程，致力於培育更多的精油芳療講師向外推廣，以使精油芳療保健遍佈到每個家庭中。目前已有愈來愈多的人加入其講師行列，可想在不久的將來，將會輕易在周遭遇見各種 / 芳療斜槓族。

icap 職能導向課程認證輔導師
適才顧問有限公司訓練顧問
林文蘭

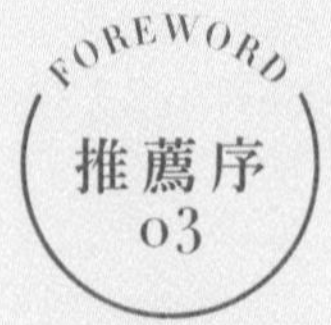

令人景仰的芳療專業講師

現代人工作壓力繁重，偏偏壓力是百病之源，做好壓力管理是健康管理的首要條件，否則一切淪爲空談。

紓解壓力是人人必須學會的生存之道。芳香療法正是現代人紓壓的流行顯學，然而，它也是擁有四千多年淵源的古文明養生保健法，可謂人類智慧的傳承，更是輔助醫學很重要的一環，這在先進國家已是不爭的事實。因此，基礎植物芳療學、芳香療法保健師專業認證，素來是本系所學生的選項學程。

本系所因推廣產學合作案，和呂秀齡老師結織多年，非常榮幸邀請呂老師爲本校芳香療法課程授課，並擔任兼任講師。呂老師具有醫藥學的學識背景，長期鑽研芳香療法領域，授業認眞又無私分享所學，廣爲莘莘學子所景仰。欣聞呂老師大作即將付梓，貢獻所學，嘉惠後學晚輩，對這樣一位充滿專業和熱情的教師，我樂於爲之作序。

中華科技大學 副校長
郭鐘達

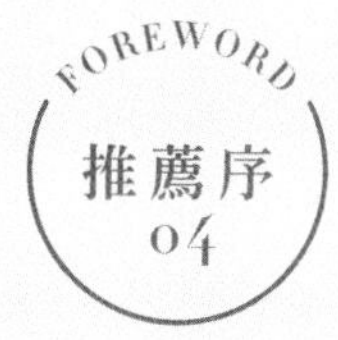

芳療與身心靈照護的連結

呂秀齡老師再版的「芳香療法」 是一本非常實用的工具書，帶領讀者從東西方的芳療歷史探索、植物基本認識、精油萃取方式、品質鑑定方法，一直到生理的運用，讀者可以輕鬆學到對家人的居家照護方法。

過去我在醫學大學服務，接觸許多的生病案例，預防是當務之急，因此深入學習了十多年的德國精油芳香療法，拜師於德國慕尼黑工業大學底特里西 · 葦柏納教授（prof.of Dr.Dr.Dietrich Wabner），德國體系對芳療研究精神再再觸動我的心，強調精油功效之前，著重在「芳香療法」，也就是透過嗅吸，讓精油開啓大腦裡許多未知的部位，產生千變萬化的可能性，強調的是精油的香氣可以調整情緒，精油也可說是一種情緒療法。

在臺灣，我則是跟著呂秀齡老師研習英國和美國芳療系統，取得英國IFA和ITEC、美國NAHA高階芳療師的認證。呂秀齡老師的教學經驗豐富，上課深入淺出，嚴謹的科研人態度和自身藥學背景，讓這本「芳香療法」具有很強的公信力，不僅可以習到理論基礎，也是很棒的精油調配祕笈。

我誠摯地推薦本書，也真心期望愈來愈多的讀者，能將精油芳香療法信手拈來，體現在生活保健上。

德國 Webner 精油亞太 總監
日本久保雅司自然物研究所
臺灣久保雅司集團 執行長
亞太國際芳香能量教育協會（APIA） 理事長
黃惠玲
ANGELA

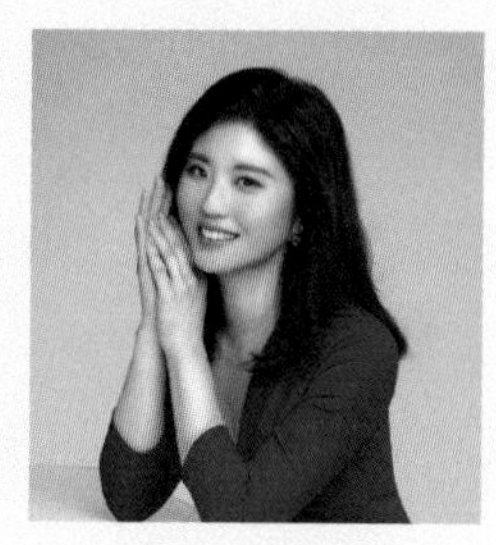

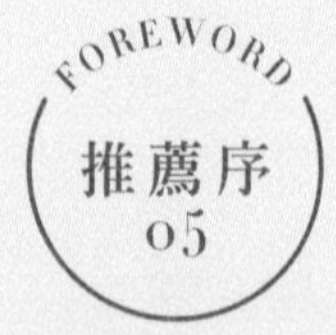

期以雙軌精神將芳療帶入職場

芳香療法，是養生生活的一部分。在職場上，養生保健的產業非常蓬勃，無論是樂齡養生、預防醫學、輔助醫學、民俗療法等，在在都注重自我健康管理的觀念和有效實做方法。而芳香療法源自古埃及的文明智慧，流傳至今，已超過四千年以上，既是科學，也是實證學。

我企盼所有美容美髮從業人員，能進行多元化學習，延伸全方位職能，在敬業樂業的基礎上深耕，以雙軌精神將芳療帶入美容美髮業，期許每一位從業人員，能在專業領域各領風騷，創造自己不平凡的人生。

呂秀齡老師在芳療界，無論專業力或口碑皆執業界牛耳，對有心師學芳香療法的專業從業人員而言，是最佳師從對象。本著作規劃完整，內容深入淺出，是所有想學習芳療者的必備工具書；至於對芳療國際證照認證課程有興趣的朋友，本書內容堪稱爲晉身國際專業芳療師的基本學程，絕對不容錯過！

臺北市女子美容商業同業公會 總幹事

游易霖

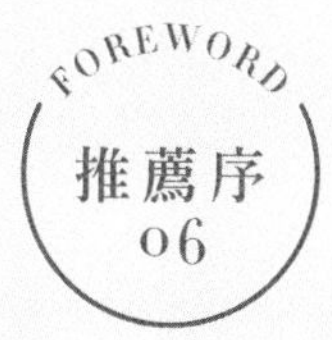

於 社大 推動芳療課程 不遺餘力

臺灣的社區大學至今已堂堂邁入第十六個年頭了！不但開創了成人終身學習的新樣貌，也逐步邁向全民「活到老學到老」的終極願景目標。而這其中扮演重要推手的，主要是社會上各領域的專業講師積極投入，尤其可貴之處，呂秀齡老師還是一路陪伴著社區大學走過十年以上的講師！

呂秀齡老師在信義社大推動養生保健類課程——精油紓壓與精油洞悉卡，擁有一群具敬業熱忱又愛心滿懷的師資群陣容，並於 2013 年榮獲本校資深教師「師鐸獎」殊榮！呂老師的課程設計多元化，精采又實用，深受上課學生的喜愛，每個學期總能充分藉由十八週的課程，做完整的講授與分享，幫助學員們從基礎入門，確實認識精油與芳香療法，並將其運用在居家生活保健上。

欣聞呂老師著作《芳香療法》一書即將付梓出版，實為社會有志學習者之福，謹此推薦，並祝福本書暢銷熱賣！

臺北市大安社區大學 主任秘書

賴裕封

這本書，深受大家肯定，當獲知出版社評估後，邀約重新改版和大家分享更豐富的內容，我欣然點頭接受，馬上開始進入改版的程序與重新整理文字內容的忙碌狀況。

寫作者序的同時，全球正被新冠肺炎病毒鬧得沸沸揚揚，疫情急速爆發讓每個人的生活和健康如臨大敵，心情很是忐忑。所幸我們一直推擴的是「芳香療法」，芳療可稱爲輔助醫學。在疫情擴張的時刻，輔助醫學占有重要的角色，讓我們在忐忑中，多了芳香療法此一健康防疫對策。

我和精油結緣得很早。在就讀於臺北醫學院（現臺北醫學大學）時，即廣泛接觸藥用植物，這是我很喜歡也很擅長的一門學科。後來投身職場，輾轉再度接觸到芳香植物，成爲我人生裡美好的驚喜。在接觸芳香療法的二十多年歲月裡，因有精油的陪伴，讓我在照顧自己及身心牽絆的父母親時受益良多。

熱愛芳療教育工作的我，在超過 20 年的教學經驗中，看到很多學生對芳療課程的學習渴望，我在全新改版的《芳香療法》增訂了 2 大章節：

1. 精油香氛密碼～精油調香
2. 樂活女王按摩手技（頭部按摩手技、前胸及肩部按摩手技、臉部按摩手技、眼部按摩、鼻子按摩、臉頰按摩、下顎按摩、頸部按摩、耳朵按摩）

同時還在芳香小物 DIY 方面，增加「優雅清香淡香水」、「香氛花藝掛飾」、「大地香氛擴香石」及「香氛書卡」等 4 種實用芳香小物的製作，希望呈獻給讀者更豐富且實用的內容。

投入芳療領域的教學是最幸福的事，我珍惜與芳療領域的巧遇與投入教學的機緣。感恩親愛的讀者們對我的肯定，也感謝一路走來給我無限支持的家人朋友和卡爾儷團隊的老師們，尤其在改版書期間積極協助的老師們：

1. 芳婷老師～整理單方精油的「心靈能量語錄」。
2. 怡葰老師～精油調香的文字整理與示範。
3. 詩惠老師～芳香書卡的圖文整理。
4. 呂信賢老師～ 3D 芳香擴香石親自示範。
5. 徐月恆老師（社團法人台北市雙軌訓練教育發展協會的資深講師）樂活女王按摩手技（頭部按摩手技、前胸及肩部按摩手技、臉部按摩手技、眼部按摩、鼻子按摩、臉頰按摩、頸部按摩）手技示範。
6. 姜若庭～美女巧扮模特兒，呈獻按摩紓壓的舒服，同時也展現靈秀之氣質。

當然，也非常感謝出版社團隊願意投入時間，爲本書改版而努力，以呈獻給大家更多元化的芳療實用內容。一起來發掘芳香療法的奧妙吧！透過天然的芳香精油，守護自己與身邊人的健康，也爲鼓勵大家爲自己彩繪一個芳香又繽紛的芳香療法職涯規劃。

呂秀齡 謹誌

2020 年 5 月

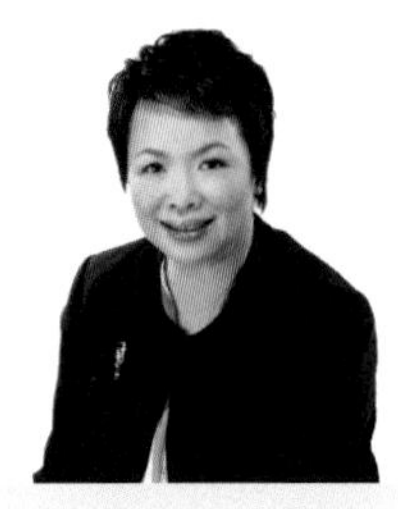

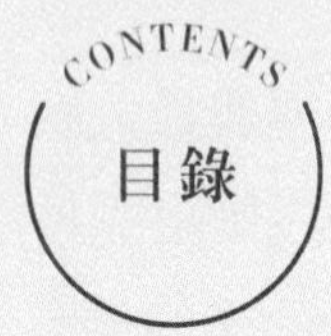

1 芳療歷史探索

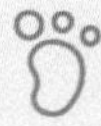

2 精油植物學

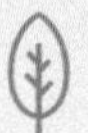

3 科學萃取方法

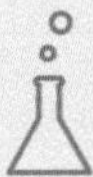

4 精油品質把關

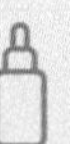

5 基本生理學

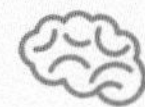

6 安全實用法則

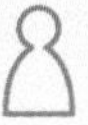

7 16種基礎單方精油

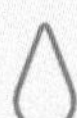

8 經典香氛調油技巧

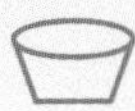

9 精油香氛密碼——精油調香

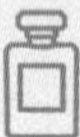

10 樂活女王按摩手技

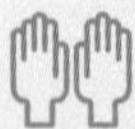

11 輕鬆 DIY ——16 種芳香小物製作

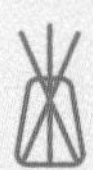

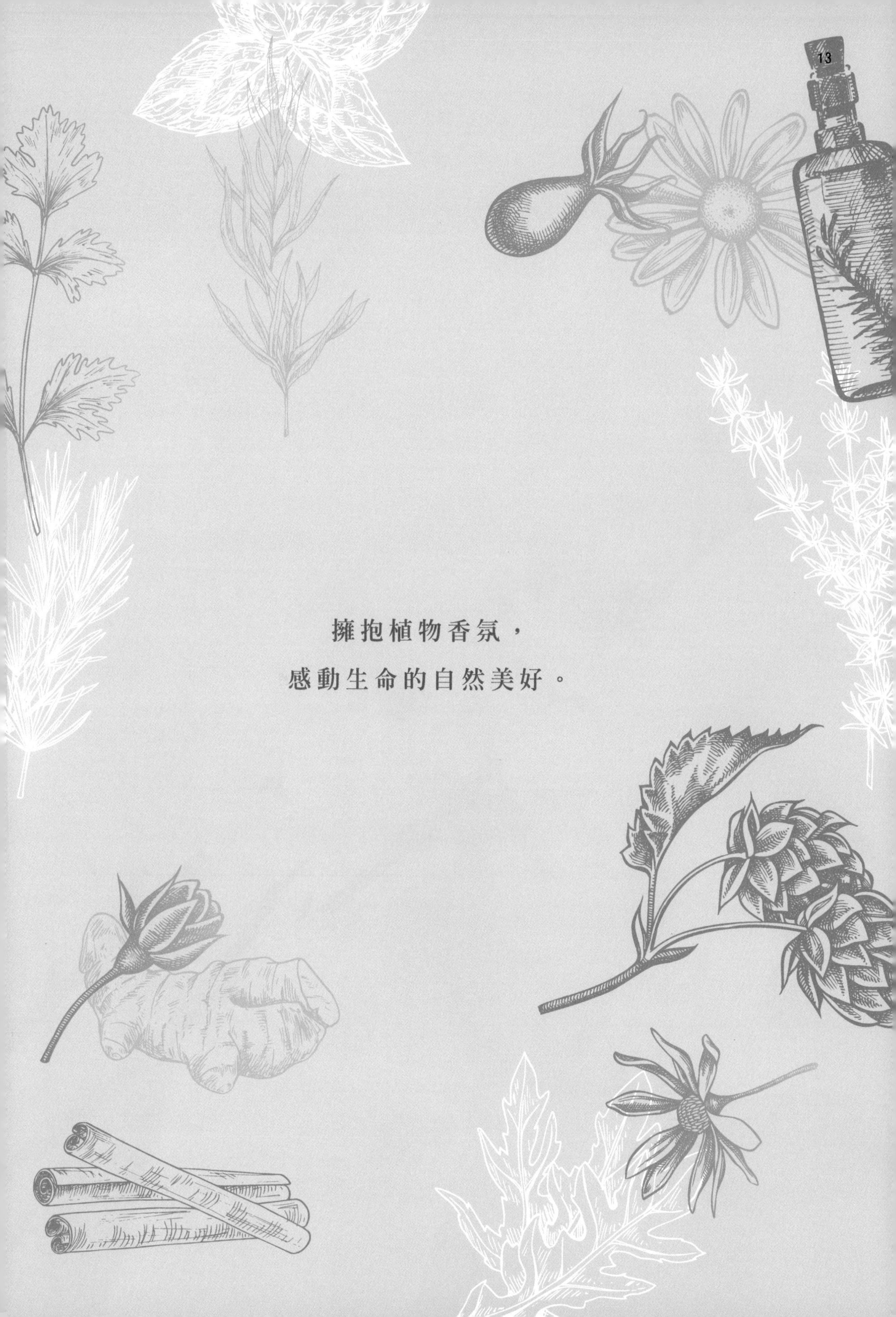

擁抱植物香氛，

感動生命的自然美好。

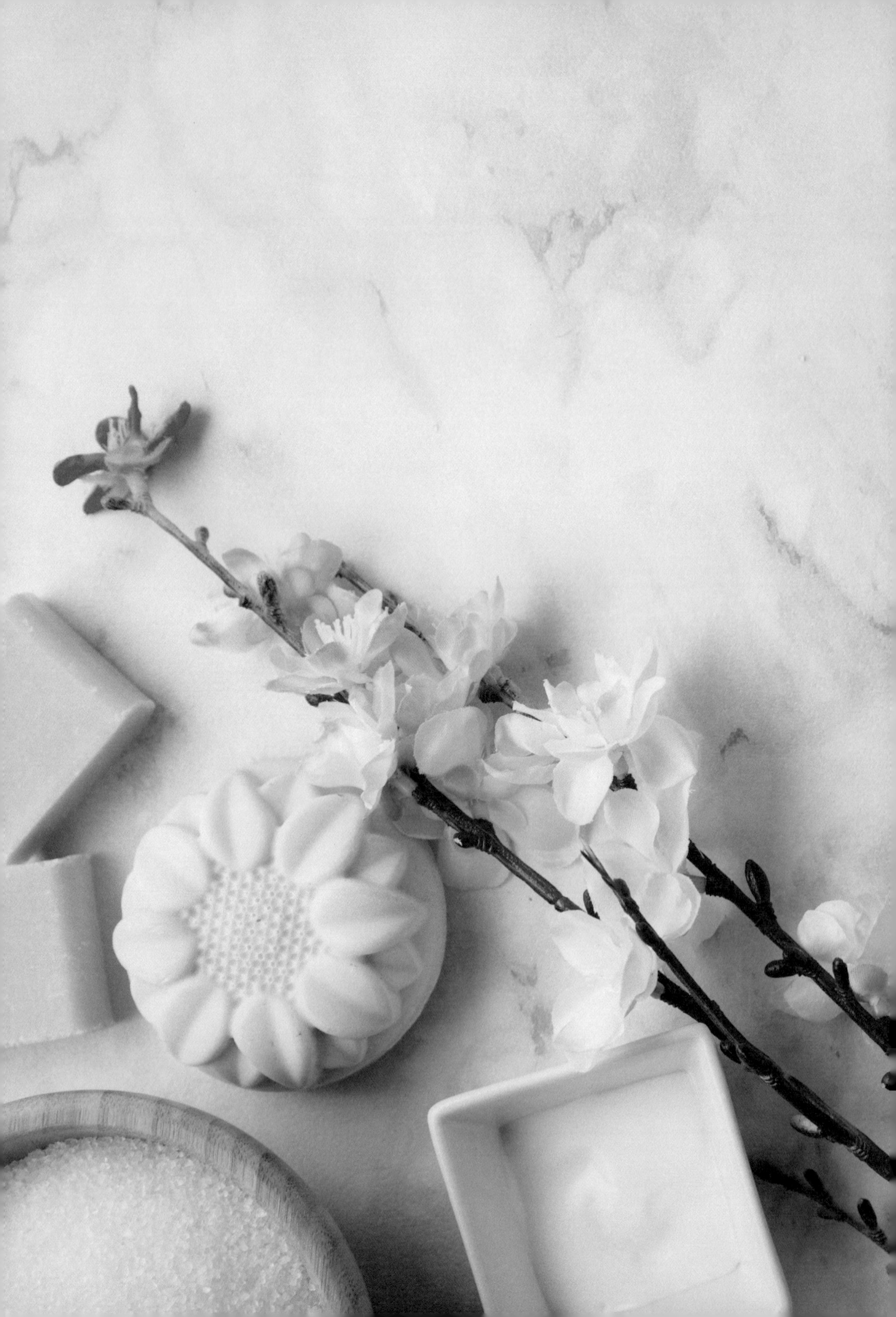

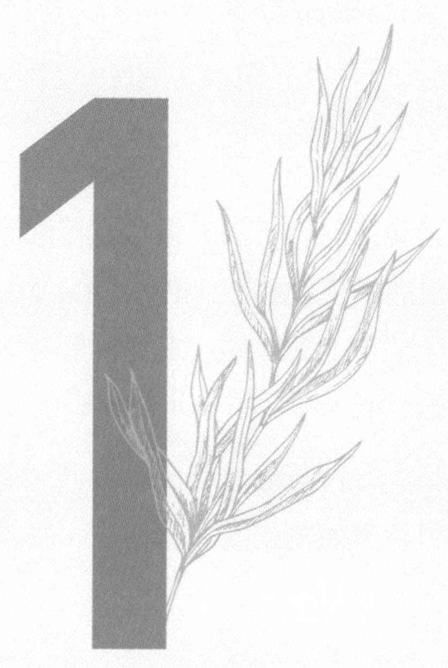

1 芳療歷史探索

自古以來，

人們接受著植物寶貴的餽贈，

飲食保健、生活應用、醫療美容與情緒管理，

都能找到相關聯繫。

就讓我們從歷史的角度出發，

撥開芳香植物的神祕面紗。

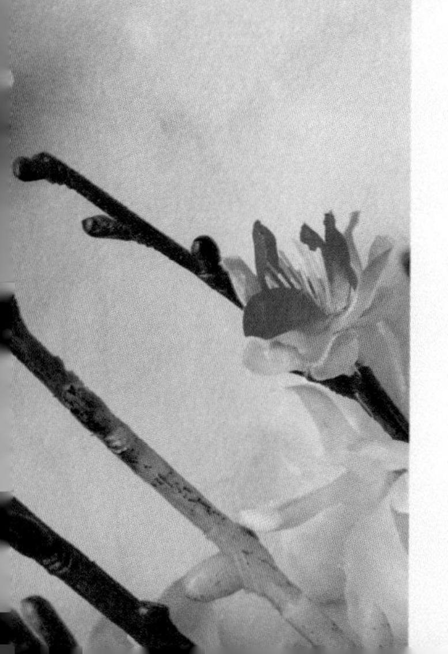

充滿智慧的老祖先很早就接觸到芳香植物。利用芳香植物所萃取出的天然精油，透過薰香、嗅吸、蒸氣、芳香浴、按摩等各種方式，來改善生理、心理、精神上的狀態，進而撫慰身、心、靈以達到平衡狀態，這種全方位的療癒方法，即稱爲「芳香療法」（Aromatherapy），簡稱爲「芳療」。

深入學習芳療之前，讓我們循著歷史的軌跡，瞭解從古文明到現代，前人對芳香植物的認識與應用；在讚嘆不可思議的同時，也一窺芳療世界的堂奧。

源自東西古文明的芳療傳奇

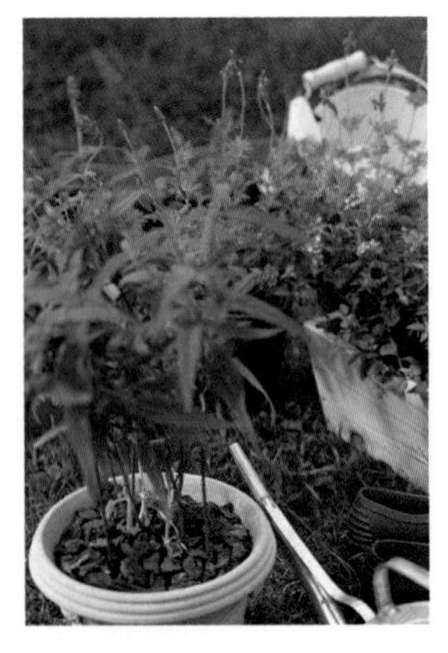

追溯歷史，芳香療法的蹤跡久遠得超乎你我想像，無論在東西方都大展風華。西元前4000年，蘇美人已經有使用芳香植物的習慣，至於古巴比倫帝國的人民，已先進到懂得製作香藥油，還會焚燒柏木以驅趕瘟疫。時間滾輪不斷推進，芳香療法在東西方的古文明中，留下不少璀璨的傳奇。

中國：神農嚐百草是草藥學的濫觴

西元前2800年，神農氏嚐百草，可視爲中國草藥學的濫觴，然而當時尚無文字記載，只能靠著口耳相傳將知識流傳下來。到了西元前700年，《黃帝內經》這部被視爲春秋戰國時期或西漢的著作，藉托黃帝和宰相、大臣們的對話，留下了醫學、藥物、針灸、按摩等知識。

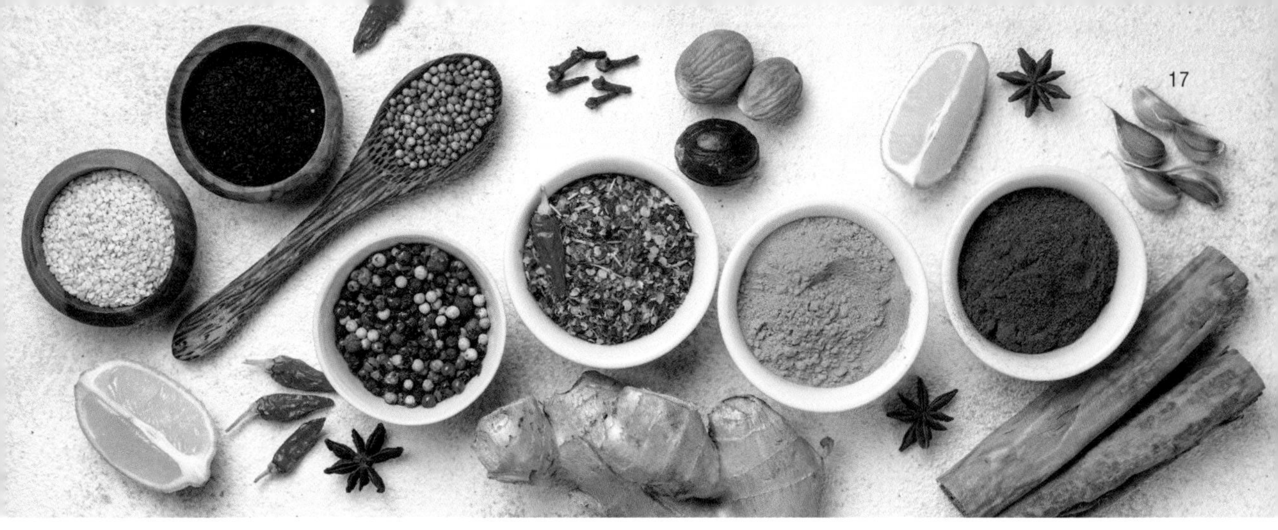

到了 16 世紀，明朝醫藥學家李時珍寫下《本草綱目》，書中介紹了 1892 種藥材，其中植物占 1094 種，還有 8160 種藥方，是一本影響後世深遠的鉅著，對中醫藥的發展有舉足輕重的地位，被翻譯爲英文、法文、德文、俄文、日文、韓文、拉丁文等多種語言，直到現代，對中醫和草藥學有興趣的人都會讀它。《本草綱目》裡提到，玫瑰能滋肝養胃並促進血液循環、薑可治療咳嗽和痢疾、乳香可活血定痛並改善心痛和腹痛，這些知識放諸於現代，依然毫不遜色。

芳香植物與中國文明息息相關，生活應用也很多元。古人把蓍草和龜殼視爲靈物，所以用它來占卜。

茶農窨茶的時候也會用到它。西藏人選用杜松來製作香柱，點燃獻給神明。中國苗族和臺灣泰雅族、賽夏族都會在烹飪時使用山雞椒。

若直接運用在健康照顧上，薑是最典型的例子，嚴重瘀青腫脹時，老一輩會拿薑沾米酒推拿，而產後坐月子，會用薑煮麻油雞給產婦吃，以滋養虛弱的身體。此外，西洋蓍草會被曬乾，用來治療風溼和毒蛇咬傷；夏季容易發生暑溼，出現頭痛、口渴、身體疲乏等現象，廣藿香正好可以派上用場。

印度古國的壁畫上，描繪著居民如何使用草藥。阿育吠陀經典裡記載了芳香植物的用法，還強調想要長生不老，應該用植物調油按摩。當時最熱門的養生藥材是檀香，至於丁香、安息香等也極爲珍貴。

古印度人在香草植物的應用上，與生活緊密結合，例如：在飯後和約會之前，爲了讓口氣保持清新，有咀嚼洋茴香種子的習慣；夏天蚊蟲多，不想被叮咬，就把岩蘭草的根磨成粉末，裝進香囊布包裡佩帶在身上。羅勒被視爲無與倫比的神聖植物，很多家庭會栽種，並將它獻給神明；當有人過世，也會在死者口中放羅勒葉。

在健康照護上，如果是氣溫過高所導致的暑熱，會用茉莉來退燒；如果是感冒引起的發燒，便以檸檬香茅來解熱。當時的貴族和讀書人，特別喜歡牛膝草，認爲它能促進大腦的功能。萬一腸胃不好，他們使用豆蔻來進行保健；至於性功能障礙，則會使用薑來保健。

芳香植物的藥草貿易，始於西元前 1700 年的中東地區，在阿拉伯人的販售之下，精油、花水、香膏等交易蓬勃，最大受益者是歐洲人，它們的保健觀念因而進步許多。

遠在西元前 500 年，亞述人已經把精油用於享樂。在古波斯時代，薰衣草常被用於消毒醫院和病房。到了中世紀，摩爾人在果園裡種植迷迭香，藉此來驅趕害蟲，讓水果保持完整。包括古波斯和希伯來人，在舉辦婚禮或祭祀時都必備檸檬。鄂圖曼土耳其帝國則規定，在帝王臨幸之前，嬪妃必須先嚼丁香花苞來清除口腔異味。

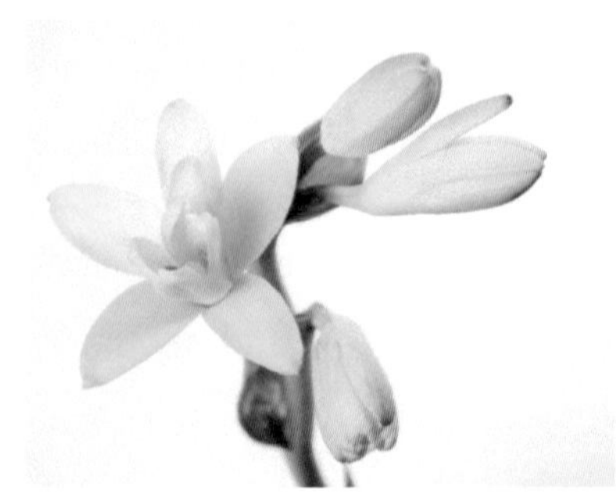
茉莉花

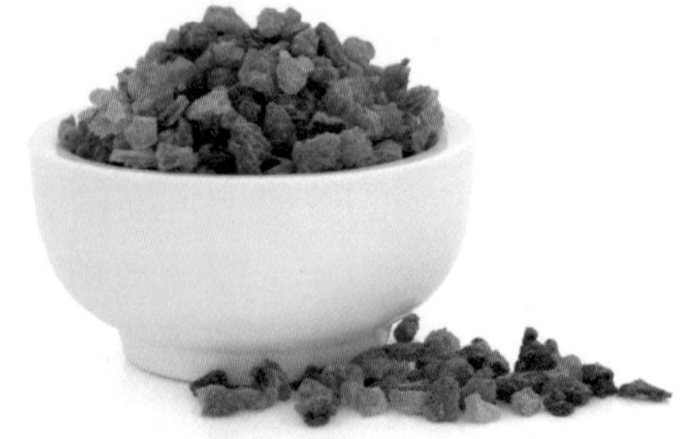
沒藥

在醫療保健應用上，在西元 10 世紀左右，波斯人阿比希那（Abu Ali Ibn Sina）發現使用蒸餾的方法，能從植物裡萃取出精油。透過不斷的實驗，共記錄了 800 多種藥草植物，對醫療發展有很大的貢獻。隨後，與精油有關的研究急起直追，11 世紀的阿拉伯人翻譯了羅馬的醫藥書，引進乳香和活血、化瘀的中藥「沒藥」（又稱末藥）做爲宗教、醫療、休閒之用，並發現洋甘菊和玫瑰的醫療功效，從此進入阿拉伯的「醫學黃金時代」。當時，一位阿拉伯藥師開設了世界第一家藥房，販賣的物品包括：酒精、桂皮、瀉藥、硼砂、龍涎香脂、樟腦、香膏、薑、玫瑰水等。而在 11 世紀初期，阿拉伯醫生阿維森那（Avicenna）率先發明了水蒸汽蒸餾法，並利用這個方法萃取出大馬士革玫瑰精油，這是芳療史上劃時代的里程碑。

埃及：藉由植物香氣和神靈溝通

在古代西方世界裡，無論宗教、生活或醫療領域，芳香植物始終占有舉足輕重的地位。古埃及人認爲清涼的薄荷是聖潔的植物，所以拿它來清潔教堂；在祭祀典禮中，則會焚燒芳香植物，利用植物天然的香氣來和神靈進行溝通，祭祀神廟使用乳香是最典型的例子。再者，古埃及人習慣以各種芳香植物敬神，例如：將香桃木獻給月神、將洋甘菊獻給太陽神。

在古埃及人的觀念裡，靈魂不滅，但會輪迴轉世，所以貴族死亡後，必須以香料妥善保存屍體，並用絲柏或雪松來製造棺木。埃及人製作木乃伊時，使用沒藥來進行防腐。考古學家在法老王圖坦卡門的陵墓之中，發現了肉桂、乳香、樹脂、白松香及雪松，至於在法老王拉美西斯二世的木乃伊鼻孔裡，發現有黑胡椒，這些香料主要用於防止屍體腐壞。

在生活應用上，古埃及人無論男女都喜愛化妝，很早就會運用香料來製作香膏、香膠和香粉。傳說中，埃及豔后克麗奧佩德拉的青春秘訣，就是用精油來護膚和護髮 ，維持美麗動人的外表——她喜歡用玫瑰花瓣和橙花精油泡澡，並將橙花精油和蜂蜜、肉桂混合，用來按摩全身肌膚；此外，與敵方談判之前，她會塗抹茉莉香膏，藉此增進魅力，達到談判的目的。

在飲食方面，古埃及人的食譜少不得芳香植物，例如：知名的 Kyphi 香油，是以蜂蜜、香桃木、肉桂、杜松漿果、豆蔻、酒等調製的。他們喜歡在製作麵包時添加甜茴香，不僅讓香氣更迷人，還能消除脹氣、幫助消化。

古埃及的醫藥發達，他們能準確地使用芳香植物來治病，例如用沒藥來治療眼睛發炎和喉嚨腫痛、用絲柏來淨化磁場、用快樂鼠尾草來治療不孕和壯陽、用檀香來防腐。據傳法老王在建造金字塔時，每天發送大蒜給奴工吃，讓大家提高免疫力，減少生病，以維護強健體格。

希臘：雅典城是世界香水中心

大約在西元前 2000 年，古希臘人就知道用橄欖油浸泡芳香植物，把植物中的精華吸取出來，再用於按摩身體。循此演進，雅典城和巴比倫後來成爲世界香水中心，早在西元前 500 年，雅典城就有上百家香水店，盛況空前。

古希臘人把迷迭香視爲神聖之草，認爲它能安撫生者的精神、平復死者的靈魂。在宗教上，他們以絲柏樹來雕塑神像，以焚燒沒藥來敬獻神明；此外，百里香是希臘人心目中的美好植物，神廟會用它來薰香，敬獻給維納斯女神。

在生活方面，古希臘人把芳香植物運用在諸多美好事物上，例如用月桂的枝葉編織成桂冠，頒贈給詩人或競賽優勝者；至於婚禮上，用桃金孃的花葉編成婚冠，讓新娘戴在頭上，還把象徵幸運的馬鬱蘭送給新婚夫妻做爲祝福。在飲食方面，普遍使用洋茴香種子來釀酒，廚師們更愛用它來製作糕餅和點心；爲了排毒、助消化，許多人則培養了喝薑茶的好習慣。

傳染病是大城市最害怕的浩劫，雅典城居民的防疫之道，則是經常在重要街角焚燒芳香植物，他們發現，白楊木能有效地止痛，並對抗瘟疫來襲。在古希臘時期，醫生的退燒處方是洋甘菊。

提到古希臘的醫藥，必須向他們的醫學之父希波克拉底（Hippocrates）致敬。希波克拉底記載過 300 多種藥草處方，他的研究被後世草藥學奉爲重要經典。他曾向人們提出養生建議——最好每天洗一次芳香浴、用精油按摩身體，並在餐宴之後喝一杯百里香茶飲，藉此把飽脹感消除。

西元 1 世紀時，迪奧斯克里德斯（Pedacius Dioscorides）醫師寫下了《藥物論》，記錄了 500 多種植物，並指出多項藥材的功效，例如沒藥可治療牙痛、杜松漿果可幫助利尿、馬鬱蘭可使人鎮定、絲柏可收斂傷口……。直到 17 世紀，本書仍被醫藥界奉爲圭臬。

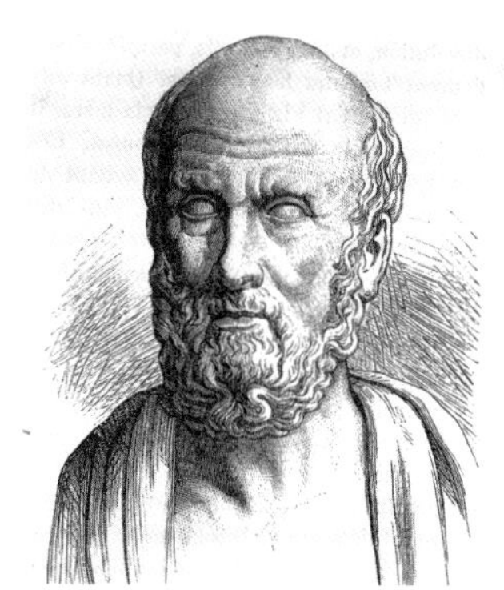

希波克拉底

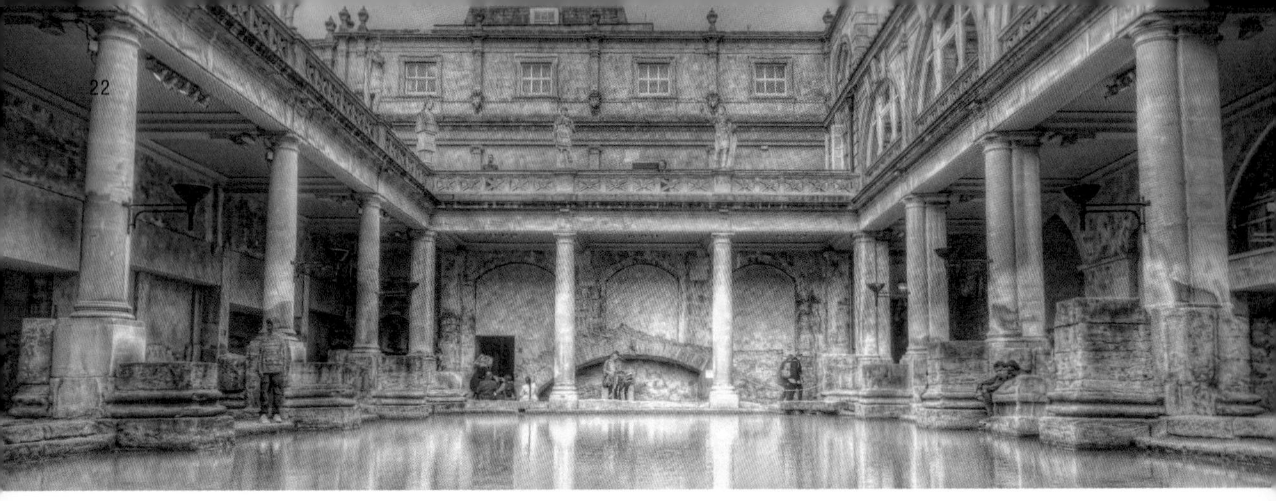

羅馬：薰衣草和百里香沐浴

大約在西元前 2000 年，古羅馬人將芳香療法發揚光大，並使用薰衣草來沐浴。

當年許多富裕的王公貴族會齊聚在浴場，一邊沐浴談天、交心，伴隨在側的是負責薰香和按摩的專屬奴隸，發展出沐浴社交的文化。

在宗教方面，古羅馬人把昂貴的乳香，用於神廟祭祀，並把絲柏當成獻給死神和冥府的禮物。

由於古羅馬時代征戰不斷，士兵行軍之前會帶上香料種子，當做日常保健用藥，還隨身攜帶著沒藥，一旦受到創傷或凍傷，馬上就能自行處理。古羅馬人認爲百里香能解憂，讓人心情積極愉快，所以出征之前，會讓士兵們用百里香沐浴。

隨著羅馬帝國的勢力擴張，羅馬人的芳香療法被傳到西亞，貿易路線也向東延伸，拓展至阿拉伯和東印度。在羅馬帝國時期，可用黑胡椒以物易物，或是代替貨幣使用。

古羅馬人把芳香植物應用在保健方面，且發展出特定用途，例如：馬鬱蘭被用在治療昏迷患者，或是改善腸胃問題。此外，他們用丁香來緩解頭痛，平衡感冒導致的忽冷忽熱；把香桃木當做靈藥，特別適用於治療呼吸道和泌尿道疾病。

歐洲千年來的芳療之路

講到現代芳療，不得不回溯近一千年來的歐洲歷史。我將這段漫長歲月裡的芳香療法歷史演進，大致分爲探索期、接納期、倚重期、重生期4個時期：

探索期：十字軍東征帶回的收穫

大約從西元1000年起，歐洲的芳療有了長足的進步。在歷史洪流中，正好是中世紀前期結束，中期（又稱盛期）展開的接界點，而這番進步與歷史上聞名的十字軍東征具有密不可分的關係，我認爲這個階段可視爲歐洲人對芳香療法的「探索期」。

十字軍東征從1096年開始，在將近200年的時間裡，東征超過10次，撇開戰爭和宗教不談，從芳療角度看，是個絕佳的交流機會。透過此交流，十字軍把東方的草藥知識和阿拉伯的蒸餾技術帶回了歐洲，自此，歐洲人有能力使用在地香草植物去萃取精油，並製作藥膏和藥物。

接納期：搭上黑死病的防疫列車

緊接在中世紀後期的是近代，就時間點來說，正好是西元 1453 年東羅馬帝國滅亡至 1800 年法國大革命結束這段期間。這中間發生了許多大事件，例如黑死病席捲全歐洲，芳療在歷史的推波助瀾下，成為防疫保命的希望，於是歐洲人進入對芳療的「接納期」，且不斷發現驚喜。

1340 年鼠疫爆發之後，歐洲陷入黑死病的煉獄，一直延續到 1700 年，這之間引發過多次大流行，據估計，中世紀歐洲約三分之一的人口死於黑死病。為了延續性命，使用芳香植物防疫的實驗和做法不斷被開發，當時的歐洲，街頭鎮日焚燒著乳香、尤加利、松木、沒藥、迷迭香來淨化空氣，公共場合到處懸掛著香料包和花草，很多家庭如法炮製，在庭院裡種植迷迭香，只為逃過瘟疫的魔掌。當醫生非不得已必須出診時，會穿上緊裹住全身的長斗篷，戴上鳥面具，鳥嘴處的呼吸口，則塗上丁香、肉桂等芳香植物油，希望藉此抗菌防疫。不可思議的是，有人發現，進行薰衣草貿易集散地的居民、香水製造商、常接觸薰衣草精油的工人，似乎較不容易染上黑死病，這令大家益發相信，解決瘟疫的答案或許就在芳香植物裡。

文藝復興之後，活字版印刷術開啓了知識交流的新天地，有關草藥學的研究專書得以流傳，讓後世得以站在前人的基礎上繼續鑽研。此時期的植物學家和醫學家根據觀察和實驗，釐清一些解毒劑、蟾蜍粉、木乃伊粉對於治病是無效的，並陸續記錄在各項藥典之中。這些論點如今看來或許有些可笑，卻是邁向醫學的一大步。

倚重期：戰爭奠定輔助療法地位

1769 年英國發明家瓦特改良蒸汽機之後，歐洲工業突飛猛進，此後 100 年被視爲第一波工業革命，機械取代了人力，紡織、冶鐵、運輸成爲主要產業，也帶動了化學的起步。1870 年起，第二波工業革命展開，這次科學家大力參與，煉鋼、化工、電訊成爲主要產業，新的交通工具和武器不斷被研發，直到 20 世紀連續兩次世界大戰後，整個歐洲脫胎換骨。

在這近 200 年的時間，太多新知識和新事物被開發，對芳療最具意義的是化學介入了研究，歐洲人對精油的認識和掌握愈來愈深入，包括法國科學家蓋提福斯博士（Rene Maurice Gattefosse）、珍・瓦涅醫師（Jean Valnet）等人的投入，讓精油和醫療得已更密切地結合。直到戰爭中後期，由於醫療物資日漸匱乏，精油成爲照護傷兵的重要替代資源，也奠定了輔助療法的地位，我認爲這個階段可視爲歐洲人對芳療的「倚重期」。

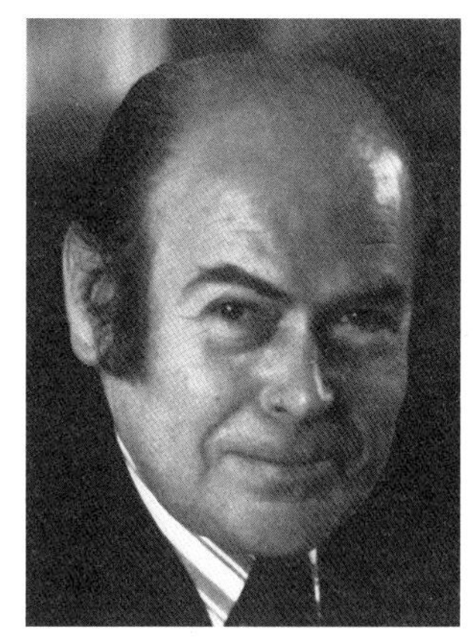

珍・瓦涅醫師（Jean Valnet）

重生期：在美容、養生領域發光

工業革命對於芳療，的確帶來了一波研發的風潮，然亦埋下了一些隱憂。在第二次世界大戰結束後，抗生素、化學抗菌劑蓬勃發展，化學合成藥物出現，儼然是最快速且有效的治療方法。此外，人造合成香水的問世，轉移了多數人的注意力。大量生產、取得容易、成本低廉、成分精準……這些優點讓歐洲人一時之間迷惑了，認爲有了科學藥物，何需芳療？有了合成香水，又何需精油？

由於精油的成本始終不低，以致市場涇渭分明，高級的香水、香皀，甚至藥物，會含有天然精油的成分；至於便宜的合成製品，則選用化學香料做爲香氣來源。不可否認地，精油被很多人以經濟因素打入冷宮，有了一段低潮期。

儘管一度不受重視，幸好有群熱愛芳療的人始終沒放棄研究，甚至發揮創意，把芳療導向美容、養生、心靈等照護領域，例如：將精油與美容結合，並被世人尊稱爲「芳療之母」的瑪格麗特．摩利（Marguerite Maury）夫人，堪稱箇中典範。

近年來，化學合成物質對大環境和個人健康的副作用不斷被質疑，大家不禁想起，精油曾在歷史上扮演支撐醫療的輔助角色，愈來愈多人渴望重新認識芳香療法，這才驚訝地發現，原來芳療早已在美容、養生領域裡默默生根茁壯。我認爲這個階段，可視爲芳療的「重生期」。

現代與未來的芳療趨勢

瞭解過去是爲了掌握現在，掌握現在是爲了展望未來。進入芳療領域應重視養生保健，有必要知道芳療有哪些範疇，又將朝著哪些方向發展？

現代芳療的 4 大範疇

在英國芳療大師羅伯 · 提沙蘭德（Robert Tisserand）的著述中，芳香療法可區分爲 4 個部分，這也是目前最廣爲人接受的範疇。

醫學芳香療法

以醫藥專業知識為基礎，結合前三個領域，以特定精油、特定用法，針對特定疾病，給予照護。

芳香心理學

研究氣味對大腦的影響，並探索製造出腦內啡和正腎上腺素對心理活動的影響力。

整體芳香療法

以精油化學知識為基礎，結合前兩個領域，使芳療成為輔助療法，給予病人身、心、靈的支持力量。

芳香美學

研究如何運用芳香療法，創造美好愉悦的感覺，使人產生有如欣賞優雅音樂、美麗畫作、自然景觀的美學和感動。

精油與醫療保健現況

在歐美許多國家，已認定芳香療法對疾病照護的功能，並將之納入醫療保健之中，例如：

- **美國：**美國衛生機構資格認證聯合委員會（JCAHO）肯定芳香療法的功效，尤其在緩解患者疼痛、改善患者照護品質這兩方面，有極為正面的成就。
- **法國：**已認同芳療，並將它與傳統醫藥結合，醫生可專攻芳香療法。
- **英國：**芳療正快速發展中，尤其針對特別護理、老年病患、美體美容等發展身、心、靈全方位的芳療照護。
- **澳洲及歐洲其他國家：**已廣泛使用精油，且發現療效極佳。

未來芳療的 4 大走向

未來，芳香療法將會朝著 4 個方向發展，而且並行不悖。

紓壓芳香療法	臨床芳香療法	美容芳香療法	環境芳香療法
將精油應用於壓力管理、紓壓按摩方面，目的是放鬆緊繃的情緒、釋放壓力，讓精神舒暢，以利身、心、靈的平衡。	將精油應用於醫療護理、預防保健方面，目的是做為輔助醫學之用，幫助大家保健，並提升病患的醫療護理品質。	將精油應用於美容、美體、保養方面，目的是幫皮膚維持細緻、彈性與健康，追求青春常駐，延緩老化。	將精油應用於環境設計方面，目的是打造舒適的生活或工作空間，讓身心愉悅而滿足。

精油與未來產業發展

我們可以預期，在愈來愈多人肯定精油用途、喜愛精油特質的情況下，未來會有一些產業越來越夯，例如：

- **香水製造業**：製造業者將不斷開發新的香氣，提供不同情境下的產品，以促進愉悅氛圍和情緒。
- **環境運用業**：只要懂精油，將它運用在住家、辦公室、商店、交通運輸工具上，都可能大受歡迎。
- **精油輔助醫學**：這是整合了醫藥保健、物理復健、心理諮商、美容保養等技術，提供呵護身心靈、全方位保健的自主健康管理。

細數芳療編年史

在此針對人類文明史上，與芳療相關的重大事紀羅列如下，以編年史方式進行介紹。

西元前 4000 年

- 石板上記載，蘇美人已開始使用芳香植物。
- 古巴比倫帝國大量使用香藥油，焚燒柏木驅逐瘟疫。

西元前 2000 年

- 古希臘人運用橄欖油來吸收植物的芳香精華，應用在按摩上。
- 印度阿輸吠陀經典記錄芳香藥草的使用方法。
- 古羅馬人使用薰衣草來沐浴。
- 香水「perfume」源於拉丁文「par fumier」，指「在雲霧之間」，香氣飄邈，如夢似幻。

西元前 600 ～ 500 年

- 亞述人使用精油，做為享樂之用。
- 雅典城及巴比倫成為世界香水中心，在雅典城有上百家香水店。

西元前 484 ～ 424 年

- 證實從冷杉木可以提煉出松脂（松木油）。

西元前 100 年

- 羅馬人把精油運用在按摩上。
- 三位東方賢士尋找聖嬰耶穌時，帶著三項珍貴的禮物一黃金、乳香和沒藥。

西元 78 年

- 希臘醫師迪奧斯克里德斯（Pedacius Dioscorides）《藥物論》，記錄約 500 種植物，到 17 世紀被醫藥界奉為圭臬。

西元前4000 | 西元前3000 | 西元前2000 | 西元前1000 | 西元前100 | 西元100

西元前 3000 年

- 文明古國埃及的祭祀典禮上出現芳香藥草。
- 埃及法老王圖坦卡門陵墓裡，為防止屍體腐壞出現：肉桂、乳香、樹脂、白松香、香柏木及雪松等香料。
- 印度壁畫裡，出現印度河谷（現今的巴基斯坦）的居民如何運用草藥。
- 中國神農氏嚐百草，草藥知識僅以口耳相傳。

西元前 1700 年

- 芳香藥草貿易於中東地區蓬勃地發展。
- 阿拉伯人販售精油、香膏、花水等，受益最多的是歐洲人，保健觀念大幅進步。

西元前 700 年

- 中國春秋戰國時期或西漢的《黃帝內經》，藉托黃帝和大臣們的對話，進行醫藥、針灸、藥物及按摩、五行、養生等問答。

西元前 460 ～ 370 年

- 古希臘醫學之父希波克拉底（Hippocrates）記載 300 種以上的藥草處方，成為草藥學的重要經典。
- 希波克拉底發現白楊木有止痛和對抗瘟疫的療效，同時主張自然界的陽光、空氣、水、土壤及情緒起伏會影響健康。

西元 476 ～ 1453 年

- 歐洲中世紀時代十字軍東征後，芳療大幅進步。

西元 973 ～ 1037 年

- 波斯人阿比希那（Abu Ali Ibn Sina）用蒸餾法從植物中萃取精油。記錄了 800 種以上的藥草植物。

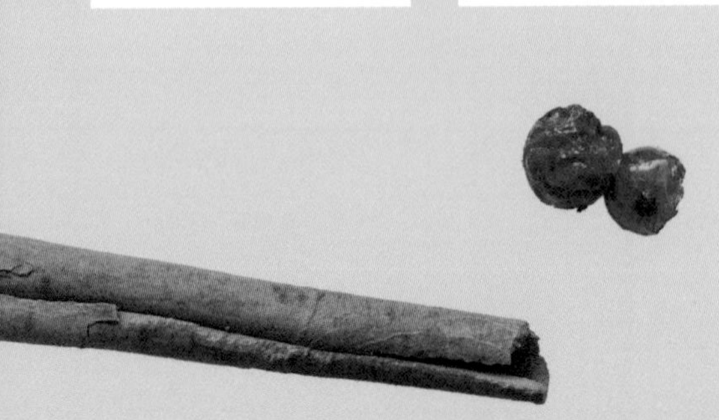

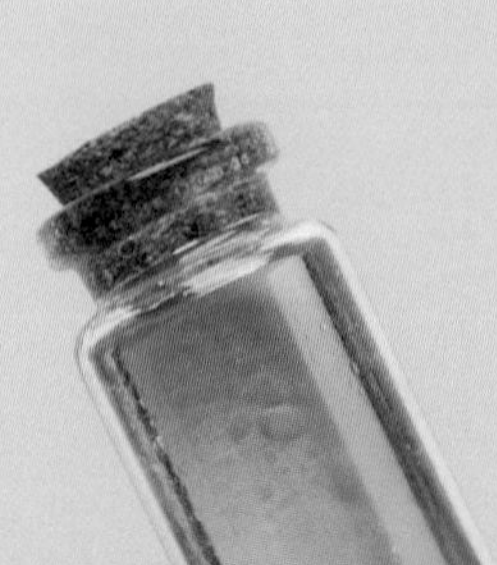

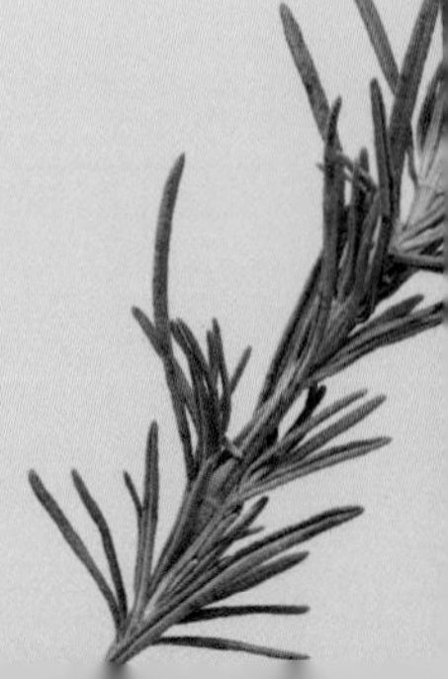

西元 1001 年～ 1100 年

- 阿拉伯人翻譯羅馬醫藥原文書，引進大量的乳香和沒藥，做為宗教、醫療、休閒之用，洋甘菊和玫瑰的作用也被發現。
- 阿拉伯的醫學黃金時代，醫、藥開始分業。
- 阿拉伯藥師開設了世界第一家藥房，供應酒精、桂皮、瀉藥、樟腦、龍涎香脂、香膏、硼砂、薑、玫瑰水等。
- 11 世紀初，阿拉伯醫生阿維森那（Avicenna）發明了水蒸餾法，取得大馬士革玫瑰精油。

西元 1101 年～ 1400 年

- 1096 至 1291 年的十字軍東征，帶回新的草藥知識，引進阿拉伯的蒸餾技術，歐洲開始用本土芳香植物萃取精油，也知道植物萃取物可做成膏劑
- 1340 年鼠疫引發黑死病，1700 年引發多場大災難，中世紀歐洲的人口約 1/3 死於本症。芳香植物和精油被大量用於消毒和抗菌，為預防瘟疫的武器。
- 14 世紀起文藝復興時代，活版印刷術之後草藥學的書籍便於流傳。

西元 1401 年～ 1600 年

- 航海家哥倫布發現新航線，許多新的植物和香料帶回歐洲。
- 德國醫生傑羅姆先生研究出的 25 種精油，沿用至今。
- 中國明朝李時珍完成《本草綱目》。全書 52 卷，1892 種藥材，植物占 1094 種，有 8160 種藥方。對中醫藥發展至為關鍵，出版後傳入日本，被翻譯成日文、拉丁文、德文、韓文、法文、英文、俄文等多種語言，影響全球。

西元 1601 年～ 1700 年

- 1638 年，金雞納樹皮被發現可治癒熱病。
- 1649 年，英國尼可拉斯．卡培伯（Nicholas Culpeper）出版英文版的《藥典》。

西元 1701 年～ 1800 年

- 1753 年，金雞納樹皮被發現可治癒瘧疾。
- 英國植物學家威廉．偉哲林（William Withering）提出毛地黃可治療心臟衰弱引起的四肢水腫，但用量過大會導致死亡；救治失敗的問題並不在於藥物，而在於醫師首要審思的要素。
- 英國醫師赫柏登（Heberden）以行醫 60 餘年經驗，加上觀察和實驗，證明許多解毒劑、蟾蜍石、木乃伊粉是無效的，在 1788 年出版《倫敦藥典》，使藥物處方有了理性的根基。
- 工業革命時代來臨，化學合成藥物出現，人造合成香水也大量問世。

西元 1801 年～ 1945 年

- 高級的香水、肥皂及藥物中含有天然精油，便宜的合成製品則使用化學香料來製造香氣。
- 1910 年，法國科學家蓋提福斯博士（Rene Maurice Gattefosse）發現薰衣草具有消炎、止痛、殺菌、療傷的特性，並為「芳香療法」（Aromatherapy）命名。
- 1928 年，英國細菌學教授佛萊明爵士（Sir Alexander Fleming）發現抗生素盤尼西林。
- 二戰期間茶樹精油是重要的急救藥品。
- 1945 年二戰結束後，抗生素和化學抗菌劑蓬勃發展，精油逐漸被淡忘。到幾十年後，化學藥物對疾病診治的不足及其副作用，令現代人警覺，精油才重新受到重視。

西元 1948 年～ 2000 年

- 1948 年至 1959 年，中印戰爭期間，法國瓦涅醫師（Jean Valnet）植物精油用在戰士的傷口照護，是殺菌、抗感染能力深受肯定，同時用於臨床醫學的口服配方。他的《芳香療法》（Aromatherapie，Valnet 1937） 是第一本醫學芳香療法的書籍，另一本《芳香療法的實務》（The Practice of Aromatherapy）被奉為芳療寶典。
- 1950 年代，摩利夫人（Marguerite Maury）澳洲化學家，師從瓦涅醫師，把芳香療法傳入英國，將芳香療法用在美容回春方面，結合了臉部、身體、脊椎按摩，是將精油與美容結合的第一人，世人稱之為「芳療之母」。
- 1970 年代，普萊斯（Shirley Price）提出芳療師應懂得豐富的解剖學、生理學、病理學，並且熟知各種精油的化學成分和療效。於是在 1978 年開辦雪麗．普萊斯芳療學院。
- 英國芳療師羅伯．提沙蘭德（Robert Tisserand）將芳療發展在醫療臨床診治上，並在 1977 年發行《芳香療法的藝術》一書。

西元1000 | 西元1400 | 西元1600 | 西元1700 | 西元1800 | 西元2000

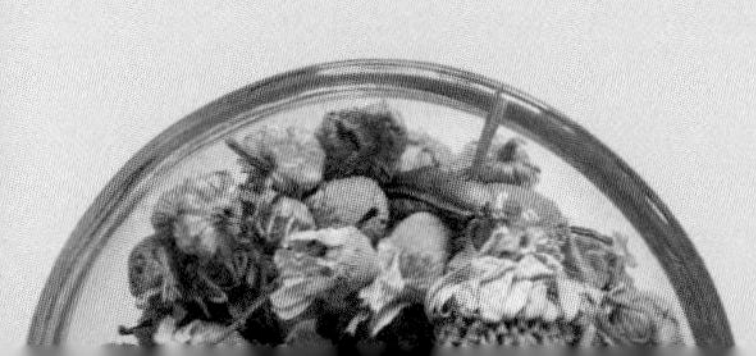

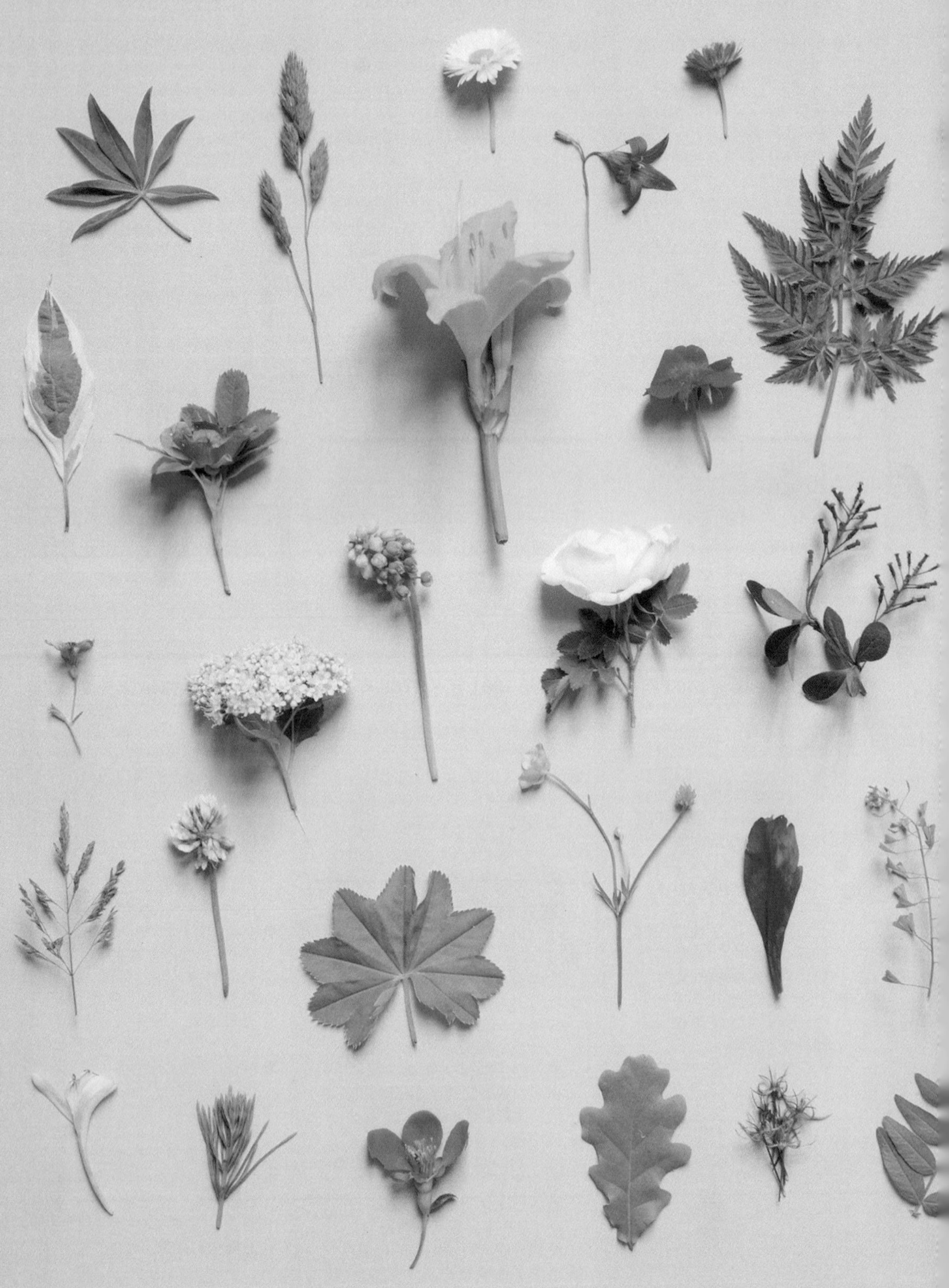

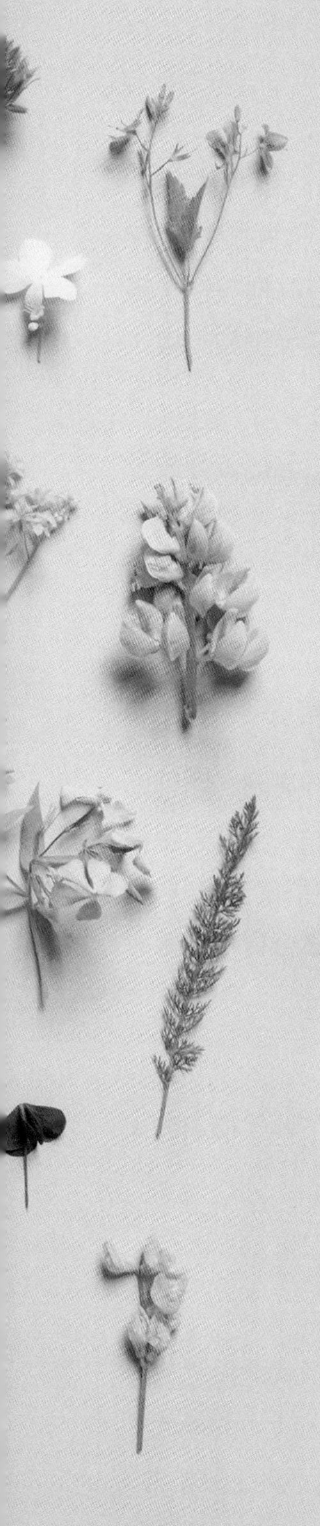

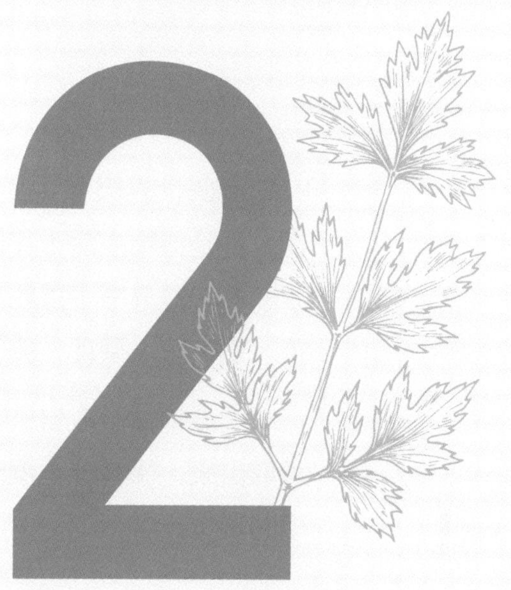

2 精油植物學

柔軟的花瓣與綠葉，

乘載著天地間最廣大的智慧。

看似簡單平凡的花草，

每一株都汲取了大自然最深層的能量。

這個世界因植物的多元樣貌而繽紛多彩，芳香植物的存在，更是造物主賦予我們的禮物。許多植物具有高揮發性、高濃度的芳香分子，這些芳香分子儲存在不同部位，例如：根、莖、葉、花、果實、種子、樹皮、樹脂、木心等。

天然精油萃取自植物，人類利用純化的方法，把芳香分子萃取出來。學習芳香療法，瞭解植物是必備要件，並建立植物學的基本概念。

生物分類與二名法

生物分類又稱爲分類學，這是研究生物族群異同、類別區分的一門科學。在以往，不同文明、不同國家的人，曾對生物分類有不同的見解，但是自從 18 世紀瑞典植物學家卡爾 · 林奈（Carolus Linnaeus）提出「二名法」之後，終於有了共識。

生物分類的 7 個層級

所有生物都採用相同的分類方式，由上到下共 7 個層級，分別是：界、門、綱、目、科、屬、種。

這個生物分類層級具有 4 個特質——

1. 當分類的階層愈高，所包含的物種就愈多。
2. 當分類的階層愈低，物種之間的構造和特徵就愈接近。
3. 同種的雌雄個體如果交配，能產生具有生殖能力的後代。
4. 不同種的雌雄個體即使交配，產生的後代也不具生殖能力。

以前生物學家將生物分爲植物界和動物界，後來又增加了原生生物界；電子顯微鏡發明之後，生物學家重新提出看法，目前將生物分爲：植物界、動物界、原核生物界、原生生物界及眞菌界等五界。

以下用迷迭香和鼠尾草爲例，來說明這 7 個層級的意義。

分類層級	迷迭香	鼠尾草
界 （**Regnum**）	植物界 （Plantae）	植物界 （Plantae）
門 （**Divisio**）	被子植物門 （Angiospermae）	被子植物門 （Angiospermae）
綱 （**Classis**）	雙子葉植物綱 （Lignosae）	雙子葉植物綱 （Lignosae）
目 （**Ordo**）	唇形目 （Lamiales）	唇形目 （Lamiales）
科 （**Familia**）	唇型科 （Lamiaceae）	唇型科 （Lamiaceae）
屬 （**Genus**）	迷迭香屬 （*Rosmarinus*）	鼠尾草屬 （*Salvia*）
種 （**Species**）	迷迭香 （*R. officinalis*）	鼠尾草 （*S. officinalis*）
學名 **（二名法）**	*Rosmarinus officinalis*	*Salvia officinalis*

從表格中的資料可以得知，這二種植物同爲雙子葉植物綱，迷迭香和鼠尾草同爲唇形目、唇形科，兩者的關係相近。

林奈制定二名法的原則

卡爾 · 林奈不僅是植物學家，也是冒險家。他的父親對園藝種植非常熱衷，耳濡目染之下，林奈對植物學很有興趣，兒時的他並不喜歡讀書，所有心思都放在採集植物標本和閱覽植物圖書，直到長大後接觸醫學，才找到讀書的樂趣。

15 至 17 世紀是歐洲大航海時代，許多航海家出海探險，把世界各地的珍奇植物帶回自己的國家，而每個國家，甚至每個學者，都用自己的邏輯來爲植物命名，造成極大的紛擾，經常出現「一種植物擁有數個名字」和「不同植物擁有相同名字」的情形。

林奈覺得這種紛擾將是研究學問的重大阻礙，必須設法排除。他認爲，儘管每種生物能有各式各樣的俗名，但只應有一個學名（scientific name），因此提議以拉丁文來替生物命名——第一個字是屬名（genus name），用的是名詞，單數主格，首字必須大寫，其他字母小寫；第二個字是種名（specific name，又稱種小名），用的是形容詞，主要是形容植物的特徵或發現者的名字，整個字必須小寫——這正是「二名法」的由來。印刷時，二名法必須用斜體或加底線的方式來表示，例如銀合歡，應該寫成「*Leucaen leucocephala*」或「Leucaen leucocephala」。

林奈提出的構想獲得眾人的認同，這個命名法不僅適用於植物，也被應用於動物的命名上，換言之，林奈主導了全世界以一致觀點來替所有生物命名，這是非常重大的貢獻。直到今日，林奈制定二名法的原則仍被延用，成爲國際通用的命名規則。雖然俗名是各國、各地區約定俗成的稱呼，對生活溝通有其便利性，然而在研究學問、傳授知識、進行討論時，則以學名爲主。

1741 年，瑞典國王頒布林奈爲全世界第一位專教植物學的教授，當年林奈不過 34 歲。爲了紀念這位偉大的科學家，瑞典政府先後興建了林奈博物館、林奈植物園、瑞典林奈學會來表達崇敬之意。

植物分類與植物細胞

植物界最初的分野，區分為無胚胎植物和胚胎植物兩大類，前者在生活史之中，從未出現過胚胎構造，後者則產生了胚胎構造來保護胚，而胚包括了胚芽、胚軸、胚根和子葉。

認識植物分類

所謂無胚胎植物，是指淡水或海水裡的藻類。至於胚胎植物，則分為非維管束植物和維管束植物，兩者的差別，在於有沒有具支撐作用、可運輸水分和養分的維管束組織。

維管束植物又分為孢子植物和種子植物。前者靠孢子來繁衍後代，主要指蕨類；後者靠種子繁衍後代，是植物分類裡很大的一個族群。

種子植物又分為裸子植物和被子植物，兩者的差別，在於種子或胚胎有沒有保護構造。前者的種子裸露在外，例如松、柏就屬於這一類；後者在胚胎時期就受子房妥善保護，顯花植物都屬於這一類。

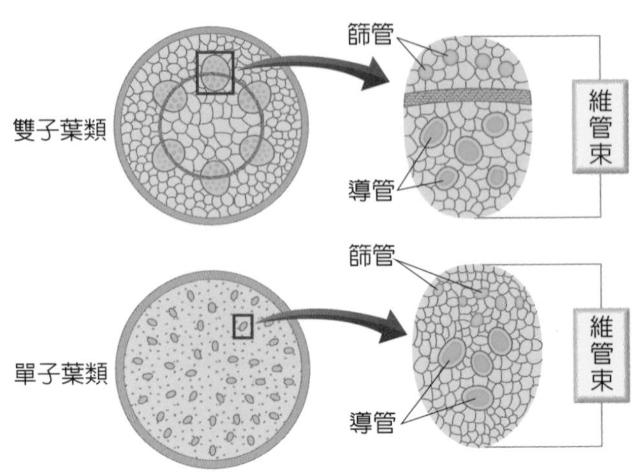

被子植物依種子子葉的數目，分為單子葉植物和雙子葉植物。前者大多數是草本、鬚根系，維管束大多數是散生排列，葉片以平行脈居多，花瓣數是 3 或 3 的倍數；後者大多數是木本、軸根系，維管束大多數是環狀排列，葉片以網狀脈居多，花瓣數是 4、5 或其倍數。

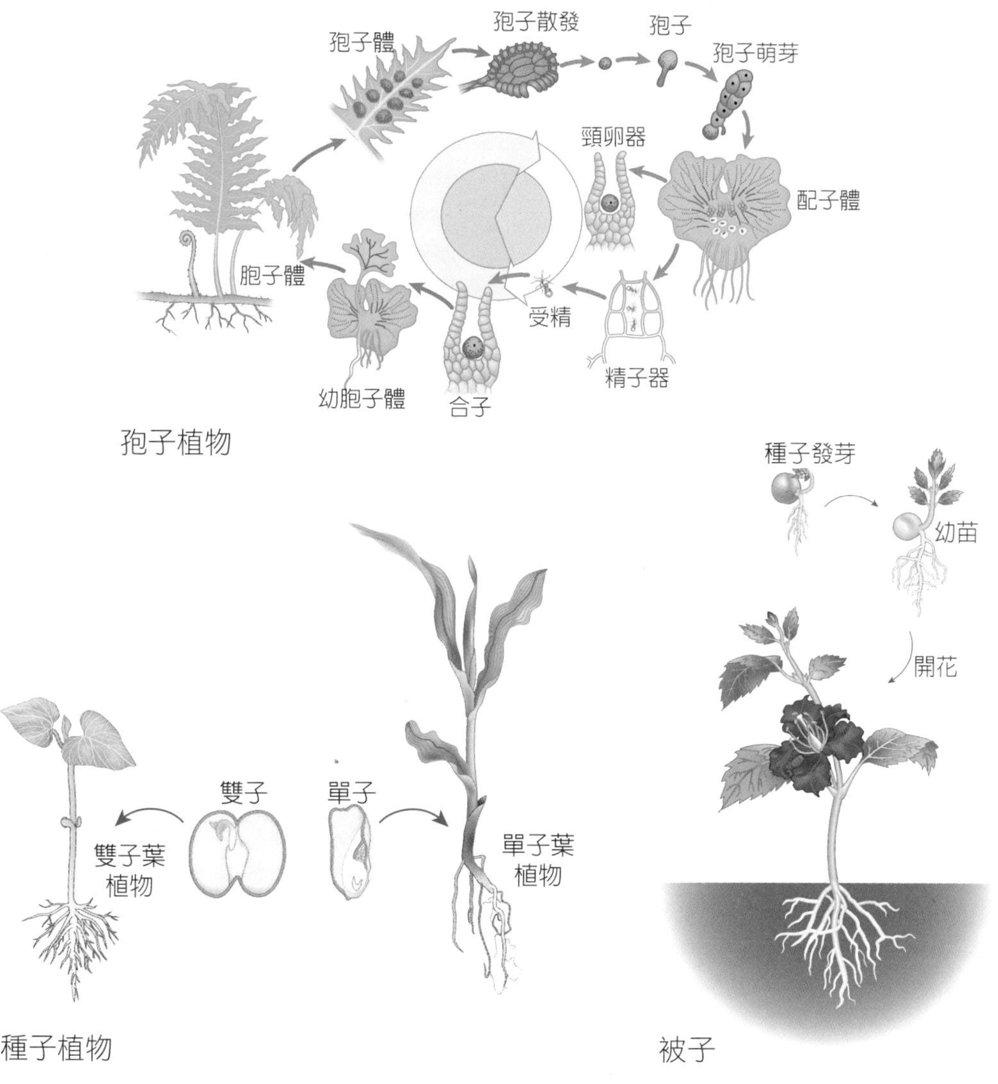

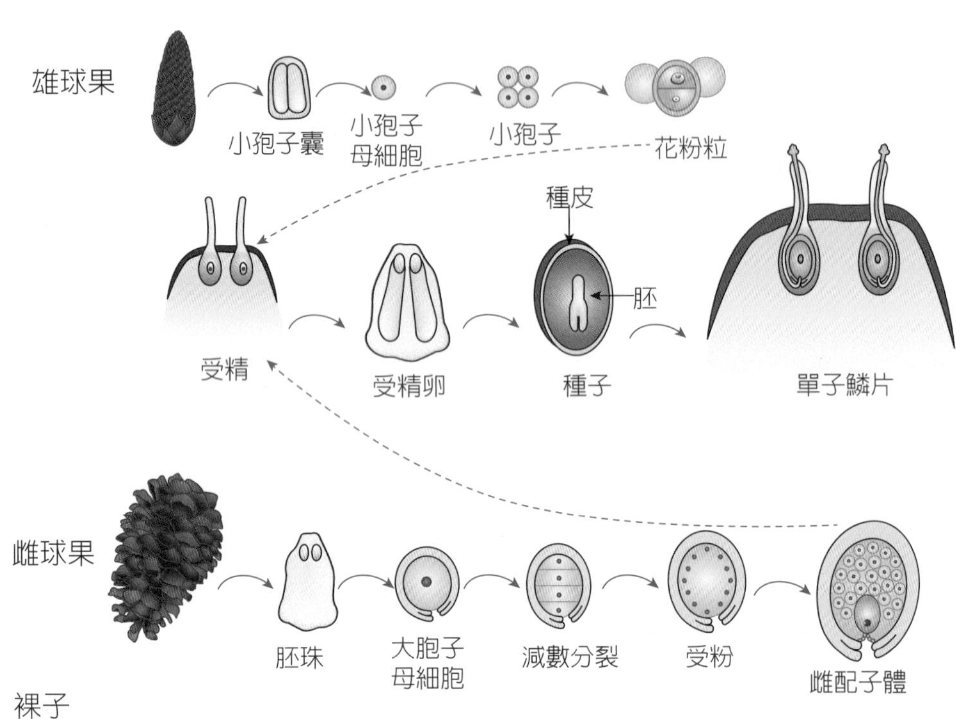
雄球果
小孢子囊
小孢子
母細胞
小孢子
花粉粒
種皮
胚
受精
受精卵
種子
單子鱗片
雌球果
胚珠
大胞子
母細胞
減數分裂
受粉
雌配子體

裸子

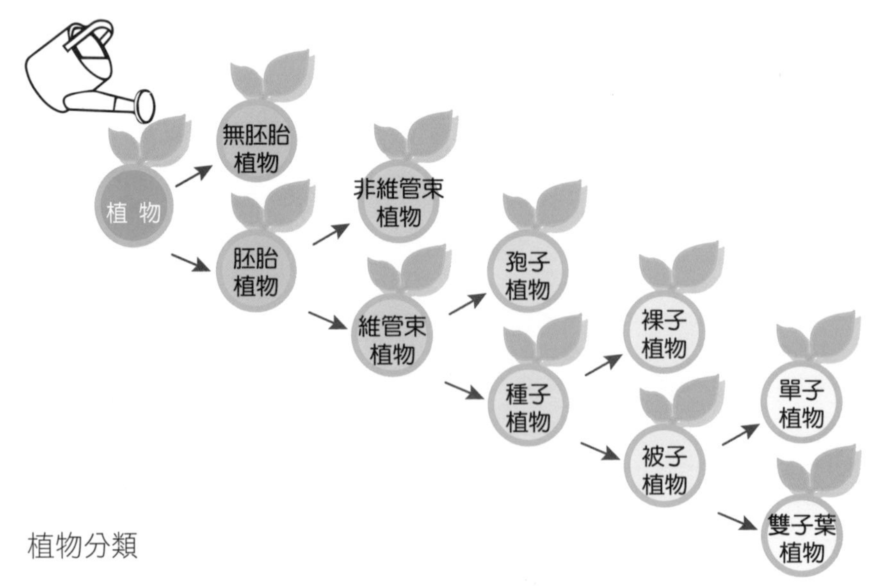
植物
無胚胎
植物
胚胎
植物
非維管束
植物
維管束
植物
孢子
植物
種子
植物
裸子
植物
被子
植物
單子
植物
雙子葉
植物

植物分類

認識植物細胞

植物細胞裡，有許多膜壁包附著，這樣的構造稱之為胞器。胞器含括了：

- **細胞壁：**位在細胞膜外，包覆整個細胞的木質纖維層，有支撐、保護作用，厚實有彈性，具有半滲透性。
- **細胞膜：**維持細胞完整、保護細胞的脂性薄膜。
- **細胞質：**細胞膜以內、細胞核以外的物質，包括核糖體、粒線體、內質網、葉綠體、液胞體等，都懸浮於其中。
- **細胞核：**攜帶著去氧核糖核酸（DNA），是管控著遺傳的基因物質。
- **核糖體：**主要成分是核糖體 RNA 和核糖體蛋白質。
- **粒線體：**形同能量生成器，能把氧氣和養分轉換為腺嘌呤核苷三磷酸（ATP），提供細胞代謝所需的能量。
- **粗糙內質網：**又稱為粗內質網，負責製造蛋白質。
- **光滑內質網：**又稱為細內質網，負責製造組成細胞膜和儲存能量的脂肪。
- **葉綠體：**微小的綠色球型構造，含有大量葉綠素，可行光合作用，把光能轉變為化學能。精油中的碳原子是從光合作用而來的。
- **液胞體：**芳香分子儲藏之處，同時儲藏著花朵的色素，有些能對不同的昆蟲和動物產生毒性或惡臭，藉此保護植物。

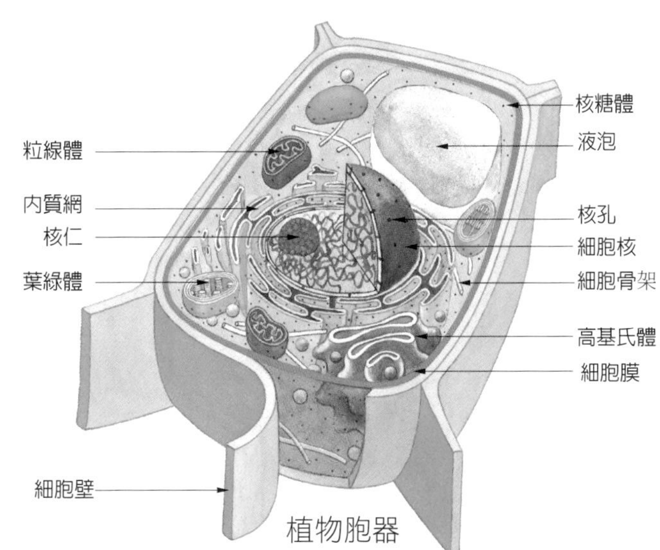

植物胞器

植物的 5 大組織

植物細胞經分化後，有相同機能和型態的細胞群，會形成不同的組織，而這些組織分別組成營養器官和繁殖器官。依照組織的功能和結構，共分為 5 大類。

分生組織	指有分裂能力的細胞，例如：根、莖的頂端生長和加粗生長，都和分生組織有關，這是植物擁有無限生長特性的關鍵。
基本組織	又稱為薄壁組織或營養組織，在營養器官和繁殖器官都有它們，負責吸收、同化、貯藏、通氣、傳遞等功能。
保護組織	分布在植物的體表，細胞通常排列緊密，具有控制和進行氣體交換的能力，還能防止水分流失、阻止細菌侵入。
輸導組織	負責運輸水分、養分、光合作用的產物等，細胞通常呈長管形。依照運輸物質的不同，區分為疏導水分的導管和疏導有機物質的篩管。
機械組織	具有支撐作用，細胞通常呈細長形，而且有加厚的細胞壁。分為厚角組織和厚壁組織，而厚壁組織又分為厚壁細胞和纖維。

植物的營養器官

植物的營養器官包括了根、莖、葉，主要功能是維持植物的生命。

根：具背光性、向地性和向溼性

根是向泥土伸展和生長的器官，它的功能包括支撐植物，以及從土壤裡吸收水分和養分，具有背光性、向地性和向溼性。

從根的外形來區分，可分為鬚根和軸根（又稱直根）。鬚根多見於單子葉植物，沒有主根、支根之別，在莖的基部有細根叢生，只紮根於淺淺的表土。軸根多見於雙子葉植物，會從主根長出許多支根，且多半紮根於較深的土壤。

根部會視植物生存的需要而改變，例如甘藷特化成儲藏根、蘭花有氣生根、鳳凰木有板根、榕樹有柱狀根、黃金葛有攀緣根、紅樹林有呼吸根。

【代表性精油】歐白芷根、岩蘭草。

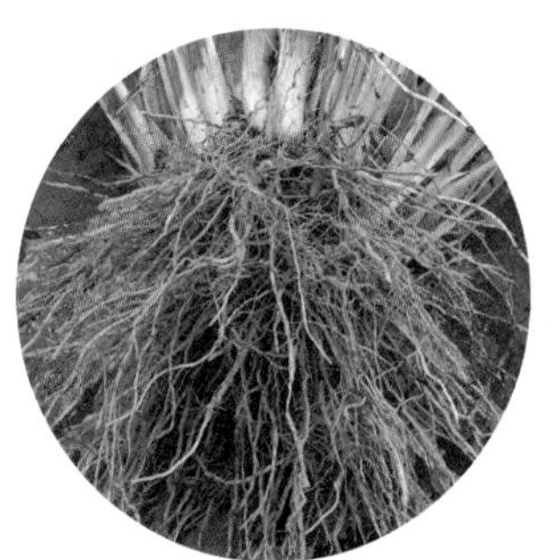

岩蘭草

莖：具向光性和背地性

莖是向上生長的軸，軸上通常會長出葉片和花朵。絕大多數植物的莖暴露在空氣中，具有向光性和背地性。其構造包括節（長出葉或枝的部分）、節間（相鄰兩節之間的部分）、枝（從主莖增生出小莖的部位）。

如果從莖的外形和木質化區分，可分爲喬木（有明顯主幹，如桉樹）、灌木（無明顯主幹，如杜鵑）和草本（幾乎不木質化，如咸豐草）。

如果從莖的生長型態區分，可分爲直立莖、斜倚莖、平臥莖、匍匐莖和根莖。

如果從莖的外形來看，可分爲鱗莖、球莖、塊莖和根狀莖。

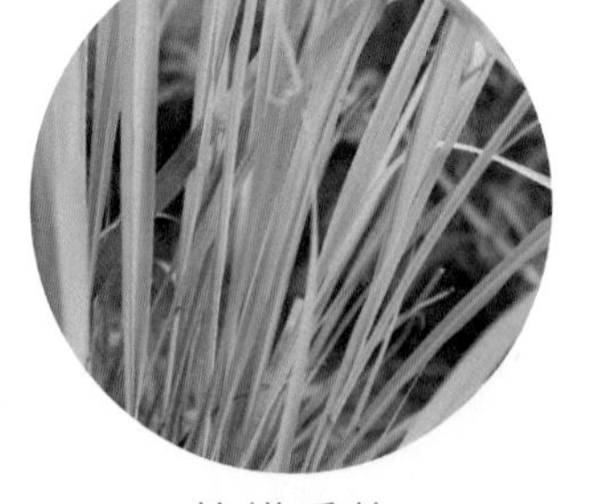

檸檬香茅

【代表性精油】檸檬香茅。

葉：會適應環境而特化

葉的功能包括行光合作用、水分蒸散、幫助攀爬、保護植物等。光合作用是植物捕捉能量的植物生化作用，植物藉由陽光做爲能源，將空氣中的二氧化碳和水轉化爲葡萄糖和氧氣。

以雙子葉植物來說，葉主要由葉片、葉柄和托葉所構成。扁平的葉片可增加行光合作用的面積，摸起來有的光滑有的粗糙；葉柄的作用是支撐，依照所生的葉片數，有單葉和複葉之分；葉柄基部的托葉，功能是爲了保護幼芽。

至於單子葉植物，葉主要由葉片和葉鞘所構成。葉多爲狹長形，平行葉脈；葉鞘包圍著莖部，上下表皮都有氣孔。

此外，少數植物因生存的需要，葉子特化成不同模樣，例如仙人掌的葉特化成針狀、豬籠草的葉特化成袋狀的捕蟲葉、南瓜的葉特化成卷鬚葉。

葉子在枝條上，依照排列方式的不同，可分爲輪生、對生和互生。至於葉片的形狀則有多種樣貌，例如單葉常見的有卵形、倒卵形、橢圓形；複葉常見的有掌狀、羽狀、二回羽狀。

【代表性精油】尤加利、茶樹。

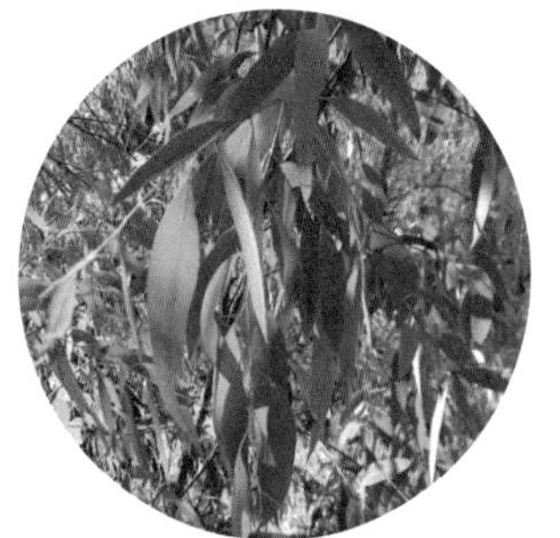

尤加利

植物的繁殖器官

植物的繁殖器官包括了花、果實、種子，主要功能是繁衍下一代。

茉莉花

花：吸引昆蟲前來授粉

花的任務是吸引昆蟲前來授粉，協助完成傳宗接代的任務。花是被子植物的繁殖器官，毬花則是裸子植物的繁殖器官。

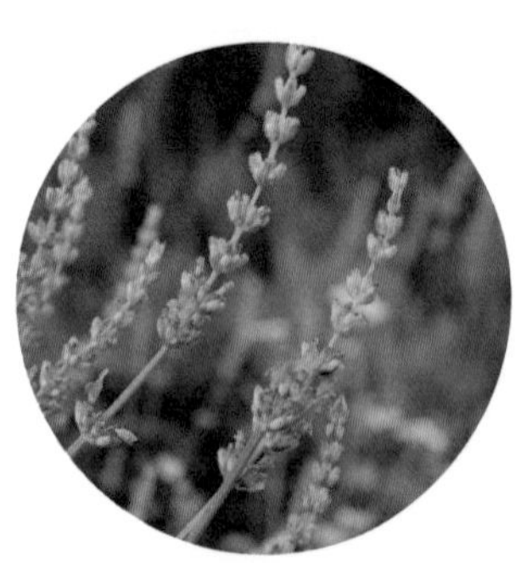

薰衣草

花通常由 4 部分所組成——外部由花萼和花冠所組成，兩者合稱花被；內部由雄蕊和雌蕊所組成。如果這 4 個部位都齊全，就稱爲完全花，否則稱爲不完全花。

如果雄蕊和雌蕊都發育完整，稱爲兩性花；如果缺乏其中一種，或其中之一發育不完整，則稱爲單性花。當雄花和雌花生長在同株植物上，稱之爲雌雄同株，否則稱爲雌雄異株。

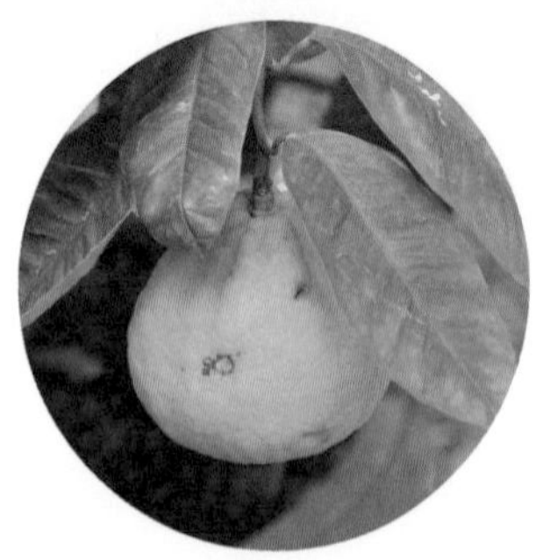

佛手柑

花在花軸上的排列次序稱爲花序，這是判別植物的重要依據。常見的花序包括頭狀花序、穗狀花序、聚繖花序、柔荑花序、圓錐花序、總狀花序、繖型花序等。

【代表性精油】茉莉、薰衣草。

果實：保護種子並散播

果實的任務是保護種子，以及讓種子順利散播。它是被子植物的繁殖器官，分為果皮和種子，位在雌花內的胚珠受精後，由子房壁發育形成果皮，胚珠發育形成種子。

包圍果實的部分稱為果皮，分為內果皮、中果皮與外果皮。

果實的特質因物種而有很大的差異，有的乾燥，有的多汁，有的堅硬，有的肉質，是人類和動物的重要食糧之一。

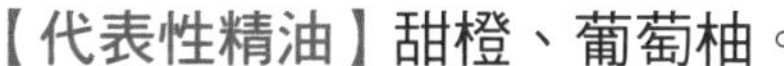

【代表性精油】甜橙、葡萄柚。

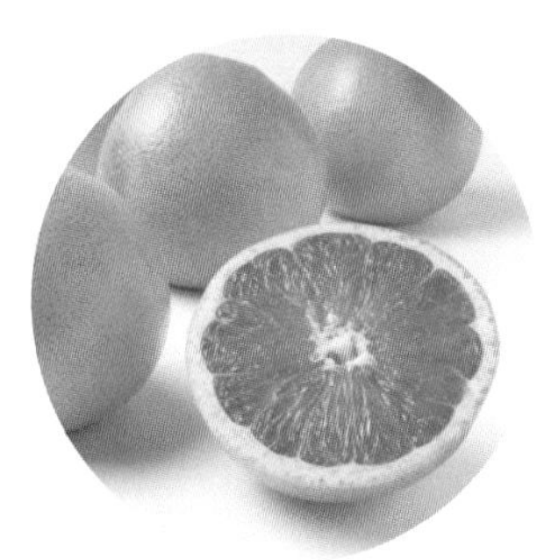

葡萄柚

種子：繁殖大任的要角

種子是繁殖任務的重要主角，植物以種子繁殖的方式，稱為有性生殖。種子是裸子植物和被子植物都有的繁殖器官，由胚珠受精後發育而成。

裸子植物的胚珠受精後，形成的種子裸露於外，沒有子房保護，因此稱為裸子植物。裸子植物的雌毬花沒有子房，發育後的果實沒有果皮，稱之為毬果。

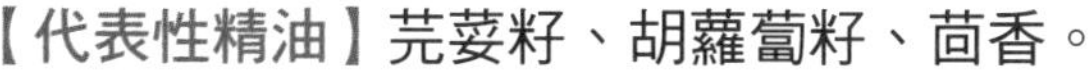

【代表性精油】芫荽籽、胡蘿蔔籽、茴香。

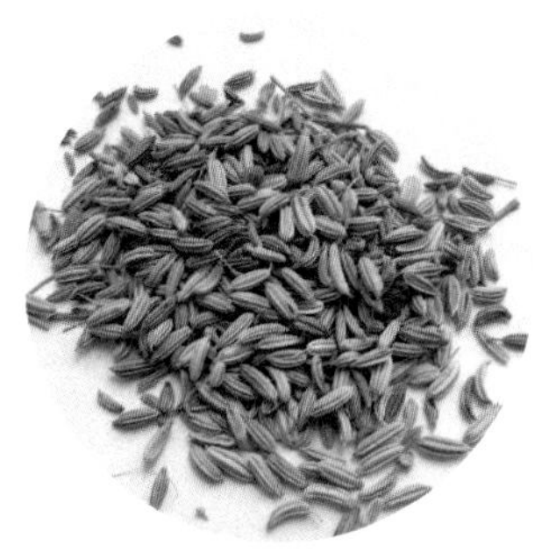

茴香

精油是植物的靈魂

精油是從植物的不同部位萃取而來，不同品種所萃取出來的氣味、成分都不一樣，難怪有人會說，精油是植物的靈魂，每一種都無可取代。

精油研究的範疇，不僅止於科學層面的化學成分，還包括形而上的心靈能量。換言之，這是融合了科學、藝術和哲學的一門顯學。熟知每一種精油的特質，瞭解提煉之前的植物背景，這是優秀芳療師必練的基本功。

分科萃取的常見精油

- **針葉樹─松科：**大西洋雪松、歐洲冷杉。
- **針葉樹─柏科：**杜松漿果、絲柏。
- **橄欖科：**乳香、沒藥。
- **樟科：**樟樹、山雞椒、芳樟、中國肉桂。
- **桃金孃科：**茶樹、尤加利、丁香、綠花白千層。
- **菊科：**永久花、洋甘菊。
- **唇形科：**甜馬鬱蘭、薰衣草、百里香、羅勒、快樂鼠尾草。
- **繖形科：**歐白芷根、茴香。
- **芸香科：**佛手柑、檸檬、葡萄柚、甜橙。
- **豆科：**銀合歡、祕魯香脂。
- **禾本科：**岩蘭草、檸檬香茅。
- **薑科：**薑、荳蔻。
- **馬鞭草科：**檸檬馬鞭草。
- **杜鵑花科：**白珠樹。

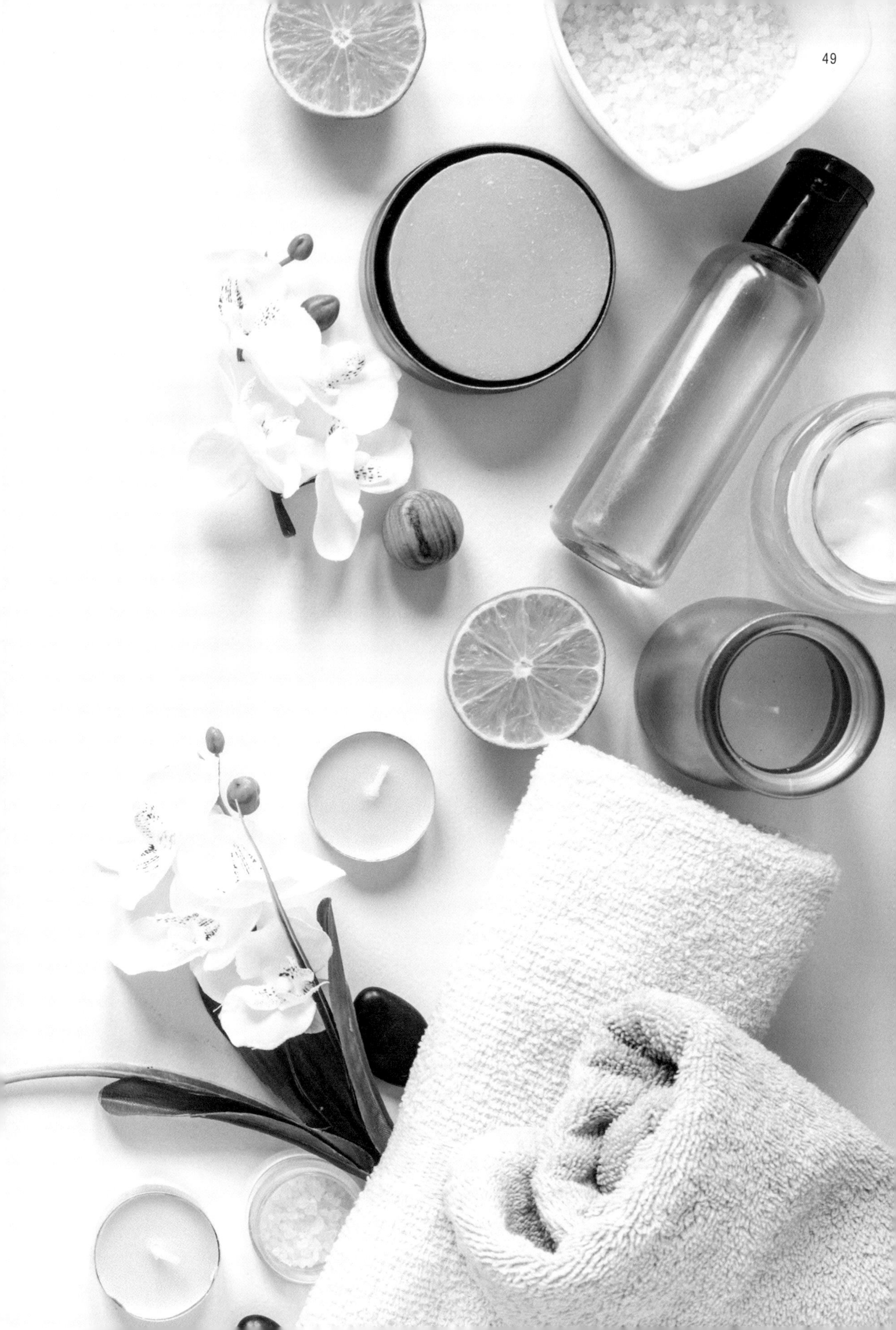

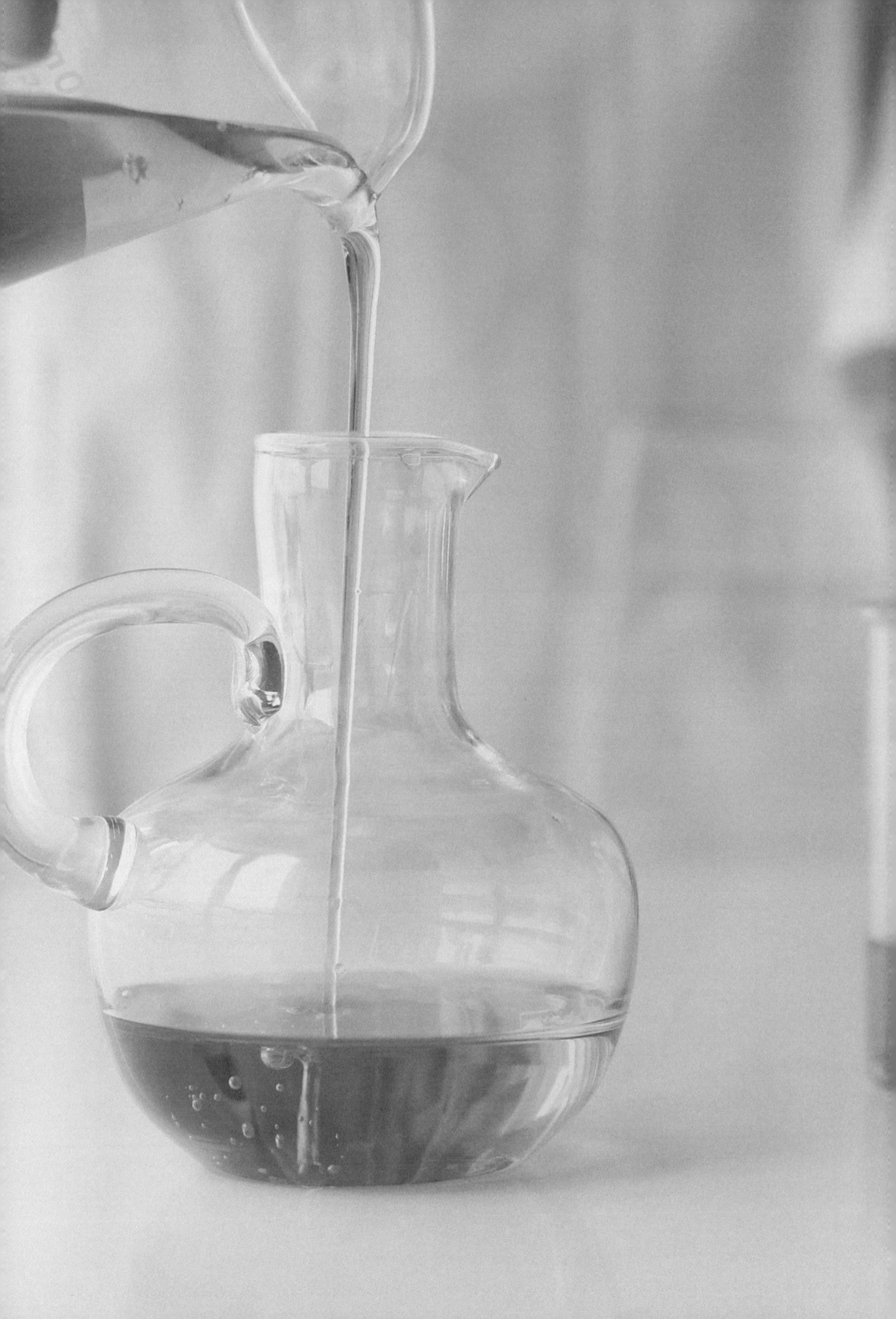

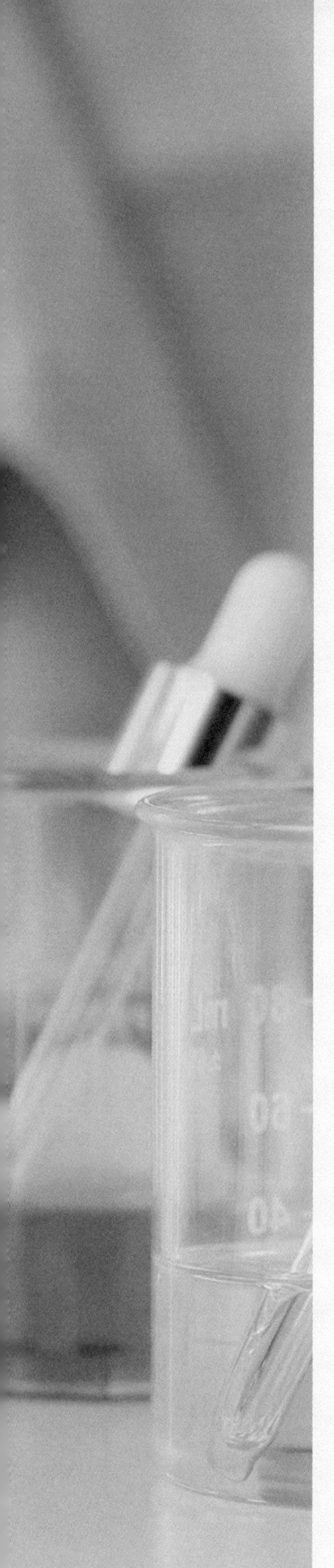

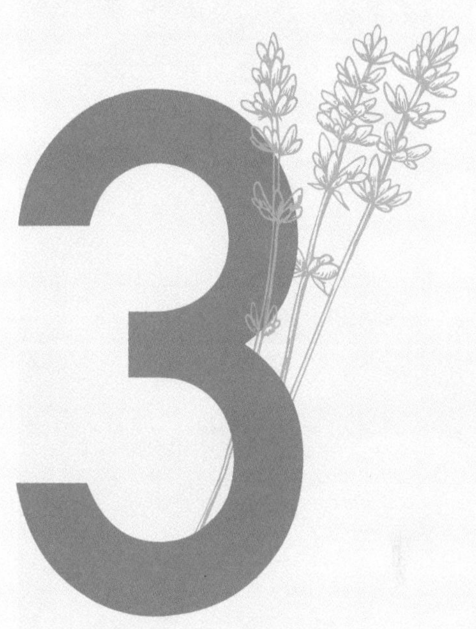

3 科學萃取方法

繁瑣的萃取工法，

只爲濃縮出花草精華，

讓植物的芳香凝爲精油，

傳遞能量。

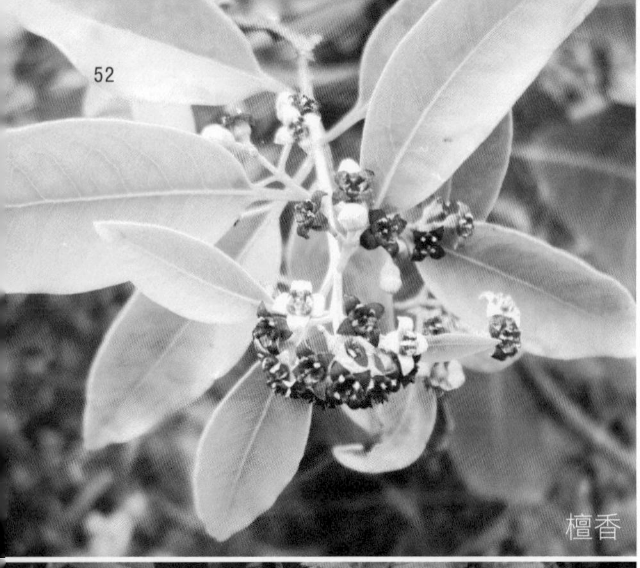
檀香

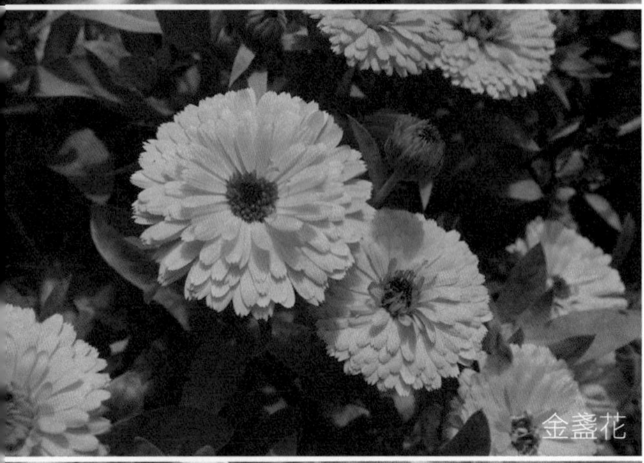
金盞花

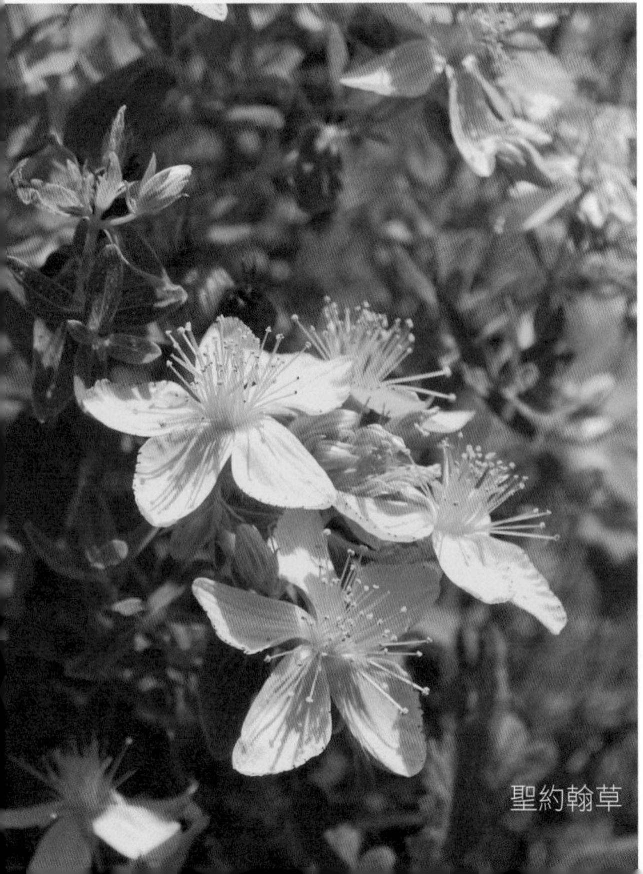
聖約翰草

分析植物的芳香分子，會發現其成分主要是碳和氫，只要用對方法，就能把它從植物中萃取出來。

萃取精油的方法非常多，最常見的幾種科學方法，包括：蒸餾法（又分水蒸餾法和蒸汽蒸餾法）、冷壓法、脂吸法、溶劑萃取法、浸泡法、二氧化碳萃取法等，每一種各有其優劣。有些精油只能用某種特定方法萃取得到，有些精油卻適用於不只一種萃取方法。

水蒸餾法／蒸氣蒸餾法的精油萃取處理過程分為四個階段：

1 物料前置處理	2 加熱	3 蒸發	4 冷凝／收集
花朵葉片類可以直接放入，木質種子類及果皮類須先行處理，方便精油芳香分子的釋放。	水蒸餾法和蒸氣/蒸餾法加熱的時間、溫度，依不同植物種類和萃取部位以及新鮮程度不同，有時為了保留最精純的精油品質和萃取量，會考慮就地採收，就地加熱蒸餾萃取。	加熱的溫度使精油油囊細胞釋放芳香分子，蒸發為氣體狀態，進入蒸氣中流到螺旋狀冷凝管。	芳香的蒸氣分子遇到冷凝管外在的冷水溫度，迅速冷卻，變回液體狀態，依分子量大小的不同，和水分子分離為上、下兩層，如果分子量比水輕，那麼收集上層的液狀層，即為「精油」。

水蒸餾法／蒸氣蒸餾法精油萃取處理過程

水蒸餾法

水蒸餾法（Water Distillation）是最常見的萃取方法，絕大多數的精油是以此法來萃取，適合能長時間和熱水接觸卻不會變質的芳香植物。

做法是把芳香植物原料和水混合加熱，等到沸騰時，精油芳香分子遇熱會和水蒸氣一起蒸散。這些含芳香分子的蒸氣通過螺旋冷凝管，經冷卻後，收集的液體即為精油和水的混合液。如果精油的比重小於水，就會留在上層，只要把兩者分離就可以取得精油；至於留下的液體水，裡面或多或少含有一些精油芳香分子，也帶著香氣，這就是所謂的花水，或稱之為純露。

【代表性精油】花朵類、葉片類。

蒸汽蒸餾法

蒸汽蒸餾法（Steam Distillation），又分爲直接蒸汽蒸餾法和間接蒸汽蒸餾法。

做法是不把水和芳香植物混合加熱，改用蒸汽從蒸餾塔底吹入，使蒸氣能充分與所需要萃取的植物葉片、木心、枝葉等直接或間接接觸後，後續的原理便與水蒸餾法相同。

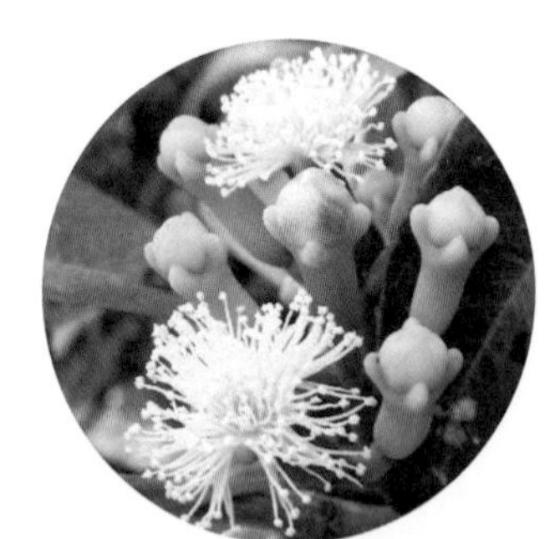
丁香

【代表性精油】葉片類、木質類、根部類、全草類、花朵類。

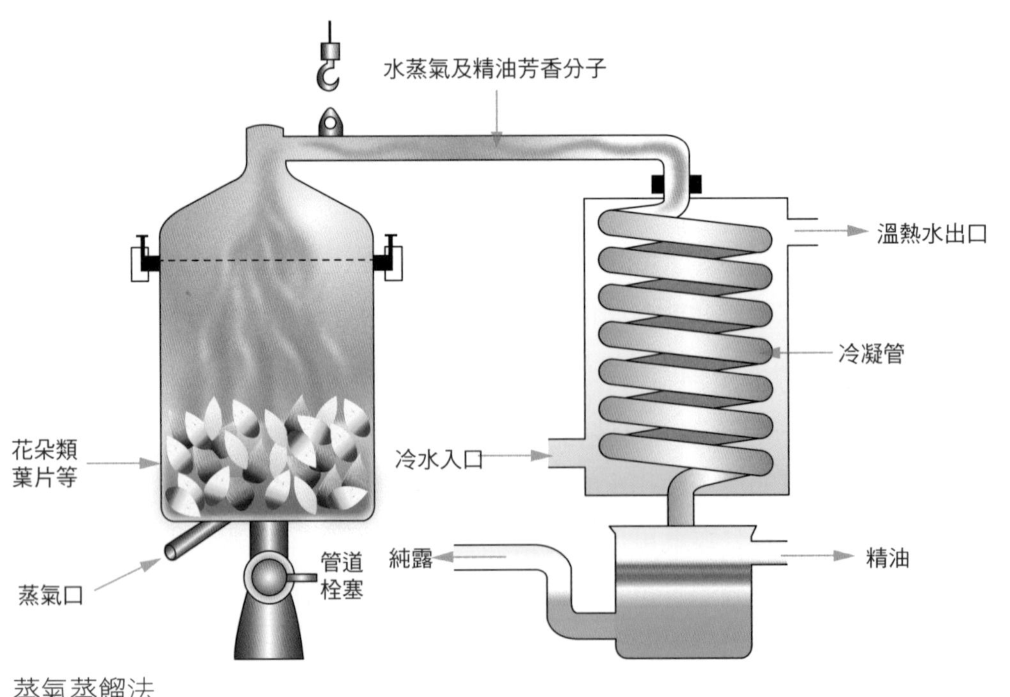

蒸氣蒸餾法

脂吸法

脂吸法（Enfleurage）又稱油脂分離法，原理是利用油脂來吸取植物的香氣，屬於古老的萃取方法，通常用於特別珍貴、脆弱的花朵。脂吸法能萃取出較多的精油成分，但是因耗費人力又曠日費時，並不符合經濟效益，所以除了法國「香水之城」格拉斯（Grasse）還看得到，已經少有人這麼做了。

脂吸法是利用特製的油脂（各家秘方不同，例如用 1：1 的精製牛油和豬油混合），塗抹在冷吸設備的玻璃上，然後把要萃取的花朵鋪上來，讓油脂充分吸收香氣；每隔 24 小時，就把舊花朵丟棄，換置新鮮的花朵，直到油脂飽和無法再吸收香氣為止。接著用酒精把這些芳香油脂從玻璃沖下來，充分攪拌後，使用漏斗分離器進行分離萃取、過濾、濃縮，最後留下來的便是精油。

【代表性精油】晚香玉、茉莉（如今這兩種精油大多數是以溶劑萃取法取得）。

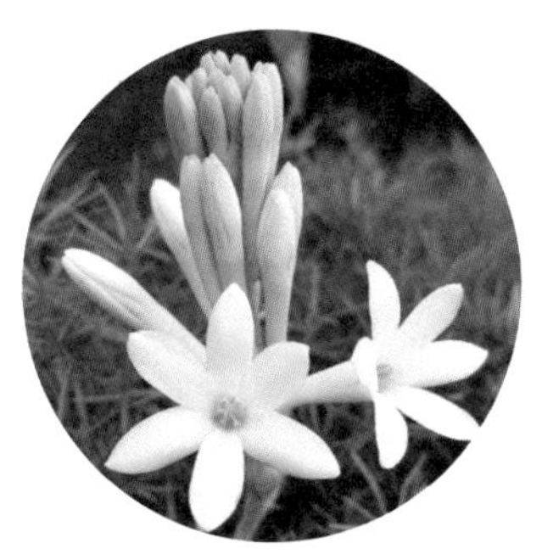

晚香玉

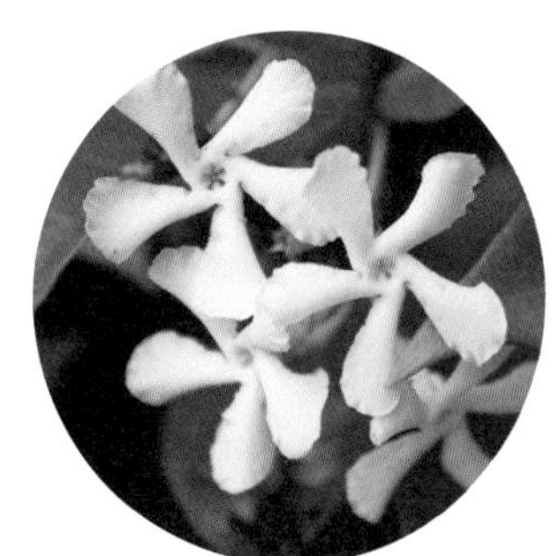

茉莉花

冷壓法

冷壓法（Cold expression）逐漸取代了過去的壓榨法。從前是用手工壓榨，再以海綿去吸擠出來的精油，最後再進行過濾；如今有了遠心分離機，做法也有所調整：首先清洗果皮上的雜質，果肉不分離，用磨盤壓碎後，收集壓榨出的汁液再用離心機加以分離，然後移至攝氏 5 至 8 度的低溫環境裡靜置 5 至 7 分鐘，讓雜質自然下沉。

【代表性精油】佛手柑、葡萄柚、萊姆、檸檬、紅橘等柑橘類精油。

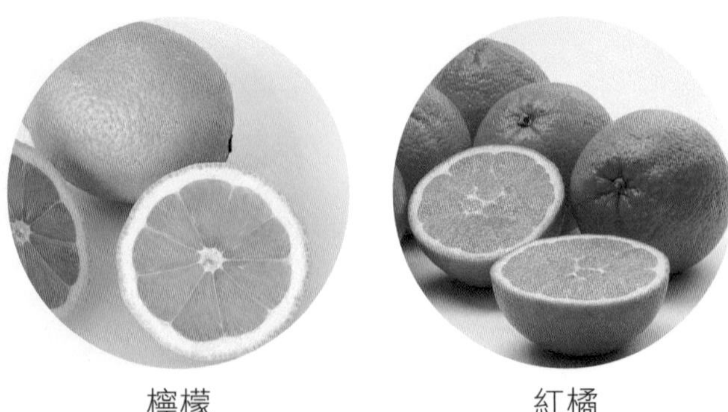

檸檬　　紅橘

溶劑萃取法

溶劑萃取法（Solvent Extraction）的概念從脂吸法脫胎而出，是利用有機溶劑來萃取芳香分子。常用的有機溶劑包括石油醚、甲苯、丙酮、正己烷等揮發性溶劑。這是香水工業很喜歡使用的萃取法，取得的精油也會很接近植物本身的香氣，不過溶劑的殘留問題是必須考量的因素。

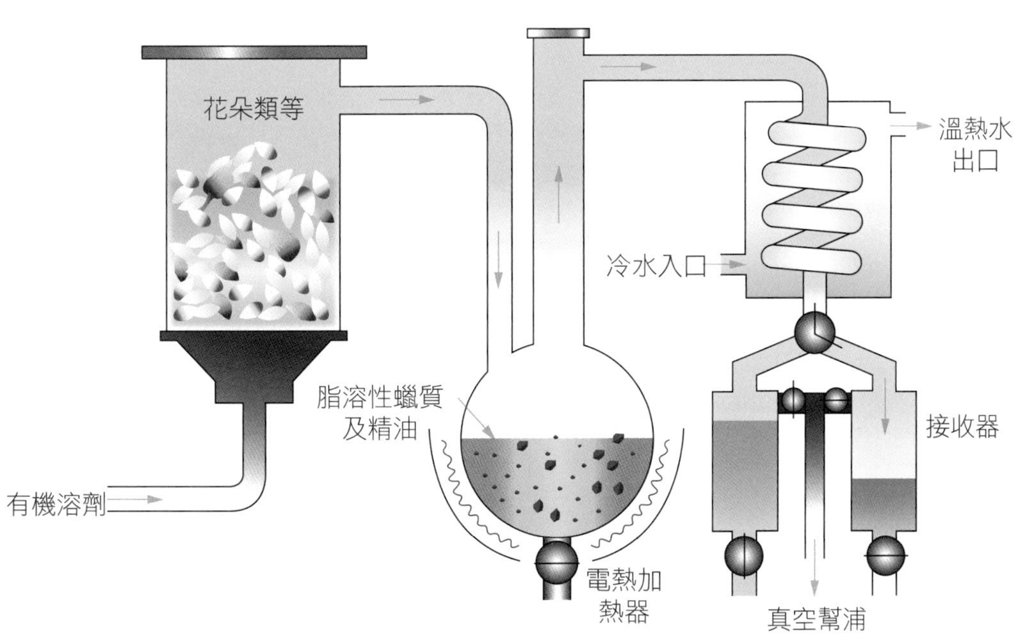

溶劑萃取法

溶劑萃取法的精油萃取處理過程分爲 3 個階段：

① 物料處理	② 加熱	③ 過濾
芳香植物的物料放置在浸泡覆蓋有機溶劑中。	加溫促使植物物料的芳香分子釋放，溶解在有機溶劑中。	溶解芳香分子的溶劑因為分子量大小不同以及溶解度各異，方便過濾分離。

做法是選擇揮發性強的溶劑，反覆澆淋在芳香植物上，精油芳香分子溶於溶劑中，再把這些溶劑依溶解程度的不同，分離出含有精油的溶劑，用低溫蒸餾就能得到凝香體。

- **凝香體（Concrete）**：通常爲內含芳香分子的半固態膏劑，是芳香分子凝聚的蠟狀聚合物。
- **原精（Absolute）**：將凝香體加入酒精溶劑溶解後，過濾出酒精溶液。再將酒精蒸發後，濃縮的聚合芳香分子精華，即爲原精。

【代表性精油】安息香、沒藥、茉莉、玫瑰。

浸泡法

浸泡法（Maceration）是把植物浸泡在植物油裡，讓其中的精油釋放出來，透過加熱和過濾萃取即可。也有人不加以萃取，直接把浸泡後的植物油當做按摩油使用。

【代表性植物油】金盞花、聖約翰草、雷公根等基礎油。

二氧化碳萃取法

二氧化碳萃取法又稱爲「超臨界流體萃取法（Supercritical fluid extraction）」，這是一種較新穎的技術，萃取出來的精油非常完美，但是由於設備昂貴，所以尚無法普及。

它的做法是把二氧化碳加壓，直到呈現半液態、半氣態的狀態，如此一來，高壓氣體可以萃取出植物裡的芳香分子；然後，把二氧化碳的壓力降低，便會從液態轉變成原來的氣態，讓氣體揮發掉，原本液霧態的精油即可分離和蒐集。這種萃取法所需的時間很短，且在低溫下進行，對於不適合加熱的植物特別適合，而且沒有化學溶劑殘留的問題。

【代表性精油】玫瑰、德國洋甘菊、乳香、百里香、薑。

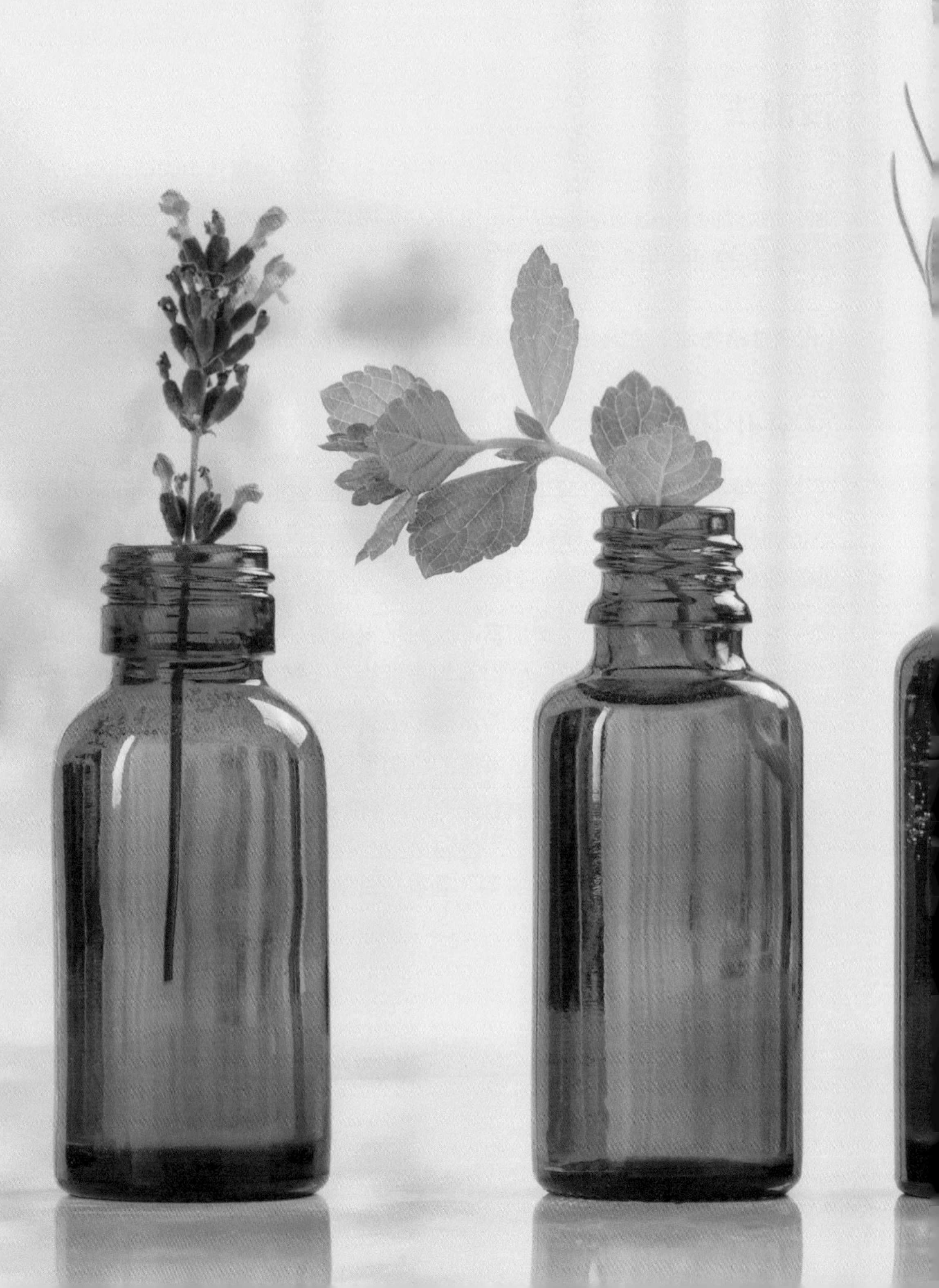

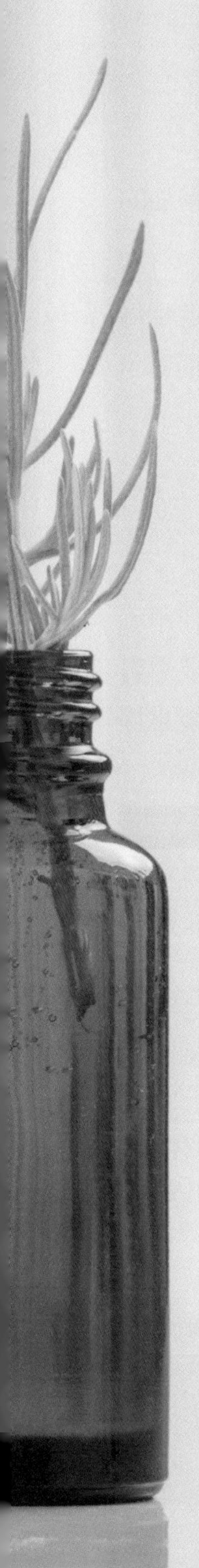

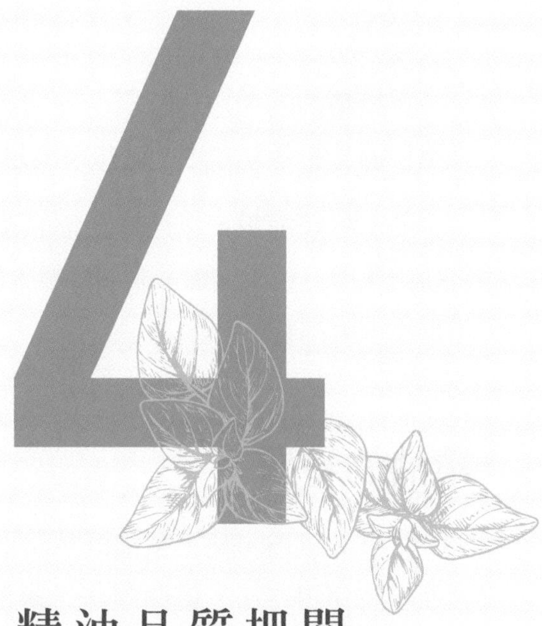

4 精油品質把關

好的原料栽植與萃取，
是生產優良精油的先決條件。

建立植物特質的基本概念、
選用專業認證的純正精油，
則是進入芳療世界的基點。

認識精油的種類和特質、熟知影響精油品質的因素、深諳各種精油的來源和適當的萃取方法，這些是踏足芳療領域應學的基本功夫。

隨著科技進步，以往憑藉感官來分辨精油好壞的主觀判斷，已進步爲可藉由化學分析來檢驗品質。對廣大的精油喜愛者及芳香療法學習者而言，不啻爲一大福音。

精油的特質

常有人以爲，純正精油既然萃取自天然芳香植物，就不會有副作用，因而輕忽使用方法，這個觀念是錯誤且危險的。再天然的成分，也要用對才會安全。精油具有 12 個特質，唯有瞭解它們並建立正確觀念，才能掌握芳香療法的精髓。

特　質	內　容
高濃度	精油是利用各種純化技術所取得的芳香植物精華，它的濃度極高，比普通草藥強 50 倍以上，建議稀釋調和後再使用。有些精油不宜直接塗抹，因爲會對皮膚或黏膜造成刺激，引起過敏反應。
高度芳香	精油屬於高濃縮產物，基於衛生學，勿直接將鼻子湊近精油瓶嗅吸，最好保持 4 至 6 公分距離，以手掌在瓶口上方搧動空氣，就能聞到精油的香氣。
高揮發性	精油和空氣接觸之後，芳香分子很容易揮發。每一種精油的揮發性有快慢之分，依高度、中度、低度的揮發性，分別稱爲前調、中調、基礎調（後調），這也是調配精油或香水時的參考。因爲這個特性，精油的保存顯得格外重要。
容易燃燒	精油芳香分子具有揮發性，並非所有精油都容易燃燒，有些屬於低燃點，像是部分品牌爲薰香式溶劑精油，此類精油，產品內含異丙醇溶劑即爲低燃點，須有明確警告標示。

特 質	內 容
呈液體狀	多數精油呈現液體狀態。不過，某些精油在低溫時會稍微凝固，呈現黏稠狀，例如安息香精油即是一例，這時不可用高溫融化或烘烤，只需將瓶子握在掌心搓揉，或鎖緊瓶子放在微溫的水中隔水加熱即可。
受光線和氣溫影響	精油對光線很敏感，經陽光照射或放置於高溫環境中，很容易氧化變質，最好以木盒或深色玻璃瓶盛裝，才具有遮光性。平時請放置在陰涼處，室溫保存即可。
溶於油脂和酒精	大部分精油不溶於水，但溶於油脂和酒精。因具有親油性，調和時，冷壓植物油是最佳媒介，也可加入乳液中使用；乳液因含水量高，建議少量調和，使用完再調，以免變質。不少精油和香水會適量調和酒精但絕非必要，甚至會造成刺激，使用者可自行選擇。
黏稠度不同	各種精油的黏稠度不同，以極少量滴在拇指和食指絕大多數是清爽的，少數在皮膚上會略帶黏膩。其中以樹脂類精油的黏稠度最高，所以不適合使用擴香瓶，容易堵塞，例如：沒藥、安息香、秘魯香脂等。
萃取部位不同	精油萃取自植物的芳香分子，而這些芳香分子存在於植物的腺囊中，可能分布在根、莖、葉、花、果皮、種子等各個部位裡。有時同一種植物的數個部位，都能提煉出不同的精油，例如橙花和苦橙葉就是最佳例子。
化學分子複雜	天然精油含有多種芳香分子，其複雜程度遠超乎一般人想像，光是單方精油可能就擁有數百種化學分子，以玫瑰精油爲例，其化學分子超過 300 種以上。人工合成的薰衣草精油雖然很容易模仿薰衣草的氣味，但人工合成的薰衣草在實證效果上，和天然的薰衣草不同，因爲天然精油含有複雜的化學分子，無法完全複製，且臨床上使用合成精油的效果，不及天然精油的完全性。
分子結構細小	有些精油芳香分子對皮膚的滲透力，爲水分子的 100 倍以上，芳香分子結構細小，大部分具有親脂性，所以能輕易滲透皮膚，跟著血液循環，遍布全身，此即經皮吸收；芳香分子經鼻子的嗅吸，一方面由肺泡進入微血管，另一方面也會從嗅覺纖毛經由嗅覺接受器，傳到嗅球，再傳至大腦的邊緣系統。

決定精油品質的因素

坊間販售的精油，可大分爲 4 類：

類　別	內　容
合成物	香料或工業用化學香精。
食品級	GRAS 標準食品級香精。
專業沙龍級	美容、美髮、美體調理使用等級精油。
專業調理級	專業調理級認證精油。

打從植物被栽種的那一刻起，已開始影響著精油的品質，而萃取的每一步流程也息息相關。決定精油品質的最重要因素，包括以下 5 大項：

土壤、水質和栽培

種植地點會影響芳香植物的成長，這正是爲何大家在意精油產地的原因，例如迷迭香，可能來自摩洛哥、法國、古巴、阿根廷或義大利，它的成分、氣味、使用者的接受度，都會有所差異。針對迷迭香的化合物抽樣比對，實驗室針對某一批次的測驗資料進行比較，會發現不同產地的化合物比例的差別。

產地 合成物	摩洛哥	法國	古巴	阿根廷	義大利
3- 蒎烯（3-pinene）	12.15	35.80	8.17	10.9	25.16
1,8- 桉油醇（1,8-Cineole）	47.44	5.30	11.0	14.5	20.64
莰烯（Camphene）	3.62	8.30	5.18	5.1	5.52

而產地最直接的影響，是土壤、水質和栽培法，另外，氣候溫度的變化也會有所影響。

氣候和海拔

即使是同一種植物，種植於同一塊土地上，在不同的季節栽種、遇到不同的氣候，都會導致植物素和化學分子在比例、芳香濃郁度上有差別。

所謂氣候，包括了溫度和溼度。每種植物都有其最適合的生長季節和氣候，即使是同一種植物，若種在不同海拔高度，芳香分子也會產生差異。以百里香爲例，種植在不同的海拔高度，就具有不同的芳香分子的化學成分。

品種和原料新鮮度

不同品種的芳香植物，所含的化學成分有別，提煉成精油之後，作用也不盡相同。以薰衣草爲例，薰衣草精油分類有：眞正薰衣草、醒目薰衣草、穗花薰衣草、頭狀薰衣草，它們的化學成分、臨床實證學都不一樣，消炎止痛是眞正薰衣草的特長，耳鼻喉科鼻塞化痰使用，則建議用穗花薰衣草。

好原料是好產品的根本，對精油而言也是如此。用來萃取精油的原料，葉片的鮮嫩度、果實的甜度、種子的成熟度、花瓣的厚薄、枝椏的粗細等，都會左右精油的品質。

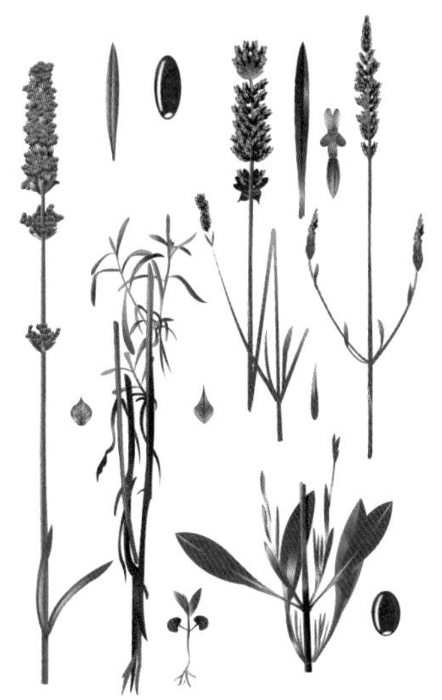

真正薰衣草、穗花薰衣草

萃取方法

常見的萃取法各有其特性，詳細介紹請見第 3 章。某種精油或許可用不只一種萃取法來提取芳香分子，然而最正確的萃取法，往往能提煉到最純最好的品質；舉例來說，萊姆精油固然可用蒸汽蒸餾法來萃取，但用冷壓法更能完整保留芳香分子的成分。

此外，影響精油品質的因素有許多，如：萃取前的原料採集方式、萃取的次數、溶劑的品質、純度、加熱的溫度、冷卻的速度、浸泡的植物油種類、吸附香氣的油脂好壞、蒸餾的時間長短、外在所施予壓力的大小等，皆對精油品質有重大影響。

基因和 CT 化學成分

即使是同種植物，有時難免出現個體差異，在基因和化學成分上會有所不同。當化學成分的結構不同，精油的芳香和作用就出現了差異化。研究這個領域的專家不斷精進，衍生出更客觀、更準確的化學分析方法，來協助芳香療法的支持者瞭解精油品質。

化學分析有助於鑑定品質

搭上 21 世紀生化科學的列車，精油的品質和純度得到更多實證，精油是否純天然、有無人工合成物、是否添加香料、是否殘留化學農藥、萃取純度等，都是可以鑑定的。

純度攸關精油品質

所謂純度，是指精油只含揮發性芳香植物的化合物，而且擁有正確的芳香分子，達到調理級的高濃度，而這些條件可用科學分析來鑑定。

達到專業調理級認證

要到達專業調理級認證，可使用以下四種檢驗法來做品質管制：

類　別	內　容
氣相色譜法	能準確地把成分分類，以圖表的方式呈現結果。例如選取一批高海拔的優質薰衣草，透過氣相色譜分析，可得知含有 52% 以上的沉香酯和 57% 以上的總酯，且檢測確定無農藥殘留，依此判定，其香氣品質實屬最優。
質譜分析法	每一批植物都略有不同，透過質譜分析儀器的鑑定，形同取得精油的指紋，瞭解其獨特性。
微生物測試	檢查精油的菌落、大腸桿菌、葡萄球菌、鏈球菌等。
專家感官評估	感官測試是初步檢測，通常由專家來聞嗅精油。評估項目包括精油的外觀、顏色、香氣、揮發快慢等。

取得精油的身分證

關於精油化學分析，世界首席精油化學和品管專家，同時也是美國印第安那大學精油化學教授巴帕斯博士（Robert Pappas）是箇中翹楚。透過氣相色譜法和質譜分析法，可先將精油成分分離成不同類別，然後比對標準品，檢驗每種成分的量是否足夠和合宜。這個檢查是和確認過的標準品進行比對，來判斷和確認每一批精油的品質。

爲了得到專業調理級的認證，每一批萃取的精油會接受檢驗，擁有自己的指紋圖譜。我們稱之爲「精油的身分證」。

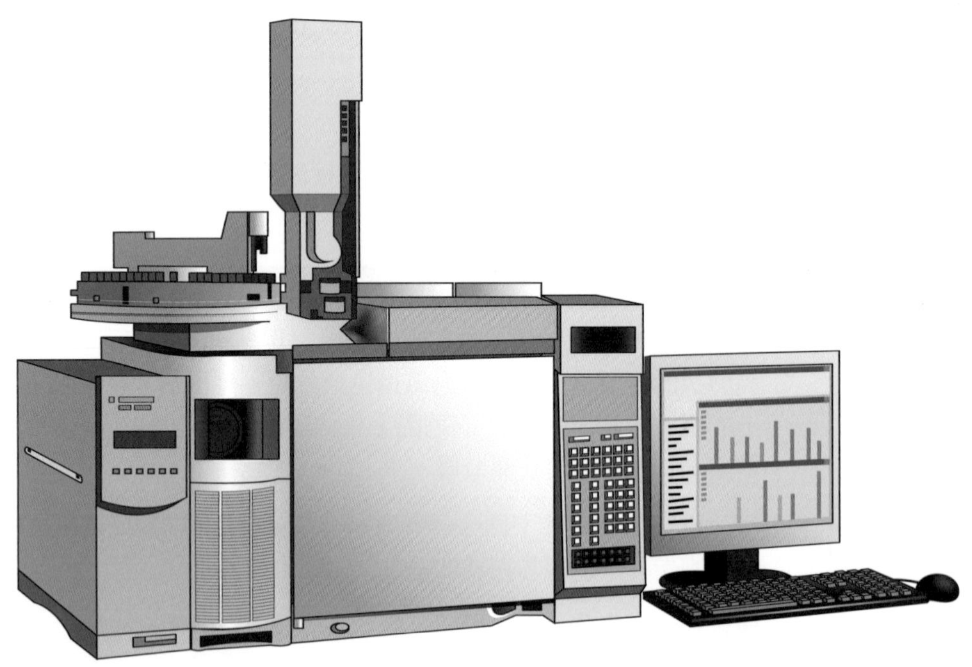

氣相色譜分析法／質譜分析法

找出混摻的精油產品

精油的生產及萃取過程費時費力且成本高，使得某些精油非常昂貴。隨著精油的需求不斷攀升，市場上逐漸出現便宜、劣質、人工或合成，及稀釋的精油。業者可透過以下三種方式在昂貴的純精油中，不當摻混或稀釋其他物質謀取更多利潤：

1. **稀釋**：可以藉著固定油、廉價或合成的油、二丙酮醇或聚乙二醇等化學物質來稀釋精油，使得品質和療效受影響。
2. **抽離**：業者可以取較便宜的精油，抽離和挑出其化學成分，與昂貴的精油混合，例如抽離檸檬香茅的芳香化學元素，摻混香蜂草的精油。
3. **代替**：以便宜的精油取代昂貴的精油，例如以阿米香樹代替檀香。

想要測出精油中摻混了哪些物質，或是分辨出人工精油其實有一定的難度。合格的芳療師所使用的精油一定都得來自信譽佳的供應商，因爲品質純正的精油才能有最佳的效果。

萃取的來源

既然精油的萃取來源是植物，瞭解其構造，從正確部位著手，並使用正確的萃取方法，便能分析出芳香分子。

建立萃取的正確觀念

關於萃取，有 2 個觀念是必須建立的。

1. **有些精油的萃取來源不只一處：**某些芳香分子不只儲存在一個部位，要萃取精油時，便可蒐集一起處理，例如絲柏精油可使用葉片和樹枝一起蒸餾、天竺葵精油可使用花和葉一起蒸餾、大西洋雪松精油可使用木材和針葉一起蒸餾。
2. **有些植物可萃取的精油不只一種：**某些芳香植物可供萃取的部位不只一處，各處提煉出來的精油在氣味和用途上都互異，例如橙花和苦橙葉精油就分別提煉自苦橙樹的花和葉；前者甜美淡雅，後者氣味清新，可以放鬆紓壓。

萃取自各部位的精油

- **花朵：**洋甘菊、薰衣草、茉莉、玫瑰、依蘭依蘭、永久花、橙花。
- **種子：**茴香、芫荽籽、胡蘿蔔籽。
- **果皮：**佛手柑、葡萄柚、檸檬、萊姆、甜橙、野橘。
- **葉片：**絲柏、尤加利、茶樹、大西洋雪松、月桂、芳樟、羅文莎樹、香桃木、苦橙葉。
- **樹皮：**肉桂。
- **樹脂：**乳香、沒藥、安息香。
- **木心：**花梨木、檀香、大西洋雪松。
- **根部：**岩蘭草、歐白芷根、薑。
- **整株藥草：**迷迭香、甜馬鬱蘭、羅勒、百里香。

保存方法

各種純精油的保存期限不同，一般可保存 3 年至 5 年；而柑橘類精油因揮發性強，容易氧化，開封後最好在 6 個月內用完。

正確的保存技巧

精油含有化學分子，很容易因爲光線、溫度而變質，正確的保存技巧是維護精油品質的要件。

- 放在不會受光線直射、陰涼低溫且大致溫度穩定的環境中。溫度太高精油會變質，但某些精油，例如：安息香溫度太低則會凝固。
- 精油瓶最好是深褐色或深藍色玻璃材質，存放時若能再加一層木盒就更理想。
- 每次用完精油，使用乾淨的面紙擦拭瓶口，減少氧化的機率。
- 以植物油或乳液來調和精油時，每次的量最好以 2 週內能用完爲宜。
- 一旦發現精油過期、變質或氣味變調，就不宜再使用。
- 開封時，小心不要破壞精油的標籤；若自行調油，請在瓶身貼上自製標籤，標註「精油名稱和濃度」、「植物油名稱和容量」、「調油日期」。

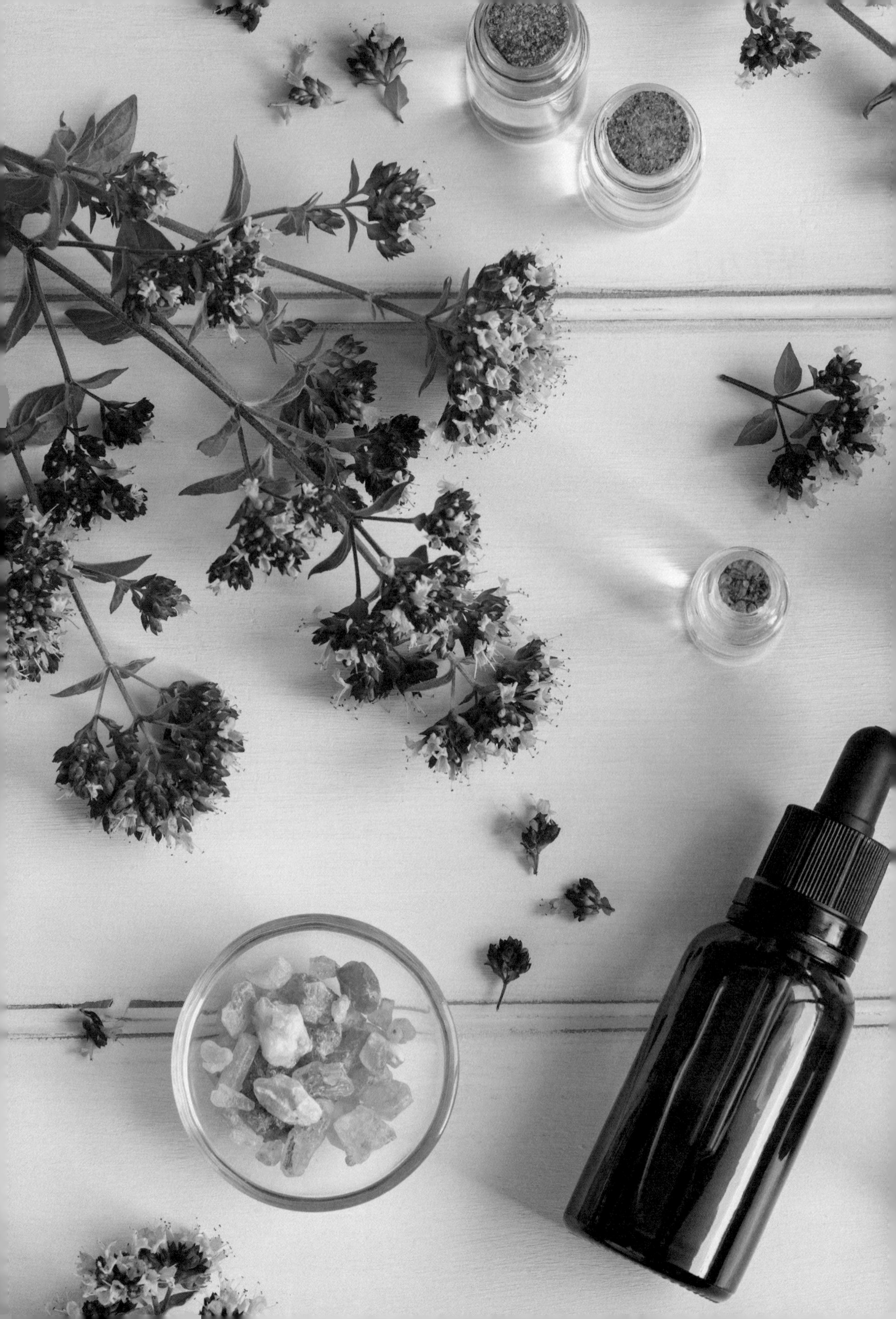

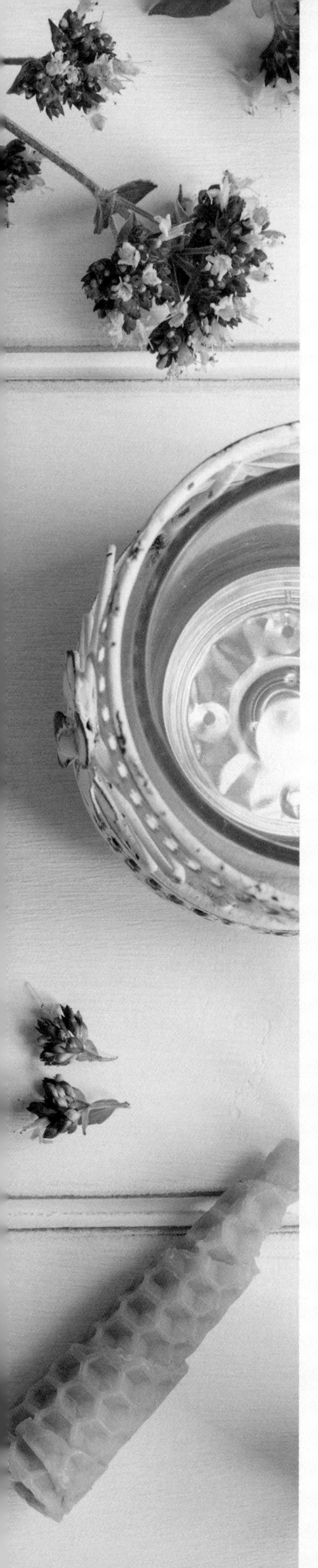

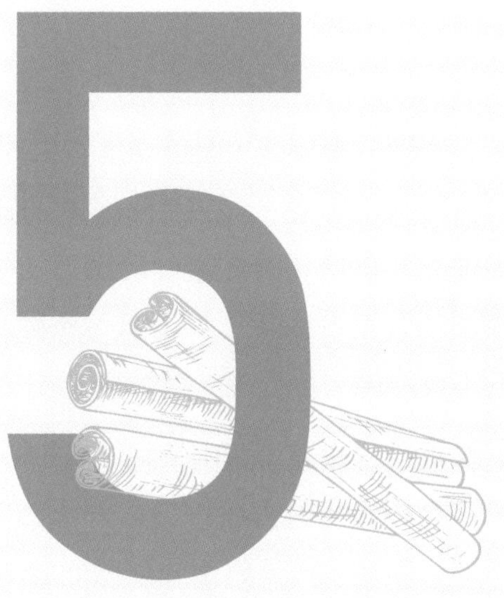

5 基本生理學

以鼻吸或膚觸使用精油，

施於不同部位，

就會產生不同的效果與影響：

醒腦、解壓、舒心、淨化……

認識基本生理學的同時，

不妨檢視自我，療癒一下。

學習芳香療法，須建立基本生理學的概念，方能理解精油進入人體後，對各系統的影響。而人體吸收精油的途徑，包括經皮（皮膚）、經鼻（呼吸道）、經口（消化道）三種方法，基於安全考量，在無法確認所持有的精油品質是否爲純正調理級，不建議口服精油。一般而言，人體吸收精油的主要途徑，以經皮、經鼻爲主：

- **經皮（皮膚）：**藉由塗抹、按摩、沐浴等方式，從皮膚吸收。
- **經鼻嗅吸：**藉由擴香儀、熱水蒸氣式等嗅吸方式，從鼻腔吸入，向大腦傳送訊息；或是經由肺部微血管，進入血液。

精油停留在人體的時間裡，會對生理系統有顯著的影響，例如：邊緣系統、神經系統、荷爾蒙系統、肌肉骨骼系統、皮膚系統等有明顯的實證學。

邊緣系統與嗅覺魔力

腦部和嗅覺、情緒相關的區域，隸屬於邊緣系統。邊緣系統是極爲龐雜的結構體，目前已知這裡是接收嗅覺傳遞信息，以及嗅覺影響情緒和行爲的地方。

邊緣系統又稱爲嗅腦

人類「大腦」分爲左右腦，負責語言、思考、長期記憶和表達情感；至於「小腦」負責協調身體的骨骼肌和行動的順暢度；「腦幹」則包括中腦、橋腦和延髓，它上接邊緣系統，下接脊髓，可視爲脊髓和腦部之間傳遞訊號的通道。

邊緣系統因參與嗅覺訊息的處理，所以又稱為「嗅腦」，它是神經纖維徑及灰質塊所組成的複雜系統，環繞著腦幹上半部，囊括了大腦皮質和皮質下區域，它包含：海馬體、杏仁體、扣帶迴、穹窿、視丘、下視丘等，主要支援情緒、行為、認知、長期記憶、嗅覺、察知氣味等功能。提及邊緣系統，需特別介紹視丘和下視丘。

1. **視丘**：負責把感覺訊息連接到大腦皮質區，同時經過編輯與過濾。在大腦皮質區裡，新皮質是腦部的認知區域，也是各項感官發生的位置，此區域負責嗅覺辨識、察覺、記憶、學習和情緒，例如讓我們能感覺到玫瑰香氣，並且精確辨別出它和其他味道的差異。
2. **下視丘**：下視丘的周圍是腦部較高的中心，從演化的角度來看，下視丘是腦部較早形成的部位。近年來，科學家對它已有較深入的瞭解，這裡是自主神經系統的控制中心，會自動調節心跳、血壓、呼吸，並掌管飢餓和口渴的感覺，協助體溫維持恆定。

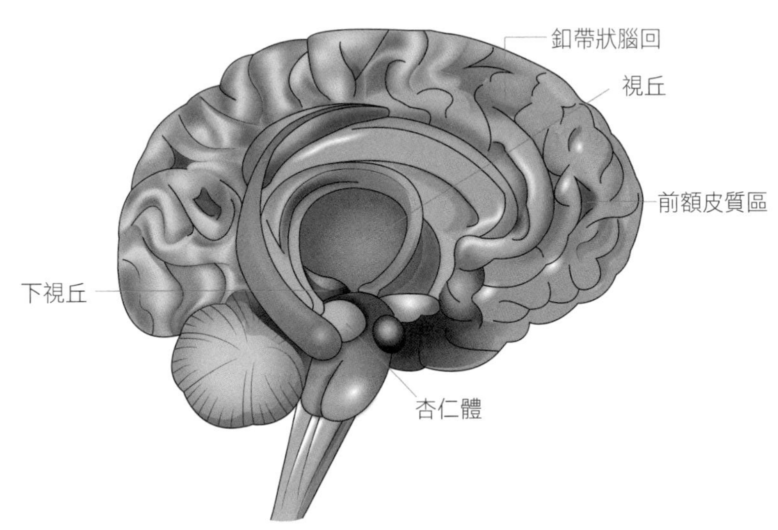

邊緣系統的 3 大功能

目前已知邊緣系統和情感、行爲有關，與身體的基礎活動、感覺刺激更密不可分，它上下連接中樞神經系統，又與下視丘連結著。綜合來說，邊緣系統具有 3 大功能：

1. **調節內臟的活動與功能：**維持自律神經恆定平衡，並調節體溫、心跳、血壓、呼吸、消化、排泄等活動。
2. **影響和產生情緒：**包括恐懼、憤怒、逃避、攻擊、應急等情緒和能力。
3. **參與學習和記憶活動：**決定了學習狀態、長期記憶、空間定位、方向知覺等。

嗅吸途徑的 4 個階段

物質要被聞到，必須先被揮發成爲氣態分子，才能隨著空氣進入鼻孔的黏膜面。這些物質，溶解於黏膜分泌的黏液中，進一步和嗅球纖毛接觸，能被聞到的物質必須可溶解於脂質中，才能和嗅球纖毛接觸引起一連串反應。

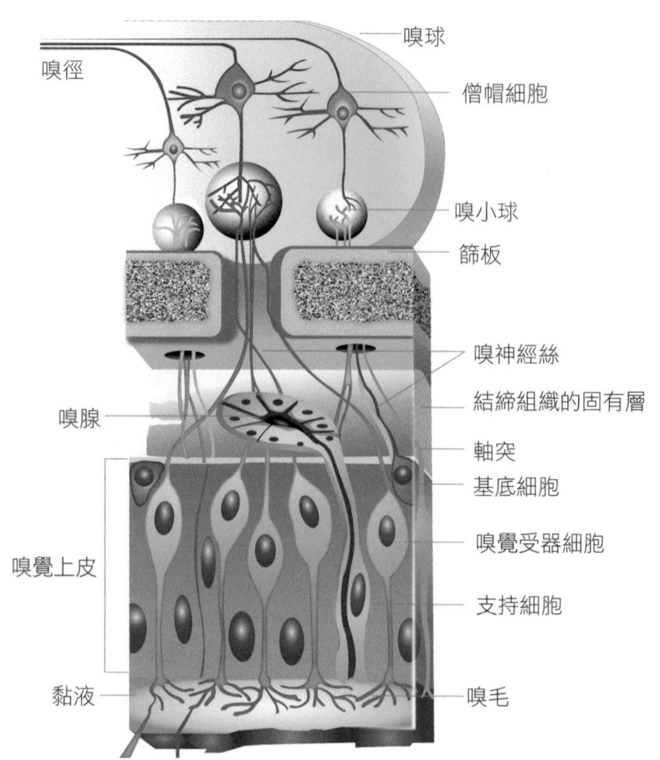

嗅吸途徑：可分爲 4 個階段

1. **鼻腔→嗅球纖毛：**嗅覺來自鼻腔壁頂端和底部的鼻黏液膜上皮，其表面有被稱爲嗅球纖毛（簡稱嗅毛）的細長神經細胞，上面再覆一層黏液。
2. **嗅球纖毛→嗅覺受器細胞：**在人類約 8 平方公分的嗅覺黏液膜區域上，約有 100 萬個嗅覺受器細胞，當氣味分子進入黏膜，會被受器細胞辨認擭住。
3. **嗅覺受器細胞→嗅小球→嗅徑：**氣味分子經由嗅神經進入腦部的嗅小球區域，這是嗅覺作用的起始點。
4. **嗅徑→下視丘→腦下垂體→腺體：**從嗅球發出的嗅覺訊息經嗅徑傳至大腦邊緣系統（情緒腦），透過下視丘分泌化學傳導物質，影響激化腦下垂體，腦下垂體同時分泌化學傳導物質，因而影響腺體調解分泌荷爾蒙，協調體內生理作用。

不要小看嗅覺魔力

氣味會影響思考模式，這一點千眞萬確！根據美國哥倫比亞大學的發現，成年人 1 平方英寸的大腦區域，可處理約 1 萬種不同的氣味。而英國芳療大師羅伯 ‧ 提沙蘭德（Robert Tisserand）曾於報告中提到，不同的氣味會刺激不同的腦部區域，進而釋放不同的神經傳導物質。

1. **幸福快樂的氣味：**例如快樂鼠尾草、葡萄柚等精油經由嗅吸作用，激勵腦下垂體，並促成腦內啡的分泌，這是一種天然止痛劑，能夠舒緩疼痛感，還能增強幸福感，瞬間會有「世界多美好」的氛圍。
2. **鎭定情緒的氣味：**例如甜馬鬱蘭精油會刺激腦部中縫核，並激勵血清素的分泌，減少焦躁，紓緩情緒、助眠安神。

邊緣系統芳香照護

嗅覺對下視丘具有直接的影響力，這是芳香療法之所以能紓解壓力、解除焦慮、改善情緒的主因，而這些問題與交感神經系統過度作用有關。從動物試驗裡發現，一旦下視丘區遭到破壞，會干擾對內臟功能的調控，同時影響到動物的情緒反應。基於這個前提，嗅覺可以調整正面情緒，是快樂的來源，這正是學習芳療、運用芳香分子的最佳動力。

提高正面能量的精油 → 鼓舞自己，提升能量

- **給予力量：**甜馬鬱蘭、玫瑰、乳香。
- **提高競爭力：**百里香、甜馬鬱蘭、玫瑰。
- **恢復活力、追求夢想：**檸檬香茅、羅勒、甜橙。

穩定撫慰心緒的精油 → 平靜心情，沉穩豁達。

- **平靜、帶來幸福感：**檀香、乳香、玫瑰、快樂鼠尾草、葡萄柚。
- **舒緩焦操：**甜馬鬱蘭、甜橙、佛手柑。
- **強化安全感：**乳香、岩蘭草、薰衣草。

神經系統與壓力管理

神經系統包括腦、脊髓和神經，雖然只占人體 3% 的重量，卻是最複雜也最重要的控制連結系統。主要可分爲中樞神經系統和周圍神經系統，負責感覺功能、綜合及指令功能，以及運動功能。

認識壓力並管理情緒

有句印度格言頗具智慧：「有時我們會假裝看不見身體發生的警訊。」這句話也適用於壓力管理。

當壓力來臨時，很多人未能察覺，即使出現生理或心理症狀，也誤以爲是感冒、太累所引起。冷靜分析壓力源，辨識行爲表徵或情緒反應，是比較健康積極的做法，換言之、壓力管理應囊括情緒管理與行爲管理。

認清壓力源

1. **來自外界的困擾，例如：**工作、感情、經濟、家庭、課業、人際關係等。
2. **來自自我的困擾，例如：**自我要求、責任感、完美主義、鑽牛角尖等。

認清情緒或心理反應

出現無力感、倦怠沮喪、憂鬱、急躁、緊張、情緒失控等。

認清生理或行爲表徵

出現頭痛、疲勞、失眠、心悸、胃痛、坐立不安、精神不集中、晃神、生病等症狀。

認清自己的想法

最後可能決定應戰或逃避或封閉自我，但務必對自己誠實。

交感和副交感神經系統

腦對於情緒反應、內臟功能調控都有影響，例如：心臟跳動速率、血壓、呼吸作用、消化能力、多種荷爾蒙的分泌量等。對內臟功能的調控，主要由交感和副交感神經系統協同作用。

- **交感神經系統：**屬於對外的戰鬥系統，提供力量，加快心跳、提高血壓、促進新陳代謝，但減緩消化系統作用（因血液要到其他部位）。讓交感神經發揮作用的物質稱爲「正腎上腺素」，當交感神經系統過度興奮，易導致高血壓、心臟病、糖尿病、自體免疫疾病、癌症、神經退行性病變、慢性感染症、多汗症、肥胖症等疾病。
- **副交感神經系統：**屬於對內的調節系統，主要在身體進行較緩和的動作時發揮作用。讓副交感神經發揮作用的物質稱爲「乙醯膽鹼」，當副交感神經系統過度興奮，易導致心跳過慢、血壓降低、瞳孔縮小、頭暈目眩、消化液分泌增加、腸道蠕動加速等現象。

交感和副交感神經系統的「上司」位於下視丘，另外，下視丘並能影響腦下垂體，進而調解荷爾蒙的分泌量。

是嗅腦也是情緒腦

邊緣系統是嗅腦也是情緒腦，前述所介紹的嗅吸途徑，如果從神經系統的角度來看，這 5 個階段又可分為 2 部分：

- 第 1 部分：鼻腔→嗅球纖毛→嗅覺受器細胞→嗅小球→邊緣系統下視丘
- 第 2 部分：下視丘→腦下垂體→腎上腺軸

目前科學已經證實，HPA 軸（下視丘→腦下垂體→腎上腺軸）可調節身體對壓力的反應；也發現部分憂鬱症病人的杏仁核，有太過激化的情形。

事實上，邊緣系統、視丘、下視丘之間是有迴路的，在控制情緒這件事情上，彼此之間是環環相扣的。

精油與情緒管理

前述提到，嗅覺可以是快樂的來源，所以使用天然純正的芳香精油能紓緩情緒；依不同需求，調配花香、果香、根部、葉片類等不同精油的複方配方來幫助自己冷靜、調和、紓緩穩定情緒或振奮精神，就是妥善運用芳香療法來做情緒管理。

露易絲．賀的著作《身體調癒訊息》書中提到生理疾病與心理因素互為因果、環環相扣，做好情緒管理，身心舒暢，就能達到自己建構的完整健康管理。

當你焦慮、受困其中、批判自己和他人時……

解除壓力——

為了安撫憤怒和糾結抑鬱，以及緩解疼痛、失眠等問題，這時最好借助精油的特性，幫助自己平靜下來，將怒氣舒緩釋放，自在舒眠。

適用精油——

以下精油任選２～３種調配有助於安撫情緒，紓緩焦慮、亢奮、壓力所造成的不適，放鬆身心。

- **薰衣草：**撫慰精神，平衡心靈，具鎮定與平靜功效，有效解除焦慮。
- **甜馬鬱蘭：**促進體內血清素分泌，紓緩焦慮，放鬆情緒，使心情平和。
- **洋甘菊：**穩定神經系統，使緊繃的肌肉放鬆。
- **依蘭依蘭：**重拾自信與愛，放鬆神經，使心情愉悅。
- **岩蘭草：**解除內心分擾，緩和情緒，解鬱舒眠。

建議用法——

- 下班回到家之後，在洗澡水中加入幾滴，幫助身心放鬆。
- 工作壓力沉重時，可滴在手心搓揉進行嗅吸。
- 飽受失眠困擾時，可輕抹於頸部、背部、足部和太陽神經叢附近。

當你漠不關心、冷漠、不願妥協時……

解除壓力——

為了改善冷漠的情緒，以及緩解僵硬的頸部肩膀、心悸等問題，這時最好借助精油的特性，改變自己，柔化身心，喜樂而充滿愛。

適用精油——

以下精油任選２～３種調配有助於紓解壓力，恢復元氣，兼具體內淨化和提升免疫力。

- **甜橙：**克服情緒抑鬱，帶來幸福感、幽默感。
- **檸檬：**提振活力，使心情清新舒爽，得到淨化和正面能量。
- **葡萄柚：**帶來陽光、歡愉和自信，能迅速移除沮喪和憂鬱，減輕焦慮。
- **苦橙葉：**溫柔、幸福和甜美感受，紓解壓力和柔化身心。
- **佛手柑：**借助陽光的力量，解除憂愁、憤恨、躁鬱之心。
- **橙花：**緩和身心靈，追求平靜的心，提升自我能量。

建議用法——

- 室內擴香，帶來好心情。
- 可塗抹於手腕內側、耳垂或頸動脈處，當做香水使用。
- 可滴於棉球放置於辦公室冷氣出風口，使其自然揮發。

當你覺得內心紛擾、不專心、失去熱情時……

解除壓力——

為了安撫不安全感和茫然的情緒，以及緩解背部僵硬疼痛或坐骨神經痛等問題，這時最好借助精油的特性，啟發自己，鼓舞自己重振企圖心，增加行動力。

適用精油——

以下精油任選2～3種調配有助於提振精神，使人充滿活力，靜心專注，增強自我價值感。

- **薰衣草**：撫慰精神，平衡心靈，具鎮定與平靜功效。
- **肉桂**：鎮靜和安定神經，舒暢血流，溫暖身心，重燃熱情。
- **絲柏**：收斂身心，平靜心靈。
- **香桃木**：恢復精神，重獲元氣。
- **香蜂草**：改善抑鬱和焦慮，專注心情。
- **依蘭依蘭**：重拾自信與愛，放鬆情緒，使心情愉悅。
- **檀香**：解除內心分擾，建構自身能量。

建議用法——

- 下班回到家之後，在洗澡水中加入幾滴，幫助身心放鬆。
- 建議和椰子油調和，特別適合用在額頭、太陽穴、耳朵、後頸部、膻中穴、手腕內側等處。
- 滴在手心搓熱嗅吸，帶來好活力，馬上有起而行的行動力。

當你過度牽掛、情緒失控時……

解除壓力——

為了安撫憂慮和緊張的情緒，以及緩解腸胃不適等問題，這時最好借助精油的特性，撫慰內心，給予自己安定、同時能激勵內心泉湧般的能量，穩固自我，有能力愛惜自己、身心安頓。

適用精油——

以下精油任選2～3種調配有助於身心平衡，舒放長期牽掛的情緒，帶來放鬆和寧靜的安定感。

- **冷杉**：提高細胞氧氣交換率，穩定身體，幫助釋放情緒。
- **檸檬**：淨化身體，平靜心靈，提升正面能量。
- **乳香**：療癒身心，促進積極的人生態度。
- **杜松漿果**：淨化淋巴系統，擺脫累崩情緒，提高自覺力。

建議用法——

- 可塗抹於手腕內側、耳垂或頸後動脈處，當做香水使用。
- 特別適合局部塗抹用在額頭、太陽穴、頸部、膻中穴、脊椎兩側、足底湧泉穴等處。
- 選擇上述2～3種單方精油，於臥室或起居室裡進行擴香。

神經系統芳香照護

神經系統在體內運行，負責溝通訊息及指令的傳達，構造複雜，像生活中電信電話的接收信息，傳達指令，在體內運行無阻、四通八達、無遠弗屆，神經系統同時也傳遞痛覺、嗅覺及其他的感覺，目的在於保護身體，連結身心，保持身心靈全方位的健康。神經系統連結著身體的動、靜之間的指令，如果在永無止境的工作，過度的焦慮以及長期累積壓力，往往會促使腎上腺素分泌增加，長期不舒解壓力，身體會出現失眠、血壓升高、心悸等情況。這些不適的症狀都可運用精油，進行芳香照護。在此介紹幾類會對神經系統起不同作用的精油。

舒壓方法建議

舒壓是爲了再出發，平日應留心適用的舒壓方法，定期爲自己的心理保健一下！

利用精油舒壓

- 薰香：利用拓香石或超音波水氧機。
- 聞香：滴在精油項鍊、枕頭或手帕上。
- 噴霧：包括空間噴霧、身體噴霧。
- 摩擦嗅吸：滴在手心上，搓熱後以鼻嗅吸。

其他舒壓方法

- 祈禱：不論有無宗教信仰都可以試試。
- 睡覺：什麼都不要管，好好的睡一覺。
- 泡澡：泡個熱水澡，可配合精油使用。
- 泡腳：消除疲勞的絕妙方法。

- 唱歌：唱唱歌，紓解情緒。
- 大叫：把壓抑的情緒用力吼出來。
- 伸展：從簡單的伸展動作開始。
- 喝茶、花草茶：喝口茶，輕鬆一下。

止痛的精油 → 緩解疼痛感，稱為「疼痛殺手」

- **降低痛覺：**快樂鼠尾草、葡萄柚、洋甘菊、薰衣草。

鎮靜舒服的精油 → 減緩情緒亢奮，舒緩失眠、壓力和緊張。

- **消除緊張：**洋甘菊、薰衣草、依蘭依蘭、佛手柑。

恢復元氣的精油 → 使系統持續運作，用於復原及改善虛弱的體質。

- **恢復元氣：**羅勒、薄荷。
- **改善血壓過低而頭暈：**百里香、迷迭香。

滋潤神經的精油→平衡、滋養整個神經系統。

- **鎮定神經：**乳香、甜馬鬱蘭、橙花。
- **改善心悸：**佛手柑、薰衣草、依蘭依蘭。

緩解頭痛的精油→改善頭痛、偏頭痛，以及因神經緊張所引起的不適。

- **舒緩鼻腔堵塞引起的緊繃型頭痛：**薄荷、尤加利、檸檬。
- **舒緩緊張引起的瞬間壓力型頭痛：**甜馬鬱蘭、胡荽葉、薰衣草、薄荷。
- **清涼鎮痛：**薄荷、薰衣草、洋甘菊。
- **紓解心靈：**香蜂草、檀香、佛手柑。

平緩焦慮症的精油 → 安撫緊張和擔憂的情緒。

- **撫平深層恐懼：**洋甘菊、薰衣草、沒藥。
- **平靜舒坦：**乳香、大西洋雪松。
- **釐清混亂，甩脫焦慮：**薄荷、羅勒、佛手柑。
- **改善沮喪情緒：**橙花、檸檬、羅勒。
- **釋放壓抑情緒：**薰衣草、洋甘菊、廣藿香。

甩脫憂鬱症的精油 → 改善憂鬱情緒，打開心結，解放心靈。

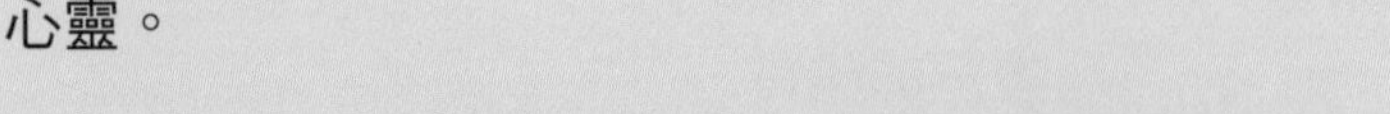
- **平靜舒坦、改善產後憂鬱：**乳香、大西洋雪松。

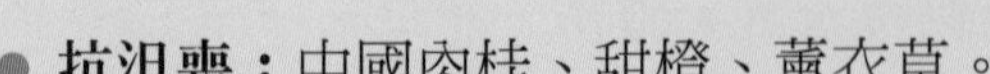
- **抗沮喪：**中國肉桂、甜橙、薰衣草。

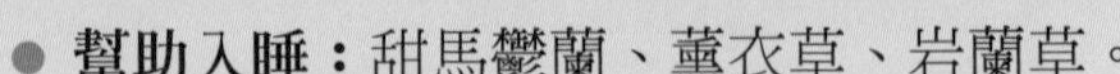
- **幫助入睡：**甜馬鬱蘭、薰衣草、岩蘭草。
- **解除更年期憂鬱：**依蘭依蘭、玫瑰、紅橘，搭配甜杏仁油與琉璃苣種籽油按摩，或塗抹於太陽神經叢。
- **提振元氣：**迷迭香、薄荷、佛手柑，搭配小蘇打粉，用來泡澡。
- **能提升自信、拋開沮喪：**橙花、茉莉、玫瑰，搭配香膏基劑，用來塗抹。

運動系統與疼痛管理

運動系統包括骨骼、肌肉、關節等。骨骼是脊椎動物的堅硬器官，功能是運動、支持和保護身體;關節是骨骼間的連接，分爲動關節與不動關節;肌肉則是可收縮的組織，協同骨骼和關節，成爲人之所以能活動的關鍵。

認識疼痛核心循環

多數人覺得疼痛時，會以「哪個點在疼痛」來描述，事實上，疼痛是一連串的反應，和運動系統（肌肉、骨骼）、神經系統等人體生理系統息息相關。

當組織受到外力而損傷，會刺激神經感受器，於是在疼痛和肌肉痙攣之下，產生官能障礙，連帶引來負面情緒，並對自身的狀況產生焦慮。在此情況下，肌肉益發緊繃，組織受傷的程度會加劇，繼而出現肌肉痙攣;緊接著，組織更嚴重地受損，發生痙攣的頻率提高，肌肉隨時處於緊張狀態，疼痛感如影隨形……這便稱之爲「疼痛核心循環」。

疼痛、焦慮、肌肉緊張，這三者並非單一方向的演進，更常互爲因果，環環相扣，身體影響情緒，情緒影響生理。

影響疼痛的因素

以前大家總認爲，疼痛忍一忍就過了，只要沒骨折、沒傷口，不必太緊張。然而這種觀念早已落伍，疼痛未必是外傷所致，有時姿勢不良就足以導致長期痠痛，現在許多醫院甚至開辦了疼痛門診，幫助患者釐清造成疼痛的原因，從而改善身心和生活困擾。

儘管疼痛是很主觀的描述，但某些疾病或傷勢，確實會讓我們感覺到某部位或某器官發出疼痛訊號。撇開病理上的急性和慢性疼痛，還有一些因素會使疼痛感加劇，例如：長期失眠、慢性疲勞、焦慮、恐懼、憤怒、悲傷、沮喪、厭倦、性格過度內向、人際關係疏離、社交孤兒等，都可能引發心因性疼痛，或是讓疼痛感更明顯。

同樣地，有些做法可以有效舒緩疼痛，例如：適度休息、充足睡眠、保持同理心、發展社交關係、獲得陪伴、舒緩焦慮、提振情緒、轉移注意力、止痛、抗沮喪等，都會有所幫助。換言之，保持良好姿勢、經常運動和按摩、讓生活規律、飲食均衡，便能展現精、氣、神。

只要能舒解壓力、減少細胞發炎現象，維持自律神經恒定性平衡，便能減少疼痛，讓身體回歸正常。

脊椎健康不易腰痠背痛

人類進化爲直立行走，脊椎成了身體的重要支撐，如果姿勢不正確，或是過度勞累，很容易引起脊椎疼痛。依照部位，可分爲頸椎、胸椎、腰椎、骶骨和尾骨。把脊椎照護好，遠離腰痠背痛，身體自然健康無虞。

背部芳香調理按摩，以下是適合運用的精油：

牛至、茶樹、冬青、檸檬草、絲柏、冷杉、乳香、甜馬鬱蘭、百里香、薄荷等等精油；選擇 3 ～ 6 種單方精油，調和植物油，塗抹背部。

上述配方不僅可用來照護脊椎，對單純性感冒或流行性感冒、病毒或細菌感染時，能強健身體，縮短病程，早日康復。

肌肉扭傷絕不是小事

肌肉扭傷是最常見的運動傷害。拉傷的肌肉會腫脹、痙攣和疼痛，觸壓時更是嚴重，受傷的肢體開始出現障礙。這時，應請復健科或骨科醫師詳細檢查，不要任意推拿。等確認病情之後，芳香照護目標不外乎減低紅腫熱痛，以及預防過度的瘢痕組織增生或黏結產生。

醫師治療運動傷害時，通常會採取以下幾種方法，有時精油可加入照護行列，能有效修護細胞，縮短病程；早日恢復，有效健康保健。

類　別	內　容
冷　敷	受傷之初應予以冷敷，並加壓包紮，抬高傷肢。如果沒有外傷，精油可搭配冷敷進行芳香照護。推薦精油：薄荷、洋甘菊、快樂鼠尾草、甜馬鬱蘭、佛手柑、薰衣草
熱　敷	受傷後 2 ～ 3 天，出血停止後，可用熱毛巾進行熱敷，敷後也需要加壓包紮。如果沒有外傷，精油可搭配熱敷進行芳香照護。推薦精油：冬青、羅勒、迷迭香、檸檬香茅、尤加利、雪松。
貼　布	運用內效貼布，配合緩和運動，輕傷大約 1 ～ 2 天即可改善。
運　動	在醫師或復健師的指導下，加入阻力性的肌力訓練，幫助肌力逐漸恢復。運動過後，可用精油來塗抹、沐浴、敷布（冷敷、熱敷）。
藥　物	醫師常會給予消炎鎮痛劑或肌肉鬆弛劑，甚至以針劑注射，快速達到止痛消炎的效果。
手　術	萬一肌肉斷裂的情形嚴重，請立即諮詢專業人員，做醫治評估，有些情況需做外科手術。

運動系統芳香照護

常見的運動系統疾病，包括：風溼病、肌肉拉傷、肌肉痛、關節炎、痙攣、滑膜囊炎等，這些疾病都可運用精油，進行芳香照護。在此介紹幾類會對運動系統起不同作用的精油。

**消炎止痛的精油 → **消炎止痛舒緩發炎、腫脹、改善運動後疼痛。另外，也包括：網球肘、肌腱炎、雙腳腫痛等

- **消炎止痛：**牛至、茶樹、絲柏、冷杉、馬鬱蘭、葡萄柚、薰衣草、尤加利

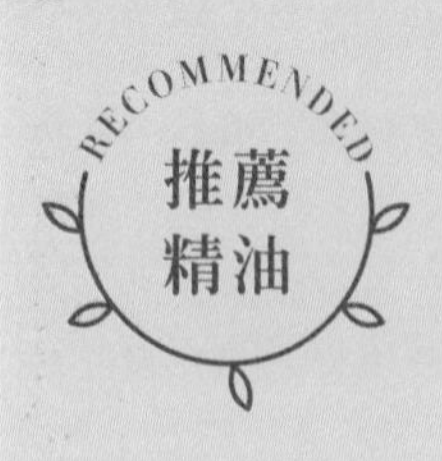

**舒緩修護的精油 → **運動傷害發生時，急需立即止痛，修護受損細胞，縮短痠痛的不舒服時間。

- **修護細胞，加強肌肉結締組織：**薰衣草、檸檬香茅、羅馬洋甘菊。

RECOMMENDED 推薦精油

淨化體內，穩定免疫系統的精油 →淨化體內，消除乳酸堆積，以及排除體內代謝物質。

- **淨化排毒：**檸檬、杜松漿果、葡萄柚、尤加利、迷迭香。

促進循環的精油 → 肌肉緊張收縮時，周邊的血液循環自然較差。肌肉、關節僵硬、累崩、移動困難，這時需要放鬆神經、舒緩筋骨、活絡循環，最好能搭配按摩，讓效果更突出。

- **促進循環或改善僵硬：**黑胡椒、迷迭香、薑、豆蔻、絲柏、甜馬鬱蘭、羅勒。

放鬆舒壓止痛的精油 → 消除壓力所引起的疼痛、舒緩緊張和焦慮、改善神經痛；尤其能舒緩偏頭痛、三叉神經痛等。

- **舒解神經性疼痛：**薰衣草、薄荷、乳香、胡荽葉、甜馬鬱蘭、洋甘菊、羅勒、迷迭香。

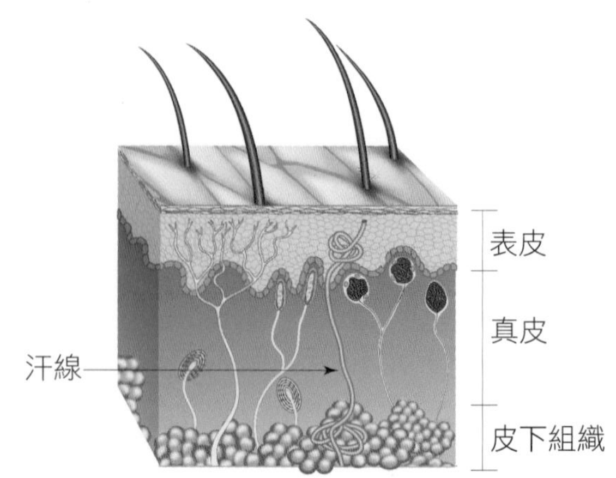

皮膚系統與芳香照護

皮膚系統包括皮膚、毛髮、指甲、汗腺和皮脂腺，它的總表面積約 1.6 平方公尺，重量約占體重的 15%，是人體面積最大的器官。皮膚由外至內分爲表皮層、眞皮層和皮下組織，可遮阻外界的物理、化學、生物因子進入人體，兼具保護、排泄、免疫、調節體溫、協助運動等能力，並有感知溫度和壓力的功能。

認識皮膚的構造

皮膚系統的構造，包括了皮膚組織、皮膚衍生物、皮膚附屬器官等。

皮膚組織

1. 表皮層：皮膚保護身體的第一道防線，最厚的是腳底和手掌，最薄的是眼皮。表皮層從外到內，又分爲角質層、透明層、顆粒層、棘狀層、基底層。新生細胞從基底層向外移動至角質層約需 45 天，於角質層停留 45 天後再自動剝落，整個過程即皮膚的正常代謝。
2. 眞皮層：主要由膠原蛋白和彈性纖維蛋白所構成，是皮膚最厚的部分，大約 2 ～ 4 公厘，包括汗腺、皮脂腺、毛囊、微血管、神經都位在眞皮層，這是最容易引起皮膚疾病的部位。
3. 皮下組織：主要由皮下脂肪所構成，是鬆散的結締組織，可視爲皮膚和肌肉間的連結站，包括神經、血管叢、脂肪細胞都位在皮下組織，多數皮膚腫瘤也發生在這個部位。

皮膚衍生物

1. 毛髮：在體表以外的部分稱為髮幹，在髮囊之中的稱為髮根。毛髮是從毛囊生長出來的，而毛囊又連接著油脂腺。正常新陳代謝下，頭髮約有 2 ～ 6 年壽命，平均每個月可長 1 ～ 1.5 吋；鬍鬚的壽命次之，而腋毛、陰毛、眉毛、睫毛等則更短。
2. 指甲：主要功能是保護手指和腳趾，是角質層硬化而來的透明衍生物，下方有許多血管分布。指甲每天約生長 0.1 公厘，手指甲的生長速度比腳趾甲快。

皮膚附屬器官

1. 汗腺：分為大汗腺（頂漿汗腺）和小汗腺（排泄汗腺）。大汗腺主要分布在腋下、生殖器、肛門、乳暈等人體私密處，從青春期開始作用，其分泌腺管的出口位置在毛囊，分泌物白色無味而黏稠，但如果經細菌分解會產生異味，也就是體臭。小汗腺主要分布於全身（除了指甲床、唇緣、龜頭、包皮、陰唇等處），終生運作，其分泌腺管的出口位置在體表，作用是排除汗液、調節體溫。
2. 皮脂腺：分布於手掌和腳掌以外的全身部位，以臉部和頭皮分泌較為旺盛。皮脂腺的作用是分泌皮脂，和汗液乳化作用，形成臉部「酸性保護膜」，防護肌膚，同時使臉部肌膚呈現光澤亮麗。

5 大膚質的特性

膚質分爲中性、油性、乾性、混合性、敏感性 5 類，特性各有不同：

類　別	內　容
中性肌膚	皮脂腺或汗腺都分泌正常，肌膚維持健康穩定狀態。從外觀來看，膚質嬌嫩有彈性，且具紅潤光澤，皮膚免疫力也較強，不容易發生病變或感染，是最健康美麗的肌膚。
油性肌膚	皮脂腺機能旺盛，分泌過度的皮脂。從外觀來看，膚質泛著油光，毛孔較爲粗大卻容易阻塞，形成粉刺、面皰。青春期、女性排卵後的黃體期、夏季炎熱、心理壓力大時等情況下，出油情況會更嚴重。
乾性肌膚	皮脂腺分泌不足，導致皮膚表層的皮脂膜不完備，油脂和水分無法被保留，使肌膚乾燥、失去柔軟性。從外觀來看，皮膚較薄、膚色黯淡無光澤，且肌膚容易發炎、緊繃、失去彈性，容易提早老化而產生粗糙、細紋和斑點沉積。
混合性肌膚	膚質屬性不單一，同時在 T 字部位（額頭、鼻子區域）出現了容易出油的油性膚質，以及眼睛四周和臉頰兩側容易乾澀的乾性膚質。這種膚質格外不穩定，讓照護更需費心，卻也是現代人常見的肌膚特性。
敏感性肌膚	這類膚質的表皮層往往過薄，微血管明顯易見，或者造成皮膚粗糙；通常皮脂過少，臉部稍受刺激就會引起不適。肌膚普遍缺乏光澤，敏感、紅腫、刺癢是常見症狀。

臉部皮膚芳香照護

常見的皮膚系統困擾，包括：頭皮屑、掉髮、皺紋、青春痘、黑眼圈、體臭、腳臭、腳跟龜裂、指甲黯沉等等，都可運用精油，進行芳香照護。在此以臉部、頭部、體味爲例，介紹幾類會對皮膚系統起不同作用的精油。

改善皺紋的精油 → 造成皮膚老化的 80% 因素來自外在，只有 20% 是自然老化，持續讓皮膚保溼，並提供適宜的防曬和睡前的皮膚調理，可以預防細紋的產生。依不同的膚質和使用精油的預期效果，細心呵護，持續有恆使用；達到全方位抗老化的凍齡美麗肌膚。

- **潤澤肌膚：**橙花、天竺葵、乳香、羅馬洋甘菊。特別推薦敏感肌膚使用。
- **恢復細緻：**橙花、玫瑰、檀香、薰衣草、橙花、依蘭依蘭。特別推薦混合性肌膚使用。
- **肌膚保水：**天竺葵、羅馬洋甘菊、檀香、玫瑰、橙花。特別推薦乾性肌膚使用。
- **滋潤保養，告別油光：**茶樹、佛手柑、檸檬、薰衣草、天竺葵。特別推薦油性肌膚使用。
- **緊實抗老：**乳香、玫瑰、茉莉、沒藥、檀香。特別推薦老化肌膚使用。

改善黯沉的精油 → 自由基攻擊皮膚表層，會使表皮細胞新陳代謝變差，皮膚看起來就黯沉、粗糙。精油搭配基礎油，洗臉後按摩，能夠有效改善暗沉，重現亮麗光澤。

- **改善黯沉：**薰衣草、茉莉、乳香，搭配甜杏仁油按摩。
- **彈性光澤：**天竺葵、乳香、玫瑰、依蘭依蘭。
- **潤澤美白：**玫瑰、永久花、茉莉、乳香，搭配玫瑰籽油和甜杏仁油按摩。

照護青春痘的精油 → 荷爾蒙失調、飲食不均衡、熬夜、壓力大、遺傳體質、酗酒、吸菸、不愛洗臉、毛巾或枕巾不乾淨、選錯洗面乳或化妝品、草率卸妝、頭髮覆蓋額頭或臉龐，都會引發青春痘。有些精油能滲透毛囊，消除紅腫發炎，調理肌膚，避免留下痘疤。精油對粉刺、青春痘的困擾，無論是淨化、除痘、修復疤痕，效果迅速。

- **清潔戰痘：**佛手柑、薰衣草、檸檬，搭配洗面乳，徹底洗淨。
- **青春痘：**乳香、薰衣草、茶樹。
- **臉部 T 字及 U 字部位開放式粉刺：**茶樹、天竺葵、佛手柑。
- **抗痘修復痘疤：**薰衣草、乳香、沒藥。

照護黑眼圈的精油 → 慢性因子（如年齡增長、熬夜、疲勞、眼鼻過敏常搓揉、懷孕、生理期、長期日曬、化妝品色素沉積）所導致的黑眼圈，可使用精油搭配熱敷來改善眼周血液循環，每次 5 ～ 10 分鐘，一天至多 2 ～ 3 次。急性因子所導致的黑眼圈（如撞擊），初期應冷敷消腫，每次 5 ～ 10 分鐘，一天至多 2 ～ 4 次；2 天後改以熱敷來促進循環。

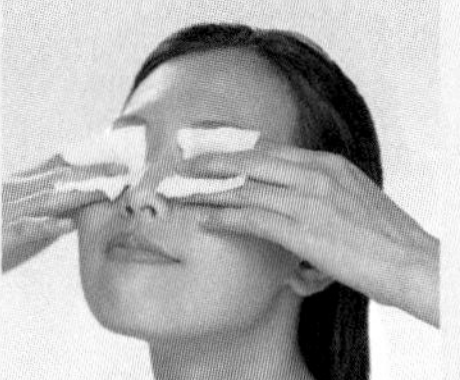

- **淡化黑眼圈：**永久花、玫瑰、乳香，搭配玫瑰籽油、甜杏仁油等植物油均勻調勻，局部按摩。

改善毛孔粗大的精油→皮脂腺分泌太多油脂，造成毛孔阻塞，所以必須注意深層清潔、收斂調理、保濕修復及抗氧化的防護。

- **改善毛孔粗大：**乳香、薰衣草、茶樹，搭配榛果油均勻調勻，局部按摩。

改善敏感肌的精油→敏感性肌膚對於修復、保濕、滋潤都很重要，但是必須謹慎選擇天然且優質的精油，避免刺激。選擇適合的保養成分可以加強皮膚的鎮靜跟舒緩，例如選擇含金縷梅成分的化妝水。另外在保濕與修護上，可選擇含蘆薈、玻尿酸成分的產品進行保養。

- **改善敏感肌：**玫瑰天竺葵、羅馬洋甘菊、薰衣草，搭配荷荷葩油均勻調勻，取適量局部塗抹。

頭部芳香照護

頭部一旦緊繃，容易感覺到頭痛或頭重，也容易失眠。至於髮質，過乾容易造成髮色枯黃、頭髮斷裂；過油容易藏汙納垢，造成頭皮發癢、頭皮屑過多，還可能有頭皮癢、掉髮太多等情形。要改善上述情形，應設法促進血液循環，恢復秀髮的光澤與豐盈；還要促進代謝，提供頭皮養分及氧氣，預防掉髮；淨化皮脂腺沉積和淋巴系統，放鬆壓力，讓思緒清晰，並增進頭皮健康，預防頭皮發炎。

照護頭部的精油

- **薰衣草：**形同母親慈愛的撫慰精油，可殺菌、消炎、舒緩肌膚。
- **依蘭依蘭：**讓女性覺察自我的愛情精油，有助於平衡皮脂分泌、滋養頭皮。
- **檀香：**可消除不安、緊張及憂鬱，舒緩頭皮癢。
- **茉莉：**展現與肯定自我的能量精油，可平衡荷爾蒙，舒緩發炎。
- **迷迭香：**召喚靈感繆斯的創意精油，可促進微循環，加快毛髮生長。
- **洋甘菊：**解放禁錮和怒氣的穩定精油，鎮靜肌膚，舒緩敏感性頭皮。
- **薄荷：**指引方向絕不迷失的智慧精油，具清涼感，可預防頭皮屑，舒緩鎮淨頭皮，清新舒暢。

預防掉髮的精油 → 讓頭皮保持清爽，改善掉髮。

- **預防掉髮：**迷迭香、薰衣草、大西洋雪松。

去頭皮屑的精油 → 讓肩膀不再雪花片片。

- **去頭皮屑：**薰衣草、乳香、茶樹。
- **舒緩頭皮癢：**薰衣草、茶樹、薄荷。

舒壓的精油 → 放鬆頭部肌肉、釋放壓力，並促進血液循環和新陳代謝，特別推薦給用腦過度的學生或上班族。

- **香氛紓壓：**洋甘菊、薄荷、檀香、檸檬、野橘、薰衣草。

體味芳香照護

不好的體味，可能來自於汗臭，也可能來自於口腔異味。人體的小汗腺由自主神經控制，排汗孔位在皮膚表層，主要是爲了調節體溫，氣味較淡；大汗腺由腎上腺素控制，排汗孔位在靠近毛囊處，會受情緒刺激而分泌。體味因人而異，經細菌分解後氣味會較明顯。少數人體味特別重，在青春期、生理期特別明顯，稱之爲體臭。

淡化體味的精油 → 改善體味、清新宜人。

- **男性淡化體味：**絲柏、雪松、檀香。
- **女性淡化體味：**萊姆、苦橙葉、廣藿香。

清新口氣的精油 → 消除口臭、去除口腔異味。

- **牙齦發炎：**茶樹、檸檬、丁香，搭配冷開水，經常漱口。
- **口氣清新：**檸檬、薄荷，搭配蘋果醋，用水稀釋後漱口。

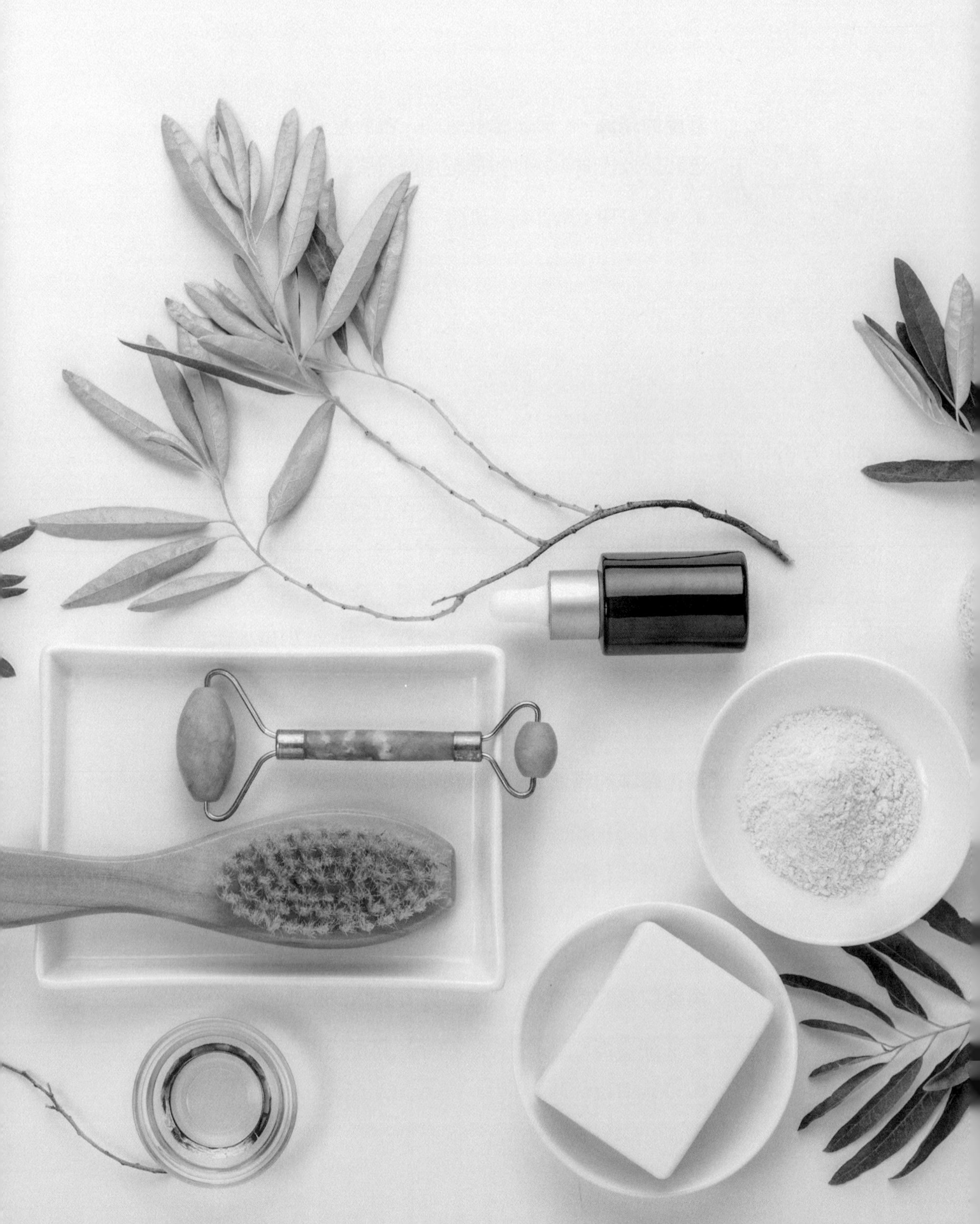

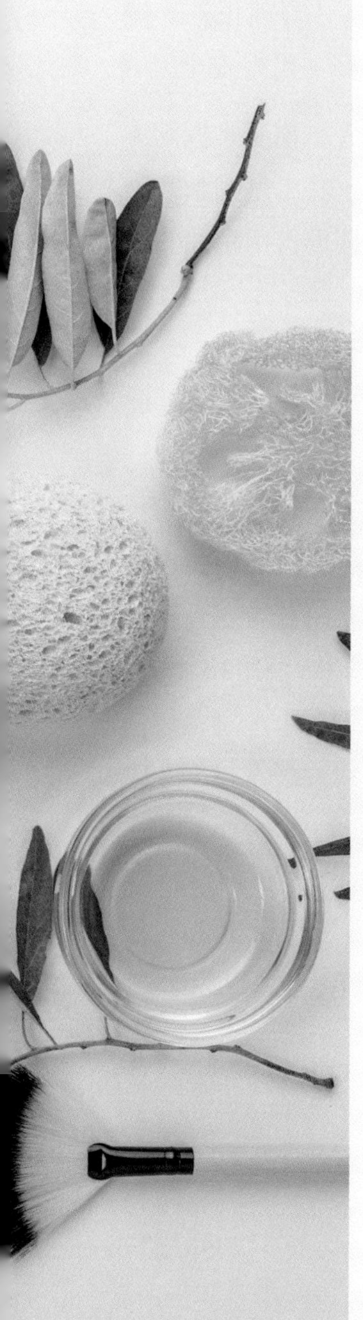

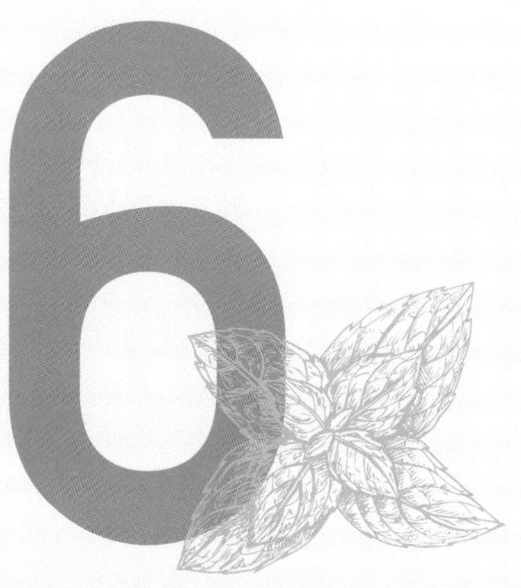

6 安全實用法則

用得天然、健康，達到安全、舒壓，
是芳香療法重點之一。

以正確的知識，
判斷使用精油的方式，
即是專業的芳療師。

在精油的世界裡，「天然的最好」是眞理，然而「最好」不等於「安全」。除了精油的品質必須純正外，使用者也需要建立正確的觀念，才能用得好、用得安全。

建議每一位想邁入芳療世界的學習者，務必掌握兩大能力：其一是熟悉精油的各種使用方法，其二是判斷需審慎對待的狀況和對象。雙管齊下，才能成爲善用精油的專業芳療師。

精油的八大用法

精油在每個人的健康管理上非常重要，日常生活中至少準備 10 種以上居家常用保健精油套組，精油用法也多元化。我認爲，喜歡芳香療法的人，應秉持著寬闊、接納的胸襟，多方學習，多番嘗試，在日常生活中使用和分享，而且在需求來臨時，正確判斷「在何種情況下，適合以何種方法，運用何種精油」。以下將介紹精油最常見的 8 大用法。

一 按摩吸收法

所謂的按摩吸收法，包含：身體按摩、臉部按摩、頭皮按摩和背部按摩，這是人體吸收精油最有效的方法。

按摩屬於久遠的身心保健手法，古今中外都有按摩養生的文獻記載。芳香按摩的技法多樣，只要手法和精油選用正確，便能撫慰身心。按摩時，應將稀釋調配好的精油倒在手心，用手掌將精油慢慢溫熱，然後塗抹至身體部位，以呵護身心、循序使用。

無論日常居家保健和辦公室紓壓，都是芳香按摩的領域。一旦循環系統、消化系統、內分泌系統出問題，或有肌肉僵硬、頭痛、生理痛、下肢水腫、精神緊張、失眠等情況，都可以調油按摩。例如在洗髮之前調油按摩頭皮 3 ～ 5 分鐘，即可消除疲勞、淨化頭皮，並促進毛髮再生。然而，如果身體有骨折或外傷，最好不要進行按摩，以免刺激到受傷組織，使病情加重。

按摩吸收法的好處

- 促進身體的新陳代謝。
- 加速療癒。
- 緩和肌肉緊繃、關節僵硬。
- 加速血液、淋巴液的循環。
- 加速排除體內毒素。
- 釋放身體壓力，擺脫心靈包袱。
- 減輕疼痛。
- 解除緊張焦慮的情緒。
- 安撫神經系統。
- 增加皮膚彈性。

各部位按摩油的比例

- 身體按摩：建議濃度 3% ～ 5%，每 10ml 植物油，倒入 6 ～ 10 滴。
- 臉部按摩：建議濃度 1 ～ 2%，每 10ml 植物油，倒入 2 ～ 4 滴。
- 頭皮按摩：建議濃度 3% ～ 5%，每 10ml 植物油，倒入 6~10 滴。
- 止痛按摩：建議濃度 5% 以上，每 10ml 植物油，倒入 10 滴以上。（視情形需要和精油種類，可調油 10% ～ 25%，即倒入 20 ～ 50 滴。）

⚠ **注意：**像丁香這類酚類化合物，建議濃度控制在 1% 以下。

不建議精油按摩的狀況

以下狀況不建議做精油按摩，若屬於疾病問題，應先向主治醫師或合格的專業芳療師請教。

- 發燒、頭痛、發抖、抽搐。
- 身上有任何部位發生疼痛。
- 關節腫脹、發炎、骨折。
- 皮膚灼傷、曬傷、燙傷。
- 皮膚受到接觸傳染或感染（如濕疹、牛皮癬）。
- 傷口剛癒合結痂。
- 身上有不明腫瘤。
- 罹患癌症或心血管疾病（如高血壓、心絞痛等）。
- 瘀傷或靜脈曲張（不可直接按摩）。
- 月經來潮的前 3 天。
- 懷孕前期（0 ～ 4 個月）。
- 飯前和飯後 30 分鐘內。

二 嗅覺吸收法

所謂的嗅覺吸收法，包含薰香式、熱水蒸氣式、手帕式、手掌摩擦式與噴霧式。

透過嗅覺吸入精油，等於經由呼吸系統吸收芳香分子，讓身心同時獲得滿足。依照使用道具的不同，又分爲薰香式、熱水蒸氣式、手帕式、手掌摩擦式、噴霧式等種類，適用的精油和使用方法也不一樣。

使用嗅覺吸收法的理想時機，多半是在呼吸道感染，出現感冒所引起的頭痛、喉嚨痛、咳嗽、鼻塞、流鼻涕等症狀。

嗅覺吸收法的好處

- 解決呼吸道的問題。
- 減輕喉嚨感染的嚴重性。
- 減少卡他症（黏液性感染）。
- 釋放身體壓力，擺脫心靈包袱。
- 解除緊張焦慮的情緒。
- 安撫神經系統。

薰香式

最常使用的方法是以超音波震盪、負離子擴香這兩種方式進行，讓芳香分子散布於空氣中，不僅可改善個人的不適，連環境也得以淨化並充滿香氛氣息。目前薰香燈種類繁多，如果預算許可，超音波水氧機或負離子擴香器都是理想的選擇，這兩者的精油不需加熱即可達到擴香效果。

適用於薰香式的精油——

除了太黏稠的精油容易使擴香瓶細管阻塞外，絕大多數的精油都適合。

熱水蒸氣式

在臉盆或杯子內注入熱水，倒入適量精油，讓蒸氣帶著芳香分子升騰，將口鼻靠近吸入蒸氣，讓精油分子從鼻腔薄膜吸收。這是提高身體免疫力和治療上呼吸道感染的最常用法，對臉部皮膚的清潔保養也有極佳效果（可代替美容蒸臉器），但不建議氣喘病患使用，若是兒童使用請家長務必在一旁照顧。

手帕式

這是隨時隨地皆可進行嗅吸的簡易方法，即使外出或搭車、旅行都能使用，最常用在改善鼻塞或頭暈，以及提振精神。建議選擇質地柔軟、不易變色的棉質手帕，緊急狀況下也可用多層細緻的面紙代替，在內側倒 2 滴精油然後折好，需要時再打開嗅吸。延伸此種方法，可將精油滴在枕頭巾上陪伴入眠。

適用於手帕式的精油——

1. **暈車、暈機：**薄荷、薑、豆蔻。
2. **提振精神：**薄荷、迷迭香、羅勒、佛手柑、檸檬香茅。
3. **改善鼻塞：**尤加利、茶樹、羅勒、薄荷、迷迭香。

⚠ **注意：劑量要合適，有些精油如果用量過多，嗅吸後反而會頭暈不舒服。**

手掌摩擦式

本方法經常用在紓解壓力、提振精神上。形同按摩前的倒油動作，只用 1 ～ 2 滴精油，但不同的是，側重手掌摩擦讓精油溫熱，然後直接靠近口鼻前方，深深嗅吸幾下，鼻吸鼻吐。

適用於手掌摩擦式的精油——

呼吸道保養：檸檬、薄荷、野橘、檀香、大西洋雪松。

⚠ **注意：**不建議用手捂住口鼻，那樣味道太過強烈與刺激，反而會不舒服。

噴霧式

噴霧式精油經常用在清新空氣、提升身心健康、淨化磁場等情況下，或是用來預防病人住院的二度感染，還能讓周遭環境充滿香氛，因此廣受大眾歡迎。使用噴霧式精油時，理想的距離是 30 公分，並注意噴灑的角度應由上而下，小心不要噴到眼睛。

適用於噴霧式的精油——

1. **清新空氣：**佛手柑、檸檬、杜松漿果。
2. **淨化磁場：**乳香、安息香、岩蘭草。
3. **提升身心健康：**絲柏、迷迭香、茶樹、尤加利、安息香。
4. **愉悅香氛：**佛手柑、洋甘菊、野橘、薰衣草。
5. **浪漫香氛：**茉莉、玫瑰、橙花。

三 沐浴法

所謂的沐浴法，包含盆浴、臀浴和手足浴。

沐浴可以讓人充分享受到精油放鬆、舒緩的效果，將精油中的芳香分子藉由嗅覺吸收和經皮吸收。無論是盆浴、臀浴或手足浴，原則上，皮膚必須浸泡在水中才會產生效果，但不建議選用容易刺激皮膚黏膜多酚類的精油。

沐浴法的好處

- 釋放身體壓力，擺脫心靈包袱。
- 減輕肌肉緊繃程度。
- 安撫神經系統。
- 加速體內毒素的排泄。
- 降低感染機率，提升免疫力。
- 改善血液和淋巴液的循環。
- 緩解疼痛。

盆浴

精油的芳香分子會透過溫水散發在空氣中，可透過嗅覺吸收；而精油在水中與皮膚做大面積接觸，能滲透皮膚。盆浴前建議先喝一大杯水，沐浴後也需再補充水分。沐浴時頸部以下要浸泡在水中，水溫不宜太熱。

除了使用精油，
盆浴還可搭配幾種方式來進行——

1. **沐浴鹽：**沐浴鹽可促進排毒，搭配同性質的精油效果更佳，如：杜松漿果、檸檬、薰衣草精油。
2. **蜂蜜浴：**蜂蜜本身有滋養和消炎效果，適合搭配這兩類精油盆浴，如：玫瑰、乳香精油。
3. **泡泡精：**選擇無香精的泡泡沐浴精，搭配放鬆壓力的精油，就是快樂的沐浴時光，如：葡萄柚、檀香、依蘭依蘭、甜橙、甜馬鬱蘭精油。

⚠ **注意：浸泡時間以 5 ～ 10 分鐘為宜，在水中可自行按摩身體和四肢。**

臀浴

臀浴最常應用在生殖系統和泌尿系統的問題上，例如：月經失調、陰道搔癢、尿道感染、痔瘡、便祕等。臀浴時，水的高度以接近腰部為宜，一般以微燙的溫水較合適，大約攝氏 26 度就足夠了。

適用於臀浴的精油——

泌尿問題：茶樹、尤加利、薰衣草、玫瑰天竺葵、羅馬洋甘菊。

⚠ **注意：**浸泡時間以 5～10 分鐘為宜，最多不可超過 10 分鐘。

手足浴

經常手腳冰冷的人或常打電腦、手指痠痛，表示血液循環欠佳，尤其是冬天適合做手足浴；至於夏天過度勞累，用偏涼的水泡手或泡腳，也可解除疲憊。手浴最好可以將手指、手掌都浸泡到水中；足浴最好可以浸泡到小腿二分之一以上的位置。

適用於手足浴的精油——

1. **解除疲勞：**薰衣草、檸檬香茅、迷迭香、檸檬。
2. **四肢冰冷：**迷迭香、羅勒、薑、黑胡椒。

⚠ **注意：**浸泡時間以 10～15 分鐘為宜，完成後請儘速將皮膚擦乾。

四 敷布法

所謂的敷布法，包含冷敷和熱敷。以小圓盆放置熱水或冷水，添加精油後，放入棉布浸泡，然後用棉布做局部貼敷，上層可用保鮮膜或塑膠袋再封一層，效果會更好。精油會滲透到棉布上，棉布形同介質，藉助棉布的服貼度、水分的保留、溫度的作用，以對肌膚的滲透比例而言，精油芳香分子爲親脂性，滲透率爲水分子的 100 倍以上。敷布作用能幫助精油有效被吸收。

敷布的好處

- 舒緩血液和淋巴液的滯留。
- 退燒解熱。
- 降低感染機率。
- 促進循環。
- 緩解疼痛。
- 舒緩疲憊感。

冷敷

冷敷可鎮定解痛，多用在頭痛、發燒、眼睛疲勞、急性扭傷和消腫。

適用於冷敷的精油——

1. **頭痛：**洋甘菊、薄荷、玫瑰、快樂鼠尾草、葡萄柚。
2. **退燒解熱：**尤加利、檸檬、佛手柑、萊姆、薄荷。
3. **眼睛疲勞：**洋甘菊、薰衣草。
4. **扭傷消腫：**尤加利、乳香、薰衣草、甜馬鬱蘭、檸檬香茅。

⚠ **注意：**皮膚有開放性傷口時，容易引起感染，最好避免使用敷布法。

熱敷

熱敷可促進血液流通和淨化排毒，多用來淨化及保養肌膚、放鬆心情、促進局部循環，以及生理痛、胃痛、關節痠痛等。

適用於熱敷的精油——

1. **生理痛：**迷迭香、快樂鼠尾草、甜馬鬱蘭、薰衣草。
2. **胃痛：**羅勒、肉桂、丁香、黑胡椒、豆蔻。
3. **落枕、關節疼痛：**尤加利、雪松、薰衣草、洋甘菊。

⚠ **注意：**皮膚有開放性傷口，或是血管嚴重擴張時，都不宜熱敷。

五 灌洗法

灌洗法通常應用在婦科方面，即在灌洗瓶內注入冷開水（煮沸過再冷卻），然後滴入精油，每天早晚沖洗下體。例如：外陰部搔癢或出現異味、分泌物過多等情形，皆可用灌洗法處理。

灌洗法的好處

- 可止癢、去除異味。
- 可殺菌、抗發炎。
- 降低感染機會。

適用於灌洗法的精油——

包括：茶樹、絲柏、尤加利、大西洋雪松、佛手柑等。

⚠ **注意：**不適合長期使用；使用後若無改善，應就醫。

六 油膏（塗抹法）

油膏，也稱爲香膏，這是精油改變液體型態的一種使用方式，屬於塗抹法。透過植物油和天然蜂蠟（或蜜蠟）來調整它的質地，掌握製作要訣後，可依喜好調整油膏的軟硬程度。由於製作成本很低、使用便利，因此廣受歡迎，在研習芳香療法時，製作芳香油膏是必學的 DIY 課程。

油膏的好處

- 保護傷口、加速癒合。
- 緩解疼痛。
- 紓緩肌膚、幫助保濕。
- 讓精油效果能長效性的停留。

依用途，油膏可大分為三種——

1. **香氛情趣：**創造個人體香膏，也能緩和緊繃的工作情緒，常用的精油包括：依蘭依蘭、玫瑰、萊姆、廣霍香、苦橙葉等。
2. **痠痛改善：**緩解運動過度或血液循環不佳所造成的痠痛，生理期下腹疼痛也可緩解，常用的精油包括羅勒、薰衣草、岩蘭草、快樂鼠尾草等。
3. **肌膚護理：**改善蚊蟲叮咬造成的紅腫、疼痛和搔癢，常用的精油包括薄荷、尤加利、洋甘菊、乳香、薰衣草、茶樹、薄荷、檸檬香茅等。

⚠ **注意：油膏應避開光源和熱源，盡量放在陰涼處，保存期限可達一年。最好以乾淨的棉花棒取代用手沾塗，以保持香膏的純度。**

七 乳液或乳霜

以精油、植物油、純露（花水）、乳化劑來調和，就能製作出乳液和霜劑，亦屬於塗抹法。如果純露比例較高、水分較多，就成爲乳液，使用起來清爽不黏膩，利於吸收；如果植物油比例較高、油分較多，就成爲霜劑，它的滋潤效果良好。乳液和霜劑比油膏的滲透力強，吸收效果也更佳。

乳液或霜劑的好處

- 保護傷口、加速癒合。
- 紓緩肌膚、幫助保濕。
- 加速滲透和吸收。
- 使用後皮膚不黏膩。

⚠ **注意：**乳液和霜劑的水分多，不易保存，調製時不要一次做太多，以免油水分離。

八 內服

法國芳療界認爲口服和肛門栓劑是使用精油最快速、最直接的方法，然而一般人取得精油的管道未必可靠，對精油品質難免存有疑慮，在劑量掌握上或許也不夠精準，基於安全考量，對未經嚴格品質管控的精油不建議精油內服。

須審慎對待的狀況

精油對於生理和心理的影響力如此顯著，自然有許多禁忌。在進行芳香療法之前，務必審慎地詢問，有一些狀況必須審慎對待，特別小心處理，或是必須經過醫師同意才施行。

須特別留意的狀況

- 最近曾接受手術。
- 最近曾發生骨折、扭傷或嚴重挫傷。
- 最近有割傷或新的疤痕組織出現。
- 最近皮膚發生局部感染，例如濕疹、牛皮癬。
- 發現腫瘤。
- 靜脈曲張。

須經醫師同意的狀況

- 肝臟、腎臟、消化、神經、內分泌系統有官能障礙者。
- 有高血壓、糖尿病、癲癇等慢性病。
- 有心臟病或中風病史，有栓塞或血栓形成。
- 最近曾經嚴重失血，或被診斷爲嚴重貧血者。
- 正在服用藥物或接受放射性治療的體弱病人。

須審慎對待的對象

有些人的身體處於較特殊的狀況下，爲其進行芳香療法時，必須特別謹慎。例如：孕婦、嬰兒、孩童、高、低血壓患者、癲癇患者、蠶豆症患者、其他慢性病、癌症與自閉症患者。

芳療的安全備忘錄

即便使用天然、高純度的優質精油，依然可能因體質問題導致不同的過敏反應。瞭解精油的特性、主動測試過敏反應，是預防過敏現象的積極作爲，能讓芳香療法達到照顧身心靈的境界。唯有學習正確的觀念和做法，方能保障我們在使用精油或替他人進行芳療的過程，眞正安全無虞，只享其利，不受其害。

使用精油的安全提醒

安全，是芳香療法最重視的精神。在使用精油前，請一一檢視以下安全提醒。

- 以深色玻璃瓶裝，確認瓶蓋確實鎖緊，存放在陰涼處，遠離熱源和日照。
- 開瓶後，注意使用期限，尤其是芸香科精油，儘量在半年內用完。
- 放置在兒童拿取不到的地方，以免誤食。
- 不可放入冰箱，也不宜放在溫差變化大的地方。
- 皮膚誤觸含酚類成分精油時，先以植物油塗抹稀釋。
- 學習劑量和濃度計算、調配精油的方法。
- 調好的油一定仔細標註成分、比例及調配日期。
- 過敏體質和第一次使用精油時，應先進行過敏測試（又稱爲貼膚測試）。
- 使用具有光敏性的精油後，應避免日曬。
- 剛懷孕的婦女、剛出生的新生兒，都不建議使用精油。
- 月經來潮期間不宜以精油按摩。
- 有特殊疾病的人在使用精油之前，最好先徵詢醫師或專業芳療師的意見。

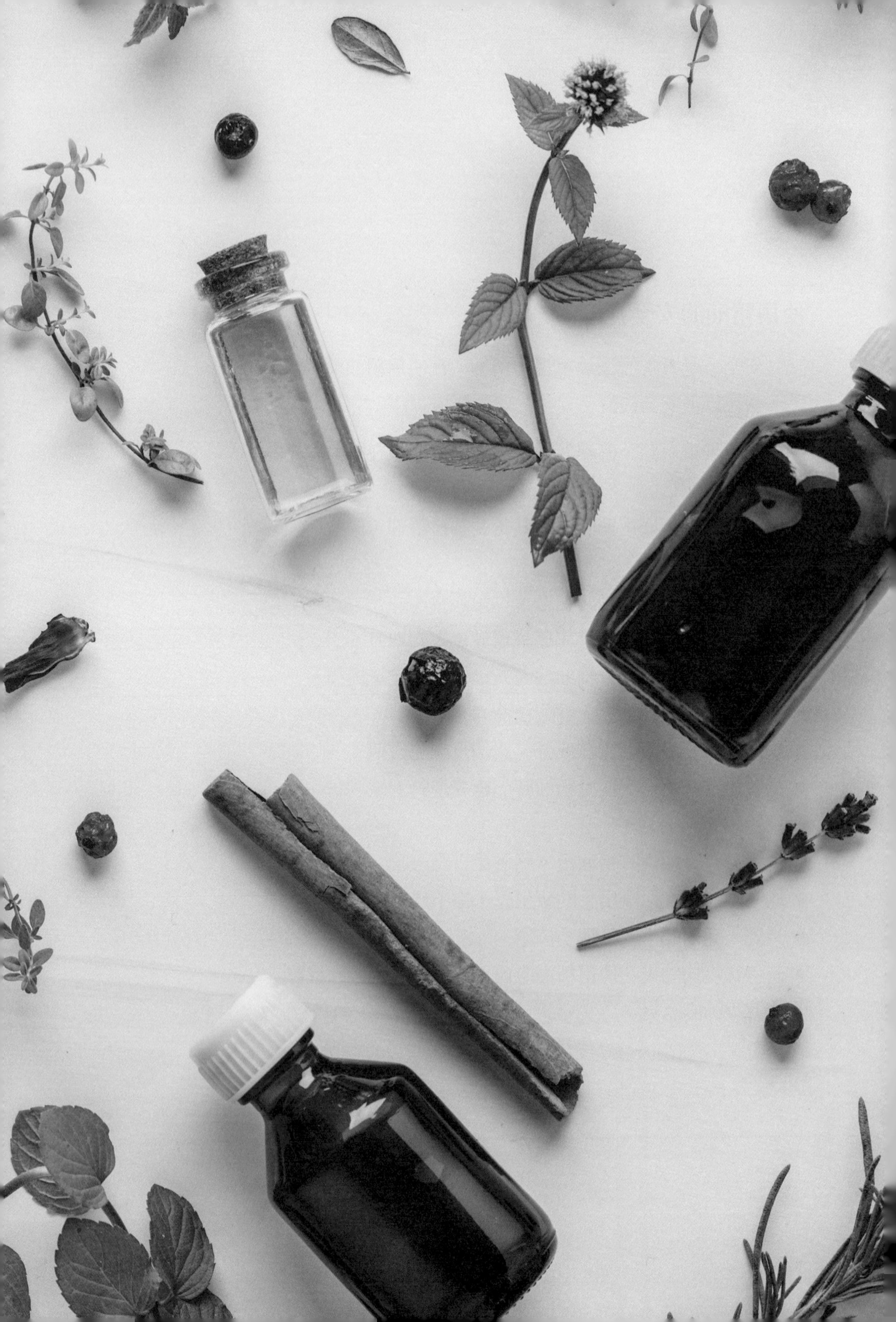

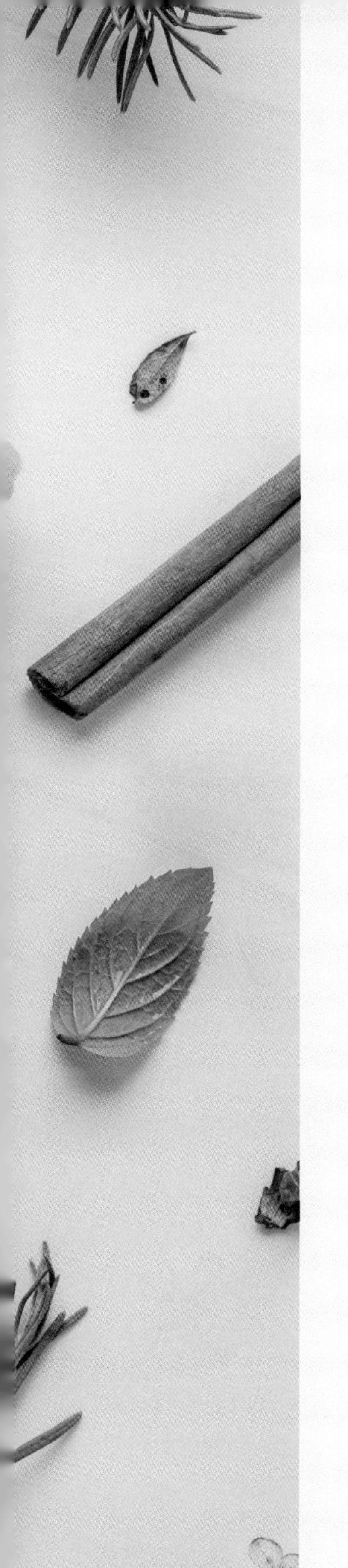

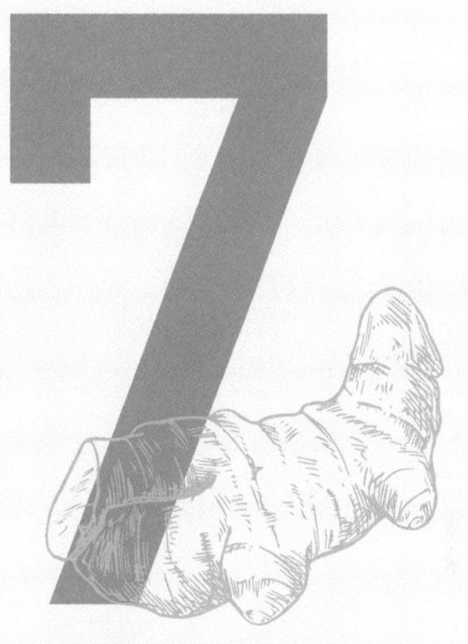

7

16種基礎單方精油

每種精油都有其獨特氣味與效用，
在進行日常使用或芳香調理時，
挑選並對症運用單方精油，
是初學者的首要課程。

本篇所介紹的 16 種單方精油，是芳療領域中，使用最普遍、接受度最廣泛的單方精油，每一種精油各有其特質，適合喜愛精油的朋友做為入門基礎。

P.122

佛手柑
Bergamot

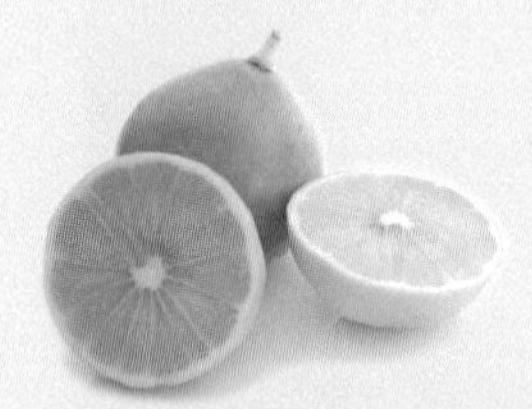

助消化．抗憂鬱．活力愉悅

P.124

快樂鼠尾草
Clary Sage

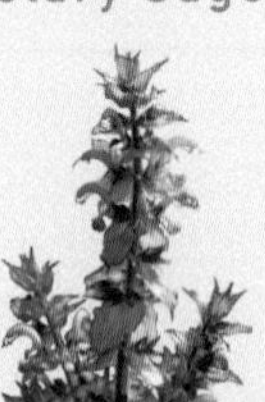

降血壓．緩緊張．勇敢逐夢

P.128

尤加利
Eucalyptus

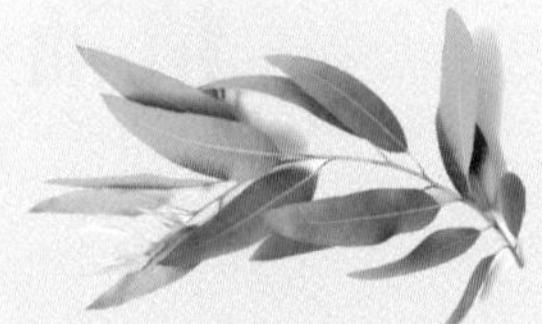

保護．更專注．穿透迷惘

P.132

甜茴香
Fennel Sweet

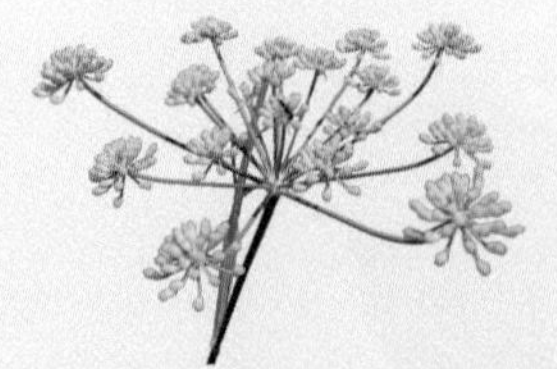

除脹氣．新思維．務實耕耘

P.136

乳香
Frankincense

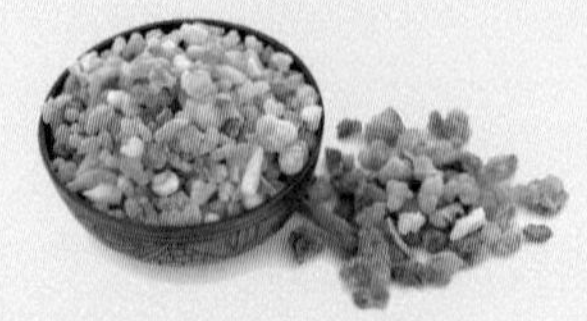

舒緩呼吸．靜身心．氣定神閒

P.140

天竺葵
Geranium

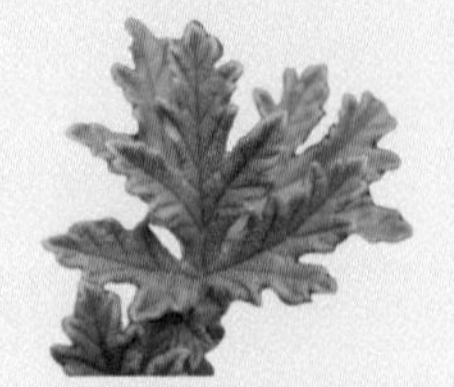

平衡身心．撫慰心靈

P.144

杜松漿果
Juniper Berry

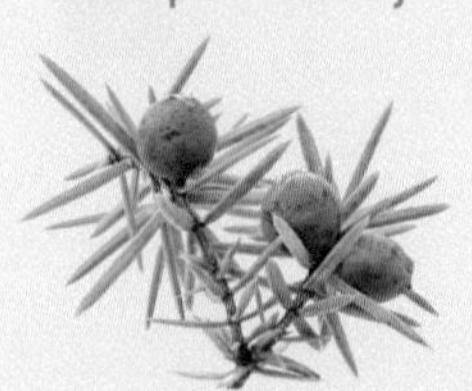

利尿舒緩．減輕壓力．重拾光彩

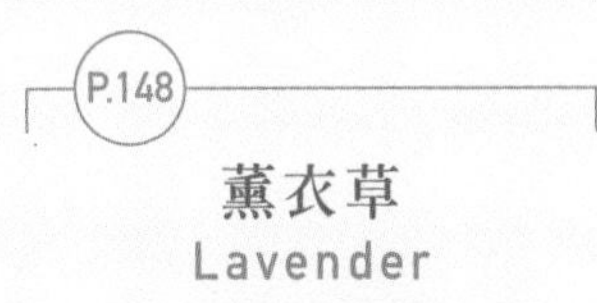

P.148

薰衣草 Lavender

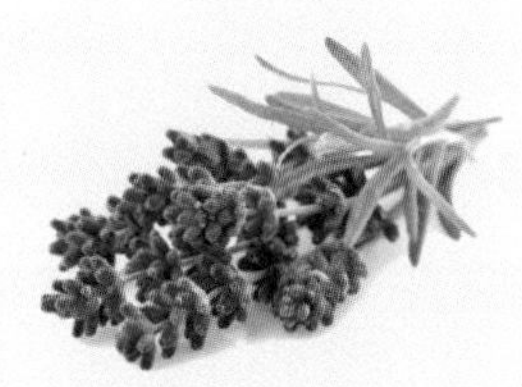

滋養・助安神・慈愛撫慰

P.152

檸檬 Lemon

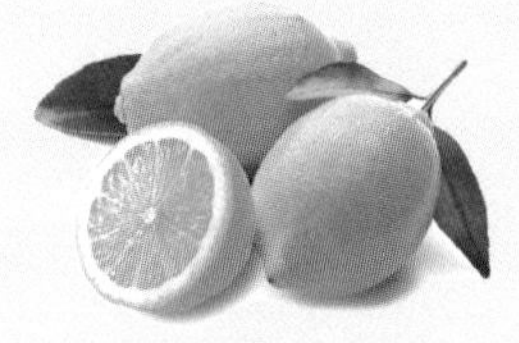

淨化清新・正情緒・陽光愉悅

P.156

薄荷 Peppermint

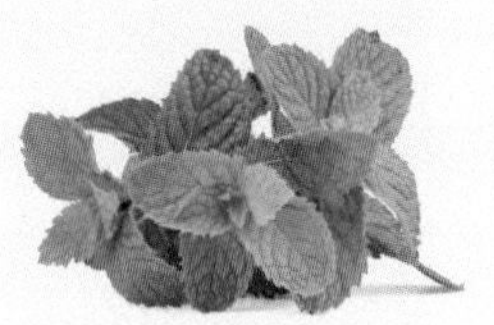

安撫提神・凝心神・指引方向

P.160

洋甘菊 Chamomile Roman

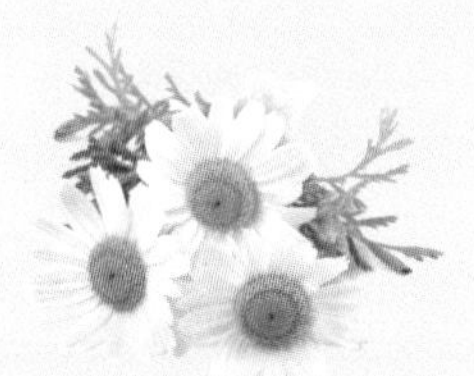

舒緩過敏・解焦慮・嶄新開始

P.164

玫瑰 Rose

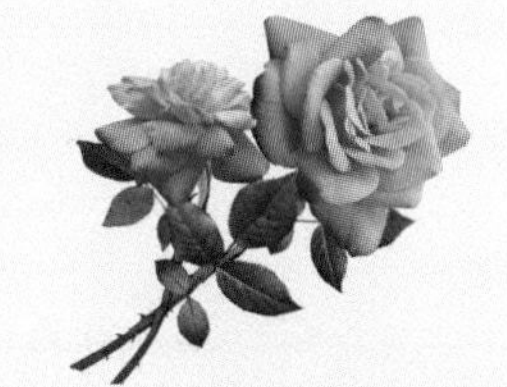

助行經・孕育愛・寵愛自己

P.168

迷迭香 Rosemary

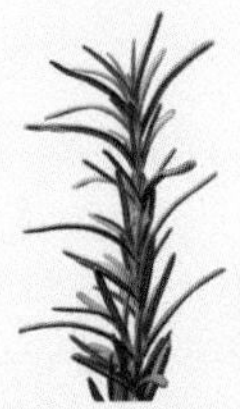

醒腦・創造力・靈感繆思

P.172

甜橙 Sweet Orange

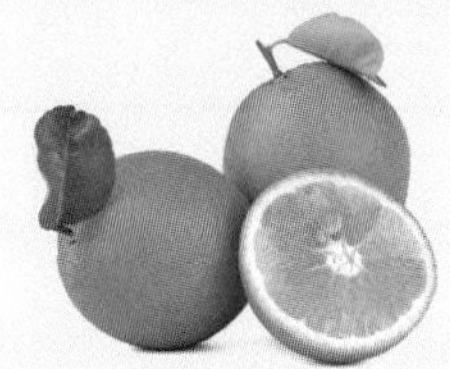

儲備能量・有效率・歡樂和諧

P.176

茶樹 Tea Tree

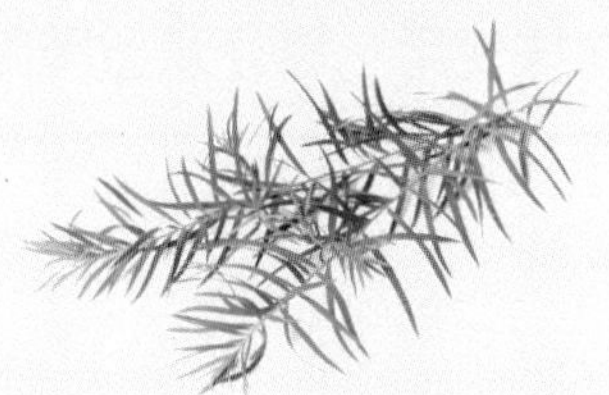

強健身心・體諒・越過恐懼

P.180

依蘭依蘭 Ylang Ylang

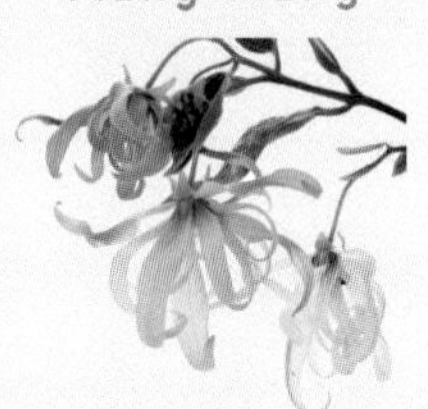

定心神・解憂憤・察覺自我

佛手柑
Bergamot

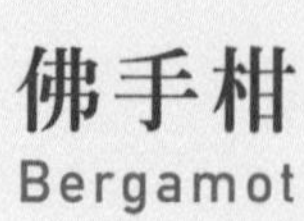

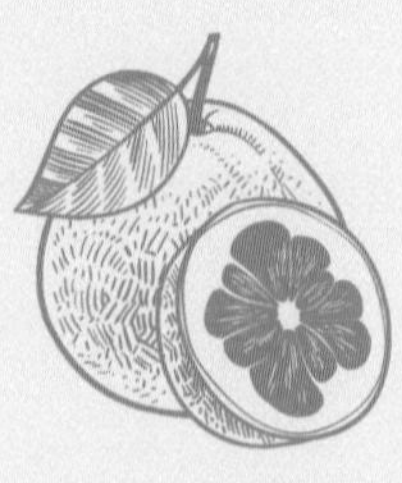

心靈能量語錄

照亮人生的聚光燈

基本檔案

學　名：*Citrus bergamia*
科　名：芸香科
產　地：原產於亞熱帶的亞洲區，目前大量產於義大利
來　源：果皮
萃　取：冷壓
氣　味：濃厚柑橘味帶著花香
調　性：前調

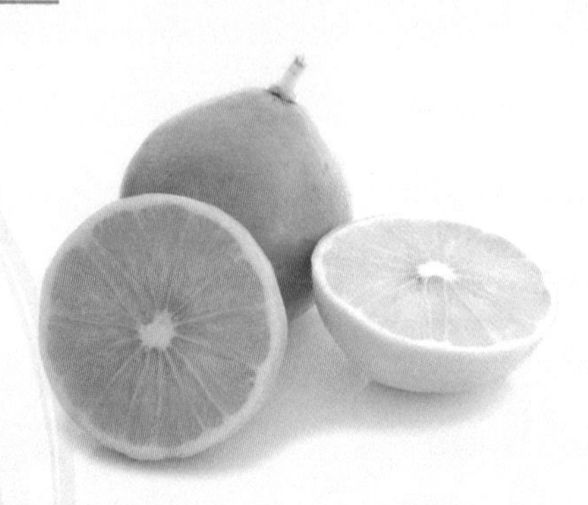

我將佛手柑定義爲「得自陽光力量的支持精油」，特別推薦給缺乏食慾，以及需要釋放深沉壓抑、轉換心情的朋友們。

⚠ **注意：佛手柑的成分呋喃香豆素具有光敏性，日光浴時會提高紫外線的敏感度，若局部塗抹使用，應注意避開陽光照射。**

植物百科

○ **樹形：** 佛手柑是芸香科多年生常綠小喬木，約 4 ～ 5 公尺，相對於其他芸香科植物，佛手柑的樹形偏小，也較嬌嫩，枝幹上有刺。

○ **樹葉：** 有葉柄，長橢圓形的濃綠葉片上有腺點，搓揉會有香味。

○**花果：**開白色的花朵，果實像是梨子形狀的小型橘子，橙黃色外皮並不光滑，果肉較白。依品種不同，果實形狀也不太一樣，以義大利佛手柑最常被用來提煉精油。

歷史風俗

○**起源：**普遍認爲義大利柏加摩鎭（Bergamo）是佛手柑之鄉，其名即源自該地地名。佛手柑對水分、土壤、氣溫有很嚴格的要求，全世界最適合它生長的地方是義大利。

○**應用：**以前義大利人用佛手柑的果皮入藥，可以治療感冒。後來歐洲人用它的果皮和茶葉一起烘焙，製造伯爵茶，茶葉也會帶著濃郁的果香。

芳香照護 & 使用方法

推薦調油的生理系統：

系統名稱	症狀	推薦配方
消化系統	● 消化不良 ● 腸胃脹氣 ● 噁心	● **開啓好胃口：** 佛手柑＋薄荷＋檸檬
皮膚照護	● 淨化肌膚 ● 壓力引起的脂漏型皮膚炎	佛手柑＋茶樹＋天竺葵
心血管系統	● 胸悶 ● 舒緩高血壓	佛手柑＋薰衣草＋依蘭依蘭
情緒照護	● 憤怒 ● 沮喪 ● 挫敗感	● **清新、活力愉悅的氛圍：** 佛手柑＋天竺葵＋萊姆

經典香氛調油速配精油

羅勒、洋甘菊、絲柏、尤加利、天竺葵、薰衣草、檸檬、甜橙、薄荷、迷迭香、依蘭依蘭。

快樂鼠尾草
Clary Sage

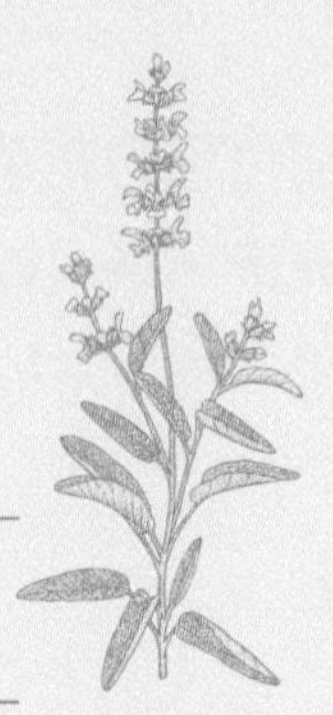

心靈能量語錄

給予洞悉事理的澄澈智慧

基本檔案

學　名：*Salvia sclarea*
科　名：唇形科
產　地：法國、地中海鄰近國家、
英國、摩洛哥、西班牙
來　源：花、葉
萃　取：蒸汽蒸餾法
氣　味：濃厚的藥草味
調　性：中調或基礎調

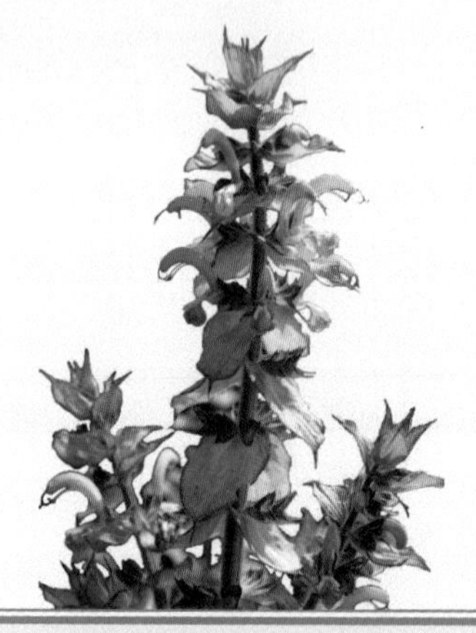

我將快樂鼠尾草定義爲「放鬆中理出頭緒的逐夢精油」，特別推薦給需要釐清自己內心的嚮往、保持澄淨心靈、逐夢踏實的朋友，同時推薦給女性朋友們，解決容易煩躁不安、筋疲力竭，飽受在經前症候群的困擾。

⚠ **注意：**不建議孕婦及低血壓患者使用快樂鼠尾草，飲酒前後使用會加重醉酒的程度，需專注做某件事時（例如開車、應考）也不要用。

植物百科

○ **品種：** 鼠尾草屬家族有超過 700 個品種，快樂鼠尾草又稱麝香鼠尾草，它是唯一不含側柏酮的品種，也最常被用來提煉精油。

○ **樹形：** 唇形科，二年生草本，高度約 1 公尺。莖是方形的，挺直而生，頗有朝氣。適合生長在乾燥的土地上，樹根若遇積水很容易腐爛。

○ **樹葉：** 葉對生，大大的葉片是心形的，濃綠帶著一點藍，頗具觀賞價值，長達 10 ～ 20 公分，表面有細毛。

○ **花果：** 穗狀花序，每 2 ～ 6 朵聚生在花莖的頂端，花色有黃色、白色、粉紅、粉紫，氣味非常濃郁。

歷史風俗

○ **起源：** 快樂鼠尾草「Clary」源自拉丁文「Clarus」，是明亮之意，因為歐洲中世紀時，快樂鼠尾草被用來治療各種眼疾，當時人們用它的葉子煮水，洗滌眼睛，所以又有「清澈之眼」的別稱。它的學名「Salvia」這個字，意思就是「拯救」（save），足見在歐洲人眼中，它是具有神奇療效的藥草，可以拯救人們免除疾病和死亡。

○ **應用：** 古希臘人認為，快樂鼠尾草可以幫助老人恢復記憶，醫生也發現，鼠尾草可舒緩緊張和頭痛。古埃及人用它來治療不孕症，同時具有催情和壯陽的功能。德國人用它來釀酒，英國人用它泡茶，古代的阿拉伯人覺得它可以讓人健康長壽。直到現在，歐洲很多地方會在墳墓上種植鼠尾草，藉此表達對往生者的懷念，並告訴死者：「你永遠活在我們的記憶中。」

○ **種類：** 鼠尾草原產於南歐、地中海沿岸；快樂鼠尾草原產於義大利、敘利亞、法國南部。有人形容鼠尾草的味道像是年輕男孩的汗味，刺鼻，但是充滿活力。顧名思義，快樂鼠尾草會給人幸福的快樂感覺，還能讓人理出頭緒——從混亂和緊張中，恢復明亮和清晰思緒。

芳香照護 & 使用方法

推薦調油的生理系統：

系統名稱	症狀	推薦配方
內分泌系統	● 經前症候群 ● 更年期不適	快樂鼠尾草 + 馬鬱蘭 + 薰衣草
運動系統	● 舒緩疼痛	● **放鬆止痛：** 快樂鼠尾草 + 絲柏 + 甜馬鬱蘭
皮膚照護	● 油脂過度分泌 ● 改善掉髮	快樂鼠尾草 + 大西洋雪松 + 迷迭香
情緒照護	● 心寧煩躁 ● 生活雜亂失序	● **穩定內心、逐步踏實：** 快樂鼠尾草 + 依蘭依蘭 + 佛手柑

經典香氛調油速配精油

佛手柑、大西洋雪松、洋甘菊、乳香、天竺葵、薰衣草、甜橙、依蘭依蘭。

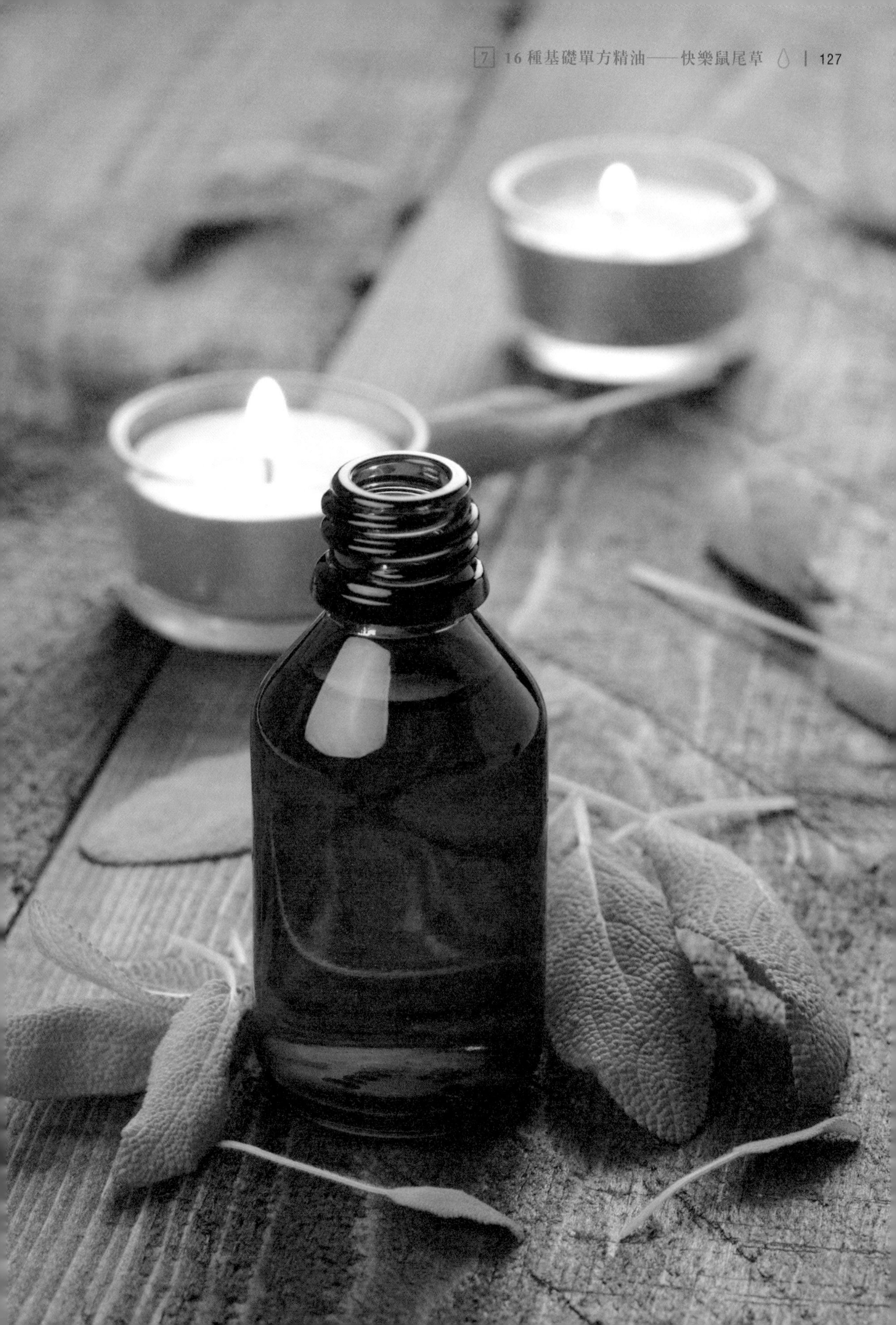

尤加利
Eucalyptus

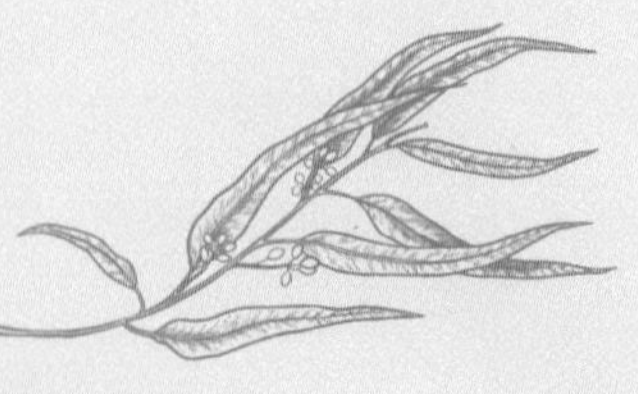

—— 心靈能量語錄 ——

從不同方法中理出頭緒

基本檔案

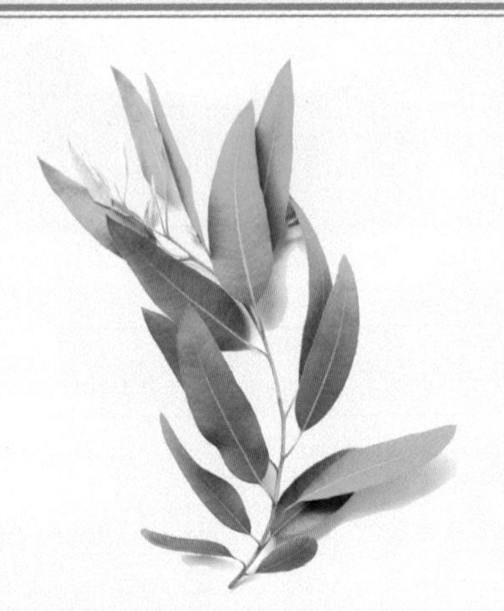

學　名：*Eucalyptus globulus*
科　名：桃金孃科
產　地：澳洲、中國、西班牙、葡萄牙
來　源：葉子
萃　取：蒸汽蒸餾法
氣　味：類似樟腦，強烈、清澄而涼爽
調　性：中調

我將尤加利定義為「穿透迷惘破局而出的呼吸精油」，特別推薦給參加重要考試或會議、須保持注意力集中的朋友；另外，尤加利幫助釋放束縛以及修正負面情緒，整合內外、輕鬆自在，再現純真自我。在流感期間，可做室內擴香，淨化空氣、強健身心。

⚠ 注意：尤加利是強效精油，使用時應小量而謹慎，稀釋後再使用，不可內服。

植物百科

○ **樹形：** 桃金孃科桉屬，多年生常綠喬木，高度可達 30 公尺。粗大的樹幹會生出許多小枝，枝椏皆向上生長，成熟的褐色樹皮厚且有縱裂的深刻紋路，其中以檸檬尤加利最爲高大。

○ **樹葉：** 單葉互生，灰綠色的葉片寬大而硬挺，尾尖，搓揉後會有濃郁的香氣。幼苗期樹葉無柄，嫩芽是藍綠色。

○ **花果：** 繖形花序，結白色花朵，腋生，帶有香氣。會結 3 ～ 6 個蒴果，外形像陀螺，果殼是小杯狀，成熟時是黃褐色，可用針線串成項鍊。

歷史風俗

○ **起源：** 尤加利又叫桉樹，原產於澳洲，目前已超過 700 種，可提煉精油的約十幾種，是世界上最高大的樹種之一。現有的世界記錄裡，最高的樹是一棵生長在澳洲約 156 公尺的杏仁桉樹。本書所介紹爲藍膠尤加利。

○ **應用：** 尤加利是澳洲的國樹，有高聳入雲的巨木，也有迷你的小灌木，除了提煉精油、造紙之用，它還是可愛無尾熊的食物。

○ **醫療：** 19 世紀傳入歐洲後，因爲它的經濟價值和生長快速，所以被大量種植。自古，澳洲原住民毛利人把尤加利當做治病良藥，可治療蛇咬傷、發燒、肌肉痠痛、下痢等。受傷時，會把尤加利葉綁在傷口上，當做天然的 OK 繃；後來更發現，只要有尤加利樹就不必擔心被蚊蟲叮咬，於是許多家庭都在庭院種植。

芳香照護 & 使用方法

推薦調油的生理系統：

系統名稱	症狀	推薦配方
呼吸系統 皮膚系統	● 感冒 ● 咳嗽 ● 流鼻水 ● 鼻塞	● **止咳化痰：** 尤加利＋乳香＋迷迭香 ● **鼻塞：** 尤加利＋檸檬＋薄荷
運動系統	● 肌肉痠痛 ● 預防五十肩 ● 網球肘	● **肌肉疼痛、上背或肩頸痠痛：** 尤加利＋薑＋迷迭香
內分泌系統	● 泌尿道感染	● **減輕灼熱或搔癢感，改善發炎：** 尤加利＋茶樹＋乳香
皮膚照護	● 預防皮膚傷口感染 ● 免除蚊蟲叮咬	● **減少致病原、預防感染：** 尤加利＋茶樹＋薰衣草
情緒照護	● 緊張 ● 思緒不清 ● 注意力不集中	● **提神醒腦、充滿洞察力：** 尤加利＋迷迭香＋薄荷

經典香氛調油速配精油

羅勒、大西洋雪松、乳香、薑、薰衣草、檸檬、薄荷、迷迭香、茶樹。

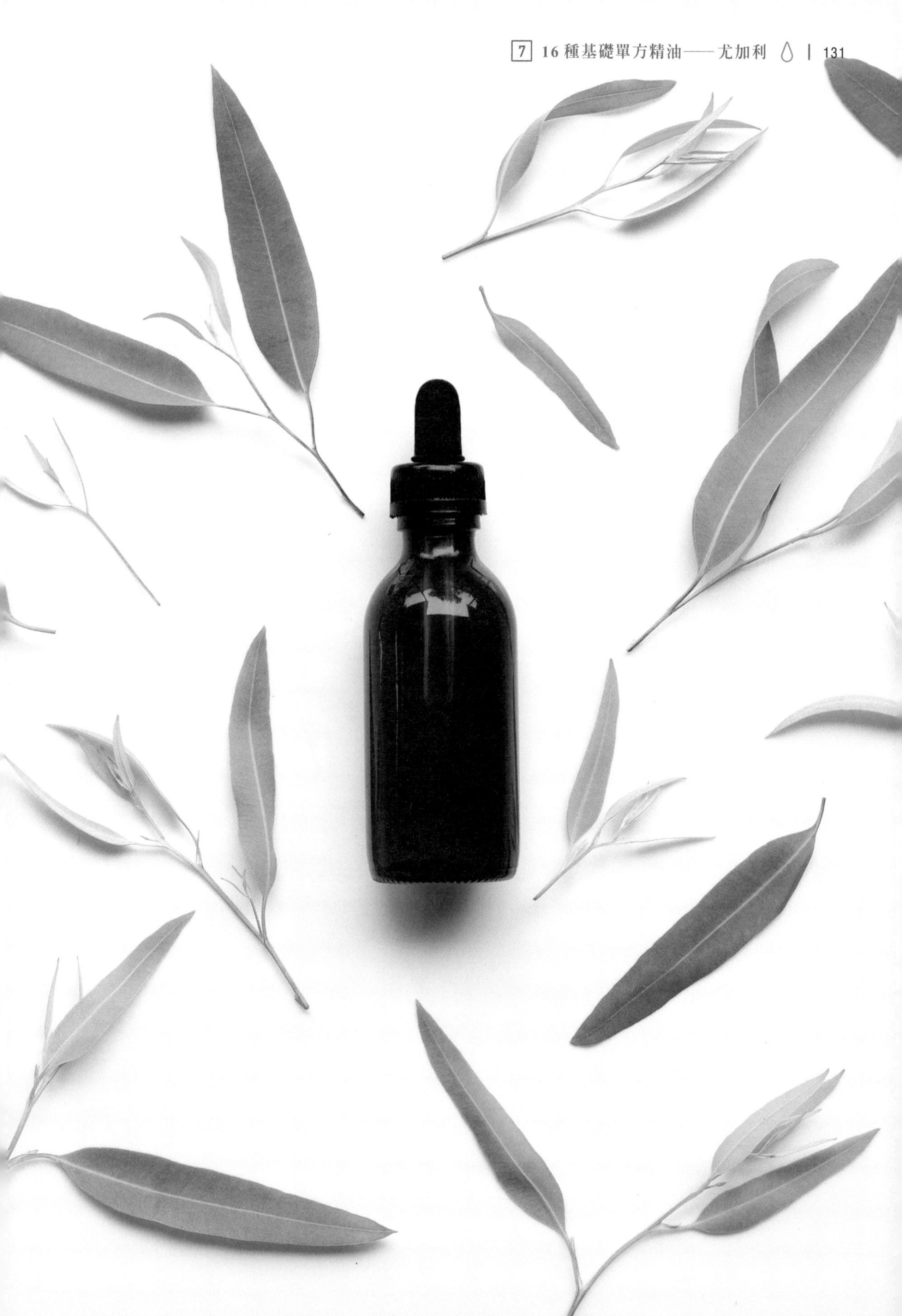

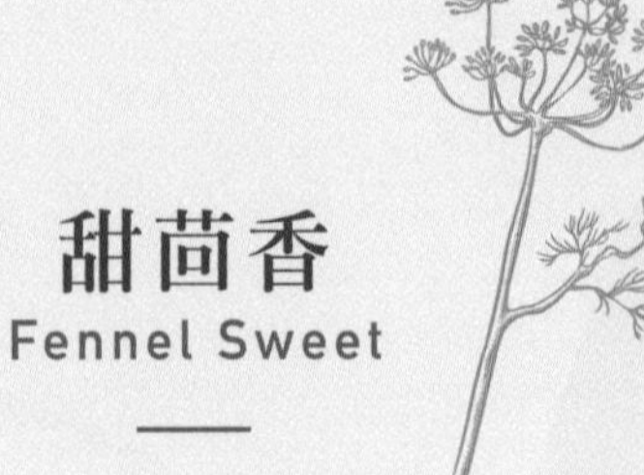

甜茴香
Fennel Sweet

心靈能量語錄

突破停滯、嶄露頭角

基本檔案

學　名：*Foeniculum vulgaris*
科　名：繖形科
產　地：地中海地區、法國、義大利、希臘
來　源：種子
萃　取：蒸汽蒸餾法
氣　味：香料的味道
調　性：中調或前調

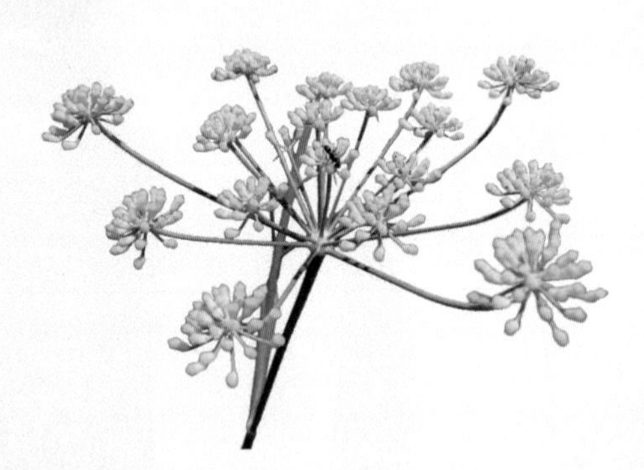

我將甜茴香定義爲「務實耕耘、歡喜收割的勇氣精油」，特別推薦給性格保守、缺乏行動力，以及消化系統機能不佳的朋友，同時可幫助產婦哺乳時促進乳腺分泌。

⚠ **注意：**甜茴香是一種強效的精油，宜低劑量使用；含酚醚類成分，孕婦、嬰幼兒、癲癇患者應避免使用。

植物百科

○ **品種：** 甜茴香又稱爲茴香，耐寒、耐蟲害，容易栽培。

○ **樹形：** 繖形科茴香屬，多年生草本植物，高度約 2 公尺。整株散發香氣。莖直立中空，分枝很多。

○ **樹葉：** 單互生，線形葉片極爲纖細，帶著藍綠色，有點類似胡蘿蔔的葉形。

○ **花果：** 繖形花序，白色的小花長在分歧的莖上，由 20 ～ 50 朵小花聚成一個直徑約 5 ～ 15 公分的小花序。每朵花有 5 片花瓣，瓣片向內彎，正好和 5 枚雄蕊形成互生。會結橢圓形的褐色小離果，約 0.5 ～ 1 公分大小，帶有特殊香氣，有果稜。果實內有米粒狀的種子，掉落土地就可以再繁殖。

歷史風俗

○ **起源：** 甜茴香的「Fennel」，是從拉丁文而來，原意是「乾草」，因爲以前常用來做爲動物的乾草飼料。原產於地中海沿岸，是歐洲常見的野生植物。

○ **應用：** 在飲食方面，中國人喜歡用它來和肉類一同烹煮，歐洲人喜歡用來和魚一起做菜，印度人則把它加入咖哩，自古是很受歡迎的香料。古希臘人和古羅馬人栽種甜茴香，認爲可以驅趕邪惡。羅馬人更認爲茴香的強烈氣味可以強壯自己，士兵行軍時總會帶著茴香種子，萬一遇到趕路無法停下來吃飯，就咀嚼茴香種子止飢。早期基督徒在齋戒日，也會咀嚼茴香種子來降低食慾。

芳香照護 & 使用方法

推薦調油的生理系統：

系統名稱	症狀	推薦配方
消化系統	● 消化不良 ● 腸胃脹氣 ● 油膩感	● **舒解消化：** 甜茴香 + 葡萄柚 + 肉桂 ● **舒解脹氣：** 甜茴香 + 薄荷 + 薑
心血管循環系統	● 循環不佳 ● 水腫 ● 橘皮組織	● **強化淋巴循環、排毒塑身：** 甜茴香 + 杜松漿果 + 葡萄柚
內分泌系統	● 經痛 ● 經期不足 ● 月經量過少	● **舒緩女性經期不順：** 甜茴香 + 羅勒 + 快樂鼠尾草
情緒照護	● 困頓 ● 茫然 ● 失去行動力	● **給予新的整頓力量：** 甜茴香 + 羅勒 + 絲柏

經典香氛調油速配精油

羅勒、快樂鼠尾草、絲柏、天竺葵、薰衣草、檸檬、薄荷、迷迭香、玫瑰。

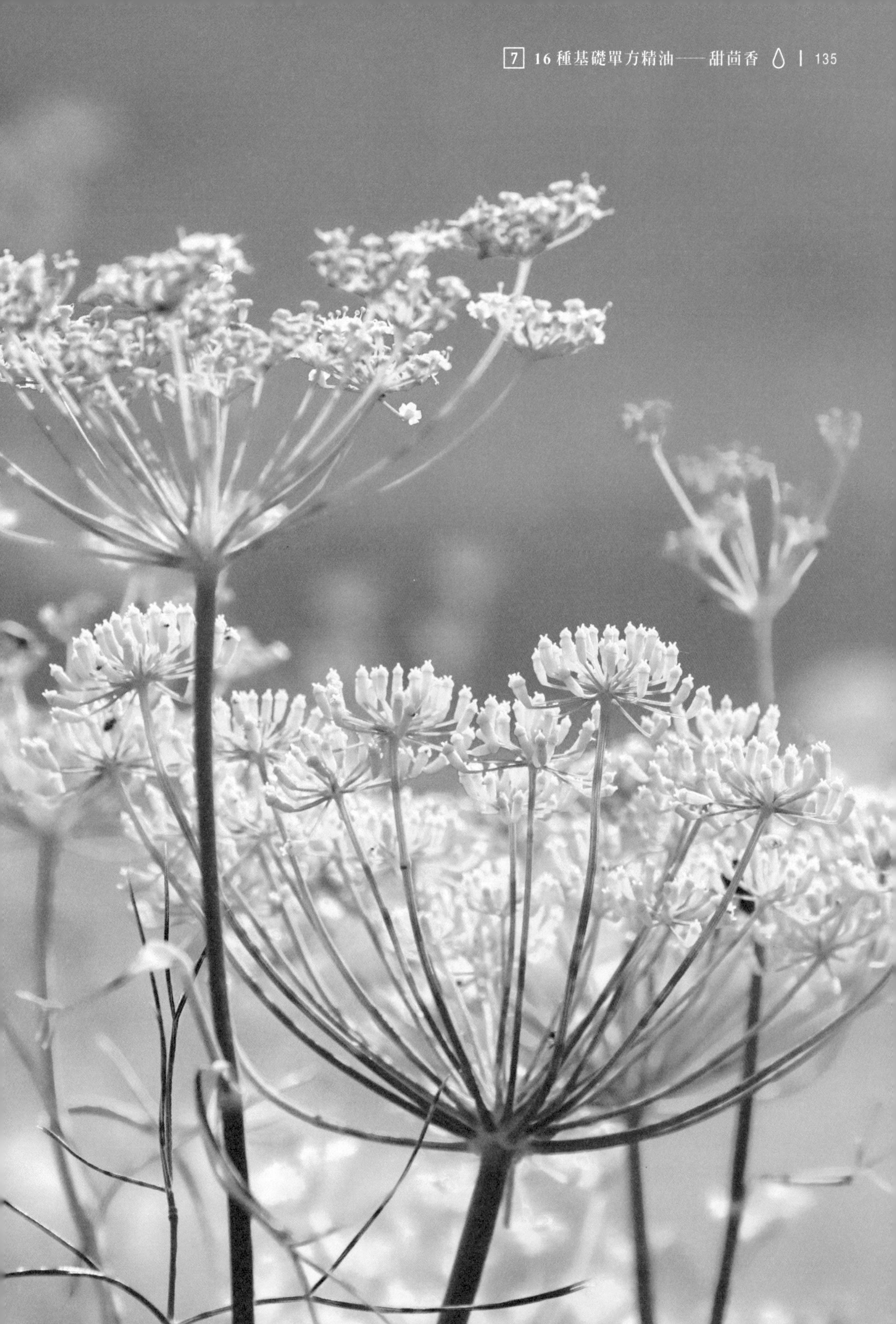

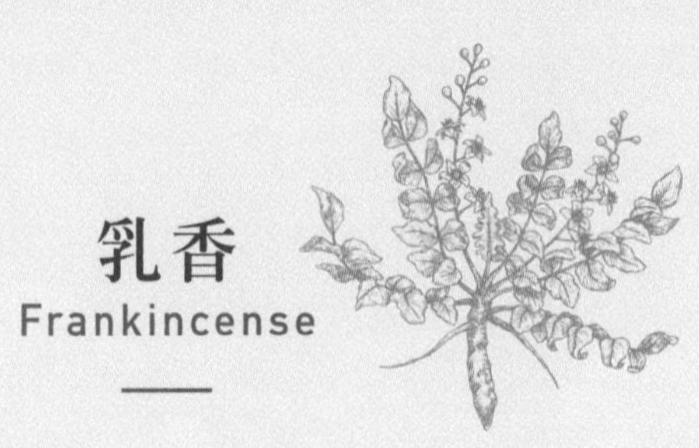

乳香
Frankincense

—— 心靈能量語錄 ——

避免負能量影響而耗竭

基本檔案

學　名：*Boswellia carteri*
科　名：橄欖科
產　地：中東、印度、北非、阿拉伯半島
來　源：樹脂、樹皮
萃　取：蒸餾法
氣　味：淡雅的木頭香氣
調　性：基礎調

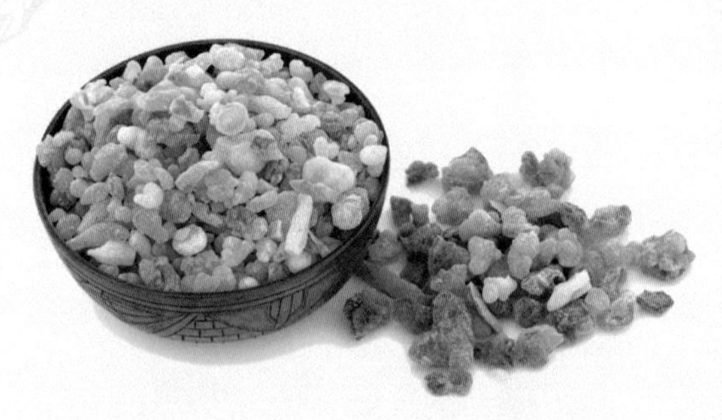

我將乳香定義為「舒緩焦慮和執迷心靈的神聖精油」，特別推薦給內心惶惶不安、或者需要修復創傷的慢性病患及家人，以及產後憂鬱的朋友。此外感冒時，可在胸部肺區和後頸部調油塗抹乳香，幫助呼吸道順暢。乳香也是冥想靜坐用油，幫助內心平靜；另外，乳香有淨化空氣和保護磁場的作用，建議在探病或探訪喪事之前先在手心塗抹。

植物百科

○ **品種：** 阿曼、印度、非洲都是乳香樹的發源地，如今紅海左岸的非洲蘇丹，還有中東的利比亞、土耳其都是乳香樹生長的環境，這些地方的植物同屬卻不同種。

○ **樹形：** 乳香是橄欖科的常綠灌木或小喬木，隨著品種的不同，高度從1～2層樓高不等，樹幹粗壯，樹皮光滑，成白或灰色。乳香樹的枝椏往往長得扭曲，遠看有點像枯樹。

○ **樹葉：** 羽狀複葉，互生，細小的葉聚集長在樹枝頂端，其貌不揚；橢圓形的葉片邊緣有不規則的鋸齒，看起來有點皺皺的，葉片正反兩面或背面會有細細的白毛。

○ **花果：** 稀疏的總狀花序，杯狀花萼，花瓣有5片，顏色有雪白、淺綠、淡紅等。開花後會結果，果實外形有稜，果皮肥厚，裡面有種子，可以直接取下來種植。

歷史風俗

○ **起源：** 乳香英文名「Frankincense」來自古法文「franc encens」，原意是無拘無束的焚香，指其氣味能在空氣中持久發揮；至於在希伯來文，是以乳白色特徵為字根。乳香並非牛乳凝塊，而是把乳香樹的樹皮割開，讓植株流出像乳汁的液體，接觸空氣幾天後便凝結成淡黃色的半透明塊狀固體，是珍貴而古老的香料。

○ **應用：** 古埃及人和古羅馬人在神廟祭祀時會使用乳香，上等乳香昂貴到等同於黃金，博得「沙漠珍珠」的別名。聖經《馬太福音》記載耶穌誕生時，東方賢士獻給聖嬰的三件禮物就是：黃金、乳香和沒藥，此處乳香象徵「神性」。在中東、歐洲、北非各種宗教儀式裡，敬神祈福或驅魔辟邪都焚燒乳香，藉繚繞的白煙達到聖潔、寧靜和平安。

芳香照護 & 使用方法

系統名稱	症狀	推薦配方
情緒照護	● 焦躁不安 ● 精神渙散	● **解放心靈、平靜舒坦：** 乳香＋甜橙＋檸檬
免疫系統	● 抵抗力不佳	● **增加免疫力：** 茶樹＋乳香＋佛手柑
神經系統	● 因悲傷或憤怒而失眠 ● 心悸 ● 神經緊張	● **解決失眠：** 乳香＋玫瑰＋甜橙
皮膚照護	● 老化 ● 疤痕 ● 毛孔粗大	● **修護肌膚、美白緊實、淡疤：** 乳香＋薰衣草＋茶樹

經典香氛調油速配精油

羅勒、佛手柑、茶樹、天竺葵、薰衣草、檸檬、甜橙、玫瑰、依蘭依蘭。

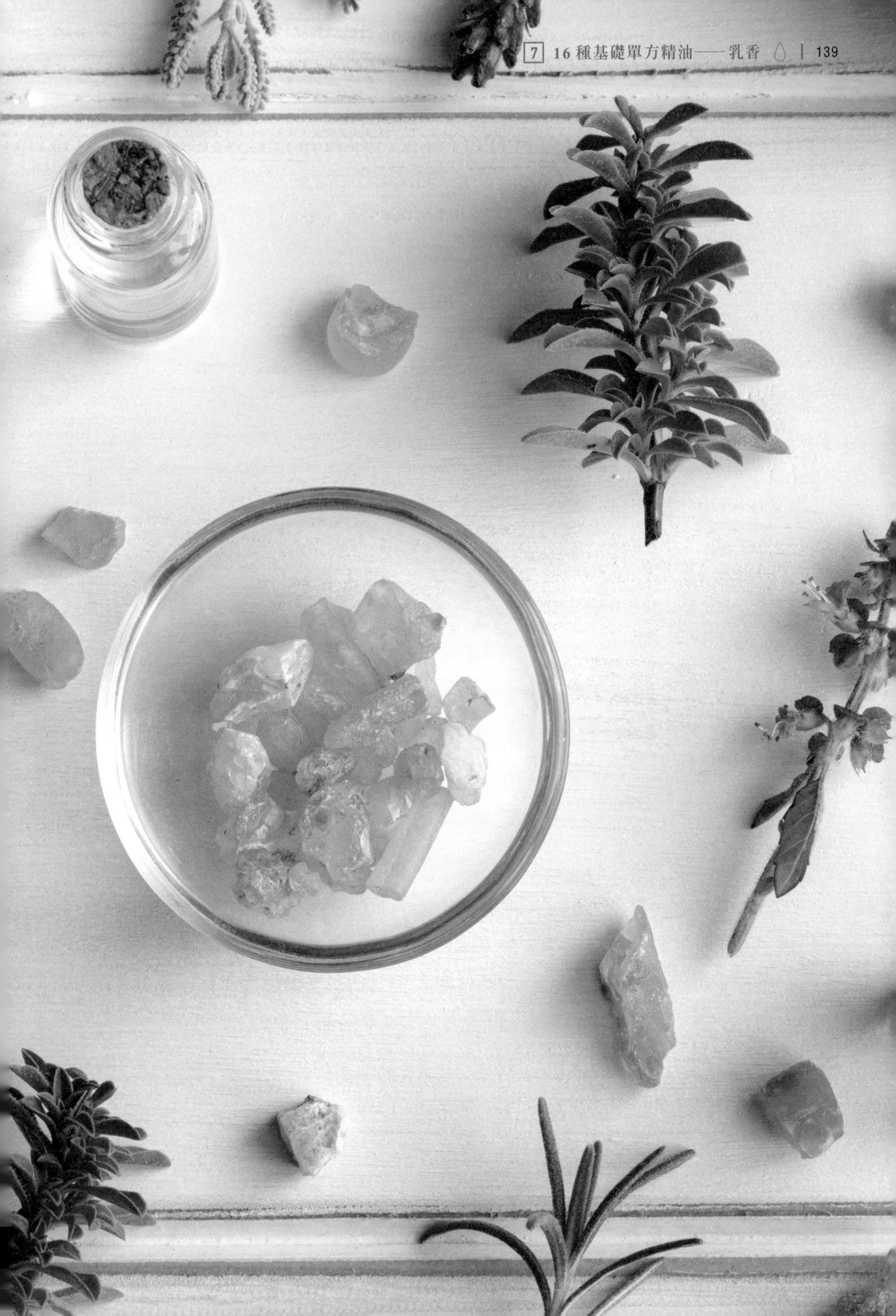

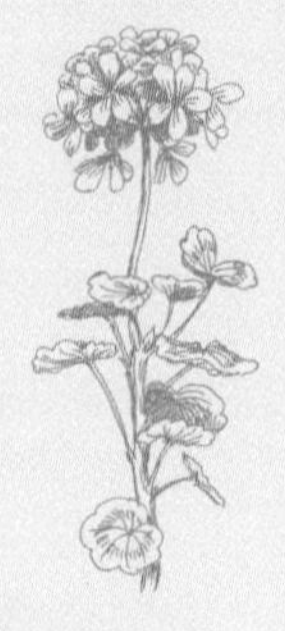

天竺葵
Geranium

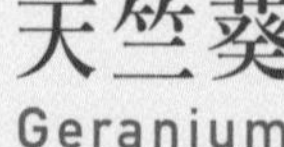

心靈能量語錄

卸下重擔成就真我

基本檔案

學　名：*Pelargonium graveolens*
科　名：牻牛兒苗科
產　地：南非、西班牙、法國、埃及、
摩洛哥、義大利
來　源：花、葉
萃　取：蒸餾法
氣　味：濃厚的藥草、薄荷、玫瑰香混合
調　性：中調

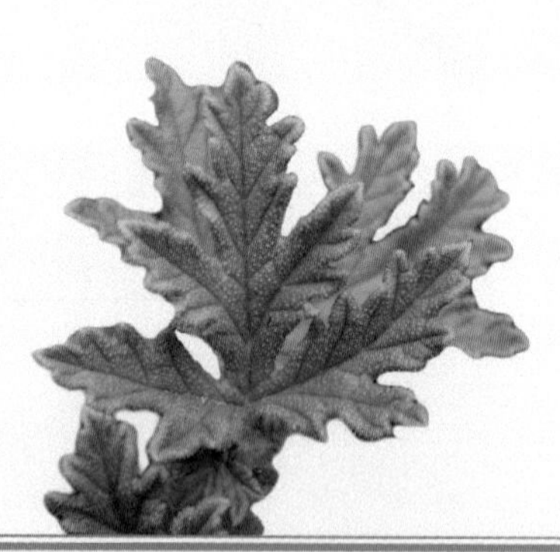

我將天竺葵定義爲「平衡身心，撫去焦慮的柔美精油」，特別推薦給職場上的工作狂，幫助平衡情緒壓力及鎮靜安神和減緩煩躁焦慮心情；另外，也推薦給更年期婦女與因不規律的生理期而憂鬱的女性。如到野外出遊，別忘了使用天竺葵精油，既芳香宜人，又能避開蚊蟲的叮咬。

⚠ **注意：對某些極度敏感性肌膚應避免使用。**

植物百科

○**品種：**品種繁多，花色、香氣也有所不同。現今提煉精油的是玫瑰天竺葵，原產於非洲南部，整株外型是天竺葵，卻散發濃郁的玫瑰香氣，適合生長於熱帶和副熱帶，喜陽光、怕積水。

○**樹形：**牻牛兒苗科，多年生草本，高度很少超過1公尺。新莖肉質多汁、具有蔓性，老莖則變成木質。採集地上部分經過炮製，就成了中藥材香葉。

○**樹葉：**新葉簇生於莖的頂端，葉互生，葉柄比葉子長。掌狀的葉接近圓形，有5～7裂，表面分布著細密的絨毛，邊緣有不規則的鋸齒狀，用手搓揉便能聞到葉片的香氣。

○**花果：**繖形花序，粉紅色小花，5片花瓣上有紫色脈紋，上方2片較大，雌蕊。亦有重瓣品種，花色包括紫紅、桃紅。花開後會結蒴果，成熟時，果瓣會捲曲裂開。

歷史風俗

○**種類：**天竺葵家族目前大約有200種以上，其中，玫瑰天竺葵屬於牻牛兒苗科天竺葵屬，是天竺葵家族的重要成員，和波旁天竺葵最受世人重視。目前世界重要產區，包括西南印度洋靠近馬達加斯加島的留尼旺島、法國、西班牙、摩洛哥都有生產，培育出許多品種，芳香各有特色。

○**應用：**在古代歐洲人的眼中，天竺葵可驅逐惡靈、辟邪平安，所以常在自家院子裡種植。它會散發類似玫瑰的香氣，所以有「窮人的玫瑰花」這別名，常被用來搭配昂貴的玫瑰精油、製造沐浴清潔用品或香水。19世紀起，法國人以玫瑰天竺葵爲經濟作物；20世紀初，摩洛哥也大量栽植成功。

芳香照護 & 使用方法

推薦調油的生理系統：

系統名稱	症狀	推薦配方
平衡情緒	● 焦慮 ● 沮喪 ● 爲工作壓力所困	● **撫慰內心焦慮：** 天竺葵＋野橘＋依蘭依蘭
神經系統	● 失眠 ● 偏頭痛 ● 神經緊張	● **鎮靜安神、減緩壓力：** 天竺葵＋洋甘菊＋薰衣草
皮膚系統	● 平衡油脂分泌 ● 改善暗沉膚色	● **潔淨、保濕亮麗肌膚：** 天竺葵＋檀香＋乳香 ● **預防及改善妊娠紋：** 天竺葵＋橙花＋薰衣草 ● **平衡油性膚質：** 天竺葵＋絲柏＋薰衣草

經典香氛調油速配精油

佛手柑、玫瑰草、薰衣草、野橘、玫瑰、依蘭依蘭。

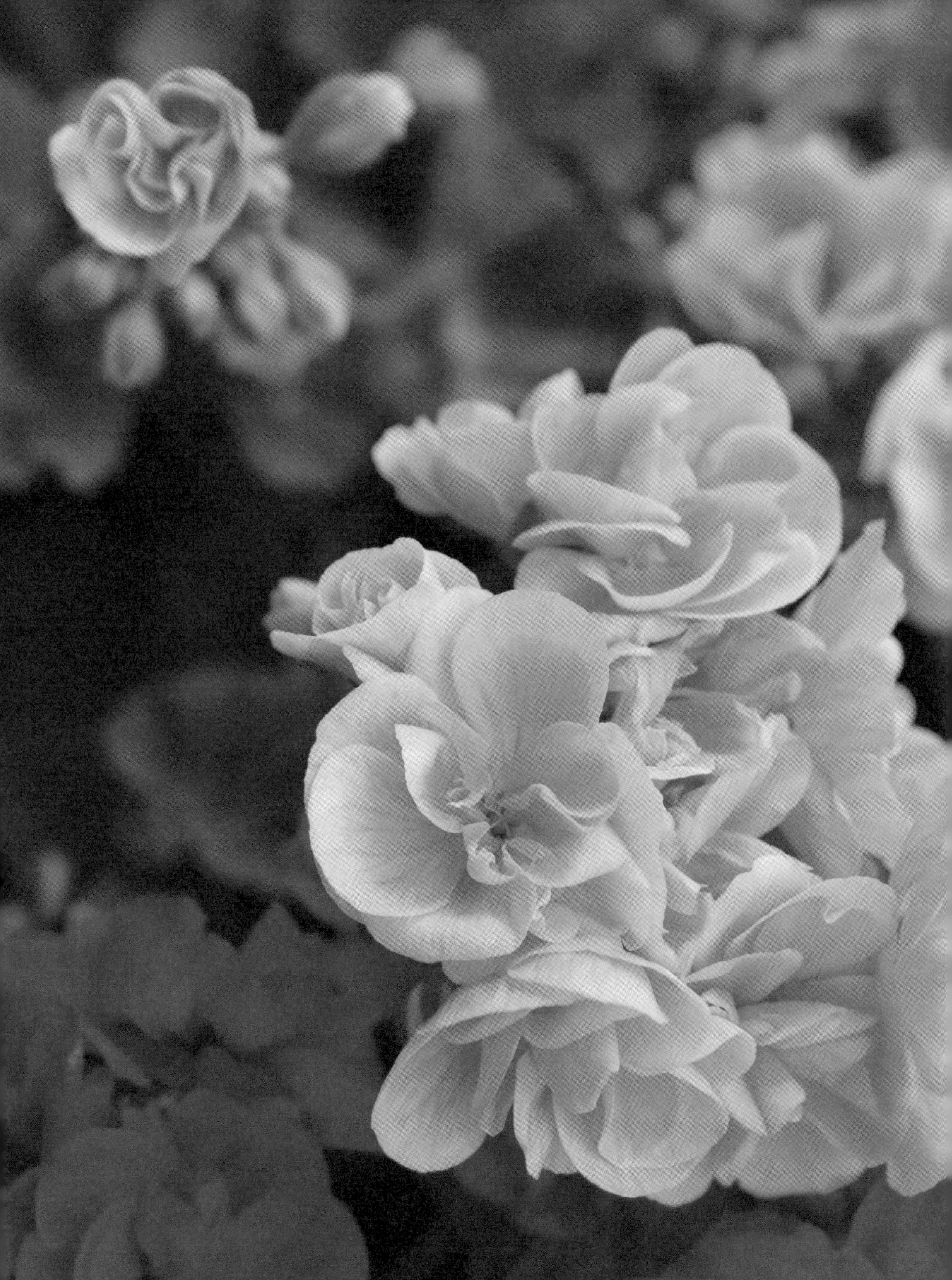

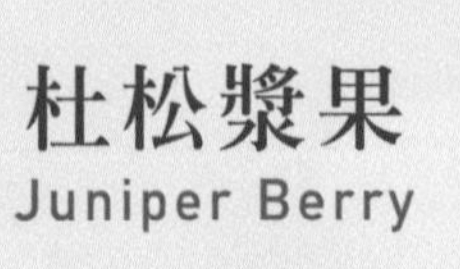

杜松漿果

Juniper Berry

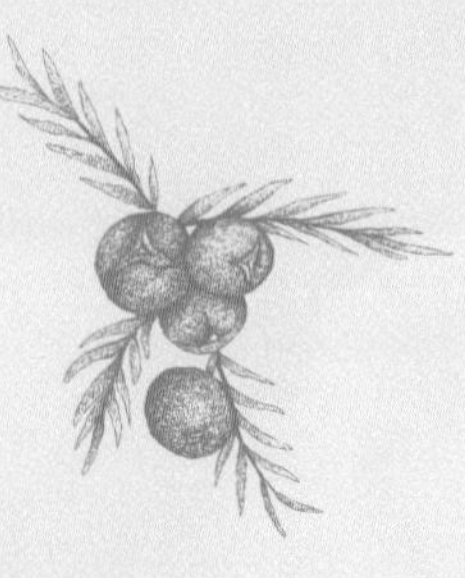

心靈能量語錄

做好準備，迎接挑戰

基本檔案

學　名：*Juniperus communis*
科　名：柏科
產　地：法國、巴爾幹半島、亞洲、北非
來　源：漿果
萃　取：蒸餾法
氣　味：乾淨、清新，略帶松針樹香
調　性：中調

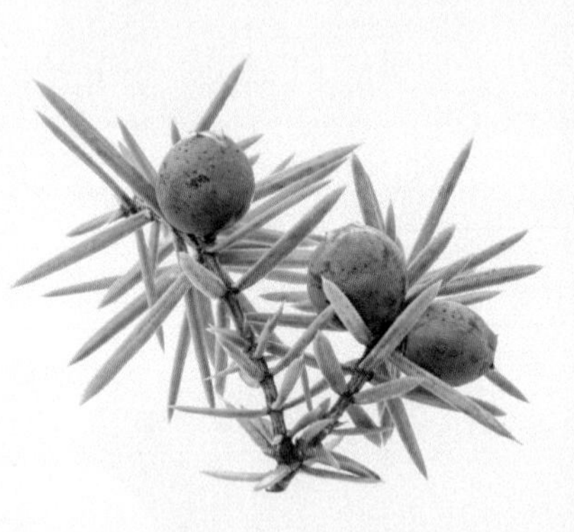

我將杜松漿果定義為「甩去身心包袱的排毒精油」，特別推薦給除舊布新、重建自信與活力、準備迎接新挑戰的朋友。杜松漿果與檸檬、佛手柑調合做室內薰香是淨化氣場的首選，適用薰香於客廳、書房及臥室。

⚠ **注意：**杜松漿果會刺激子宮肌肉，絕不可用於孕婦。另外，也會刺激腎臟，有腎臟疾病應避免使用，長期使用可能造成腎臟損傷。

植物百科

○ **品種：** 杜松又稱爲刺柏，品種繁多，幾乎都耐寒、耐熱、耐旱、耐修剪，少有病蟲害，壽命長又容易栽植，常被種植在庭園中作爲觀賞樹，或在道路兩旁作爲綠化之用。

○ **樹形：** 柏科刺柏屬，多年生常綠灌木，高度從 1.5 公尺到 12 公尺以上都有。樹形優美，然而生長緩慢。樹幹微紅，大枝直立。

○ **樹葉：** 針狀葉片，三片輪生，葉質堅硬，枝葉生長得濃密。

○ **花果：** 開黃色的小花，花朵不起眼，也沒有香氣。所結的果實起初是紫褐色，成熟後變成紫藍色，屬於肉質漿果。

歷史風俗

○ **起源：** 杜松漿果的英文名稱「Juniper」在拉丁語的意思就是「Young berry」，換言之，杜松被視爲可以返老還童的生命之樹，象徵它能透過掃除心靈和身體內的廢物，讓人脫胎換骨、重拾青春光采。

○ **應用：** 西藏人用杜松製成香柱，點燃後獻給神明，同時達到防疫、驅病、保平安的功能。古希臘人以焚燒杜松來驅除疫病，認爲它是神聖且神祕的植物。在西方，杜松被用在宗教儀式，聖經提到杜松樹能讓疲憊的心靈得到舒緩。在法國，醫院焚燒杜松或迷迭香以消毒環境、淨化空氣。在希臘、羅馬、阿拉伯一帶，醫生認爲杜松的抗菌效果値得肯定，在黑死病流行時，大家焚燒杜松和迷迭香的枝葉來清潔居家環境。16 世紀的藥典裡記載，杜松子最重要的功能，是用在做爲皮膚表面的消毒殺菌劑。杜松漿果又被稱爲杜松子，以它釀成的酒就是杜松子酒，既利尿又健胃，在臺灣稱爲琴酒，在中國則稱爲金酒。

芳香照護 & 使用方法

推薦調油的生理系統：

系統名稱	症狀	推薦配方
消化系統	● 消化不良 ● 腸胃脹氣	● **消化不良、胃腸脹氣：** 杜松漿果＋檸檬香茅＋檸檬
心血管循環系統	● 身體或下肢水腫	● **強化淋巴循環：** 杜松漿果＋甜茴香＋葡萄柚
泌尿系統	● 泌尿道感染	● **預防泌尿道感染：** 杜松漿果＋茶樹＋薰衣草
免疫系統	● 淨化空氣 ● 提升免疫力	● **增加免疫力：** 杜松漿果＋檸檬＋尤加利
情緒照護	● 負面情緒 ● 缺乏正面能量	● **擺脫沉重包袱、舒放纏繞負面情緒、迎接新挑戰：** 杜松漿果＋佛手柑＋檸檬

經典香氛調油速配精油

佛手柑、絲柏、甜茴香、乳香、天竺葵、甜橙、薰衣草、檸檬香茅、檸檬、迷迭香。

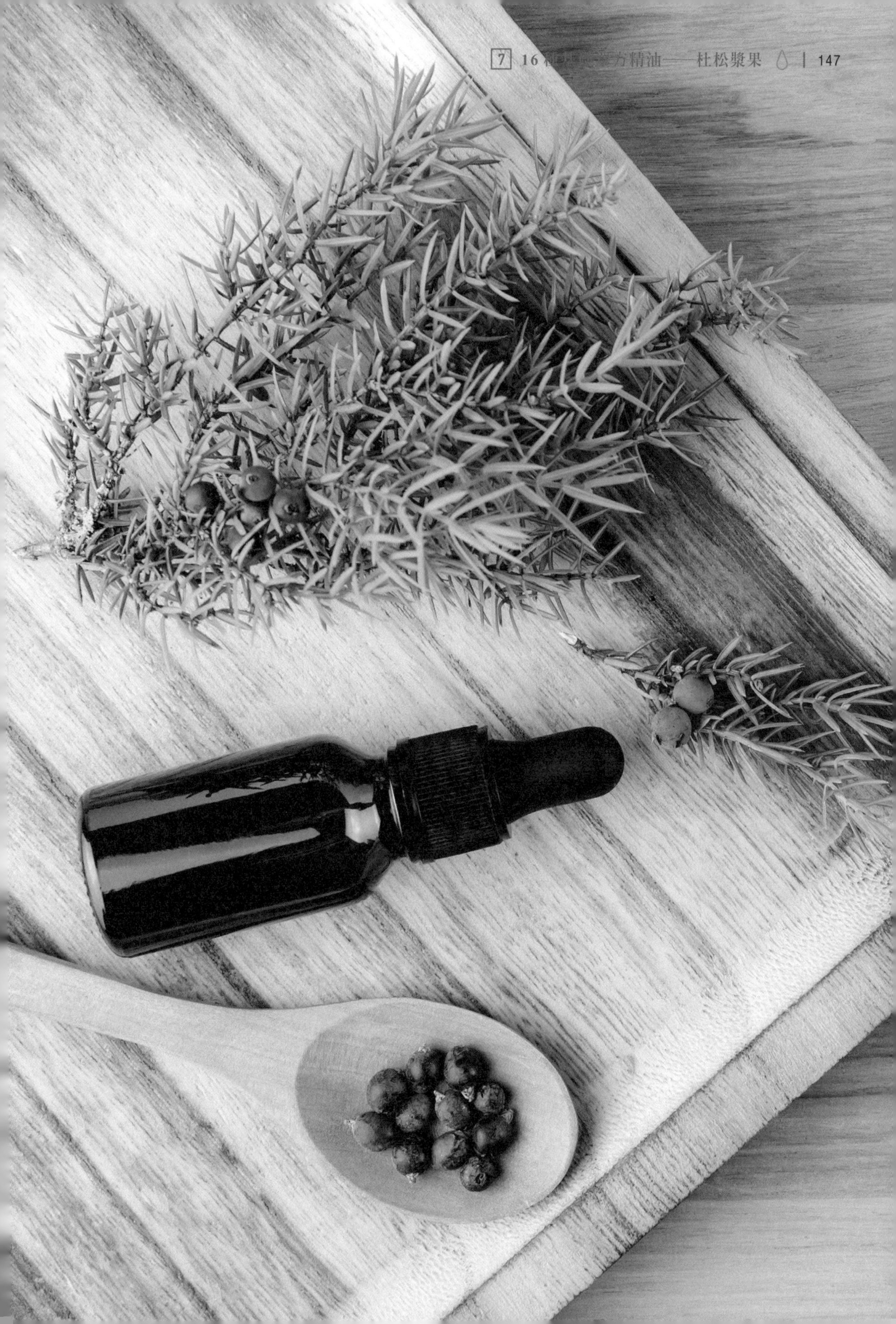

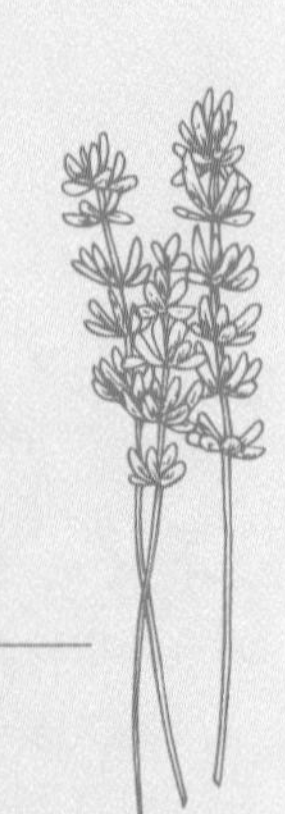

薰衣草
Lavender

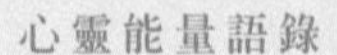

心靈能量語錄

滋養、保護，恢復自信

基本檔案

學　名：*Lavendula angustifolia*
科　名：唇形科
產　地：印度、法國南部、
保加利亞、巴爾幹半島
來　源：花
萃　取：蒸餾法
氣　味：細緻的香甜氣味
調　性：中調

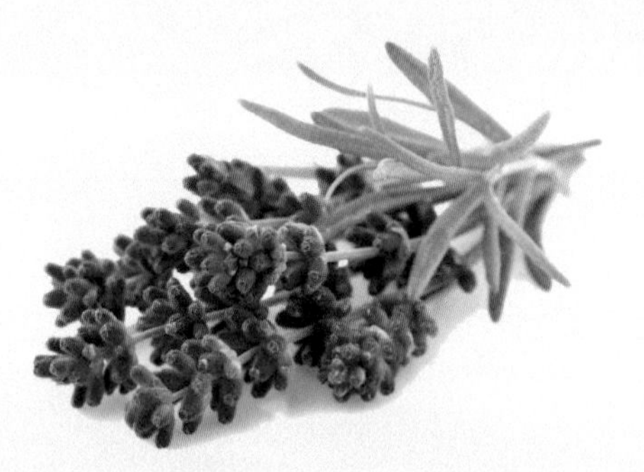

我將薰衣草定義爲「形同母親慈愛的撫慰精油」，能夠滋養生命中所需的養分。特別推薦給不願再停滯猶豫，希望彩繪自己生命藍圖的朋友。薰衣草也適合經常失眠、墜入夢魘的朋友，它的氣味會促進 α 腦波活動，達到安神功效，且睡得更安穩。

植物百科

○**品種：**本書所謂的薰衣草，是指眞正薰衣草（又稱狹葉薰衣草、法國薰衣草），生長在高度 1000 公尺左右的地區，這種薰衣草原產於地中海西部，主要產於西班牙的庇里牛斯山山區和法國南部高海拔地區。

○ **樹形：** 唇型科，多年生草本，高度約 1 ～ 2 公尺不等。莖非常細嫩，會隨風搖曳。

○ **樹葉：** 灰綠色的葉對生，無葉柄，葉片狹長，屬於線型葉，葉片上有絨毛。

○ **花果：** 穗狀花序，香氣馥郁，小花像麥子結穗般，長在細細的莖部頂端，花穗表面有閃亮的油囊。顏色有藍、深紫、淺紫、白，隨栽種地區而花色深淺不同。

歷史風俗

○ **起源：** 其名來源有二，一是據說其字根從羅馬字而來，意爲「清洗」，因古羅馬人運動之後會去沐浴聊天，而薰衣草是沐浴時最常用的香料。其二據說英文名「Lavender」源自西班牙語，意爲「洗衣婦」，因西班牙婦女洗衣後喜用薰衣草薰香。

○ **應用：** 在古波斯，薰衣草被拿來消毒醫院和病房，古希臘人和羅馬人也都喜歡在室內使用薰衣草，藉以清新空氣。這個習慣後來傳進歐洲，薰衣草變成歐洲人生活中不可或缺的重要植物。人們發現薰衣草有驅蟲的效果，便把它裝在香包裡，掛進衣櫥、書櫃、碗櫥，達到驅蟲的目的。在醫學不發達的古代，羅馬人如果受傷，就會用薰衣草來泡澡或清洗傷口。20 世紀化學教授蓋提福斯（Rene Maurice Gattefosse）意外發現，把燒傷的手浸入薰衣草精油竟神奇地快速痊癒。第一次世界大戰因欠缺抗生素，有軍醫用薰衣草對抗發炎而留下成功的案例。

○ **種類：** 薰衣草屬有 24 種，分 4 大類：

1. **眞正薰衣草**（Lavender,True，學名 *Lavendula angustifolia*）
2. **醒目薰衣草**（Lavandin，學名 *Lavandula burnatii*）
3. **穗花薰衣草**（Lavender,Spike，學名 *Lavandula latifolia*）
4. **頭狀薰衣草**（Lavender,French，學名 *Lavandula stochas*）

芳香照護 & 使用方法

推薦調油的生理系統：

系統名稱	症狀	推薦配方
心血管系統	● 舒緩高血壓 ● 心悸	薰衣草＋佛手柑＋依蘭依蘭
情緒照護	● 精力耗竭 ● 孤單無助	薰衣草＋佛手柑＋甜馬鬱蘭
皮膚照護	● 蚊蟲叮咬 ● 任何痘疤 ● 割傷等肌膚問題	● **促進傷口癒合：** 薰衣草＋乳香＋茶樹
神經系統	● 焦慮 ● 疲勞 ● 失眠 ● 神經緊張	● **助眠：** 薰衣草＋甜橙＋羅馬洋甘菊
內分泌系統	● 經痛 ● 經期不足 ● 月經量過少	● **舒緩月經疼痛：** 薰衣草＋甜馬鬱蘭＋快樂鼠尾草

經典香氛調油速配精油

佛手柑、洋甘菊、快樂鼠尾草、天竺葵、檸檬、甜橙、迷迭香、依蘭依蘭。

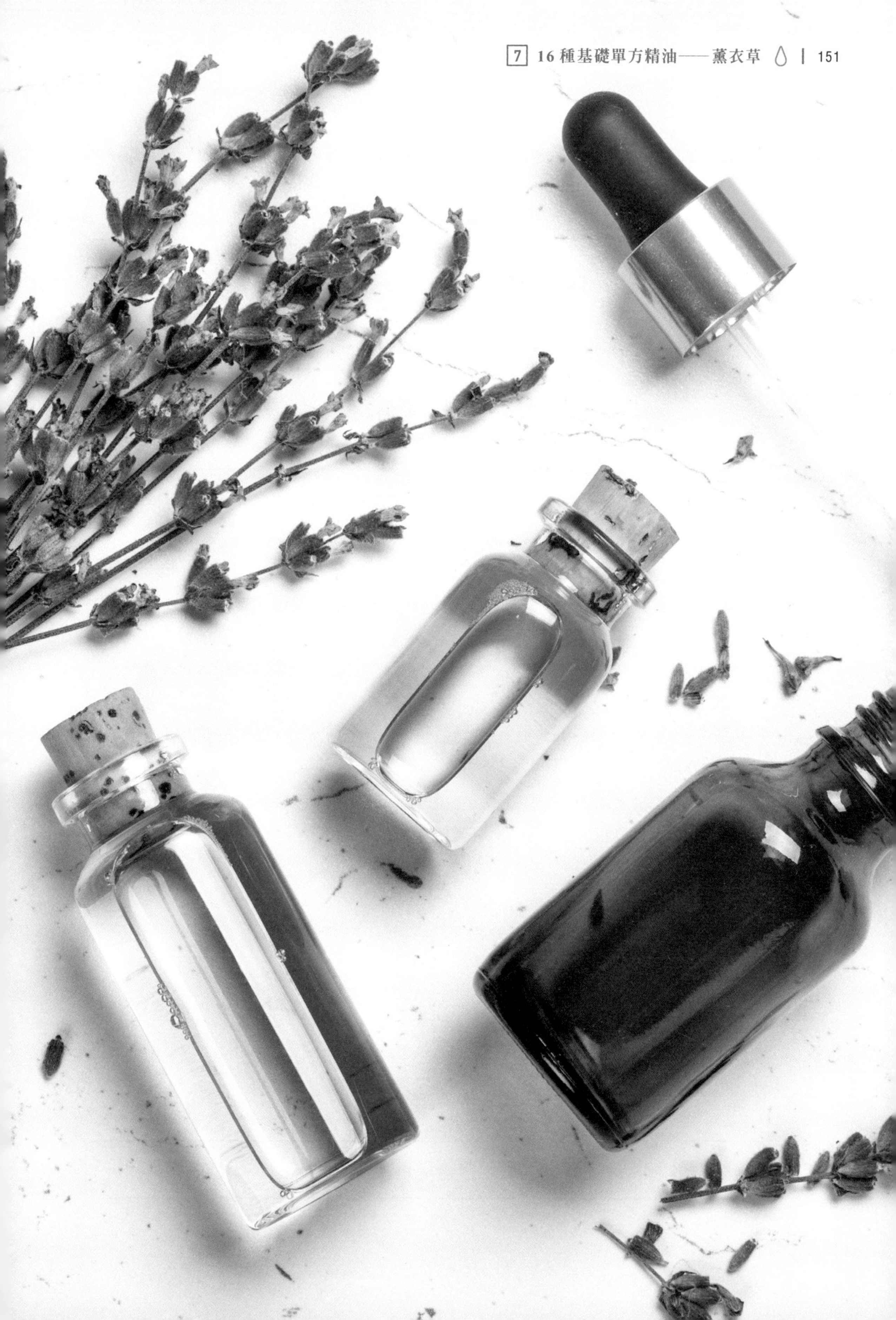

檸檬
Lemon

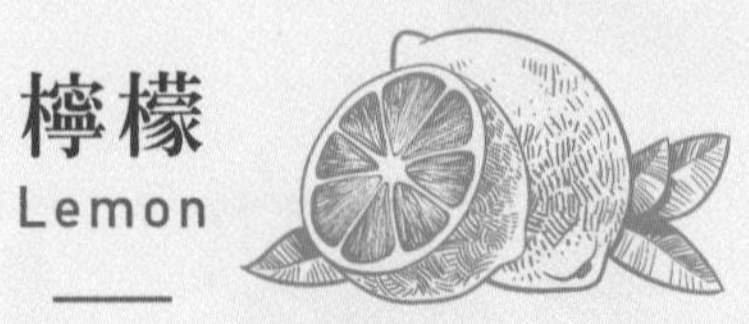

心靈能量語錄

恢復理性，正面迎擊

基本檔案

學　名：*Citrus limonum*
科　名：芸香科
產　地：西西里島、哥倫比亞、美國加州、佛羅里達
來　源：果皮
萃　取：冷壓
氣　味：清新的檸檬香氣
調　性：前調

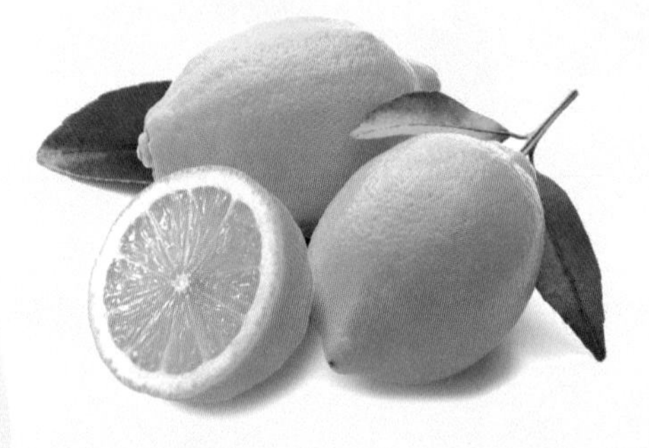

我將檸檬定義爲「賦予愉悅和正面能量的清新精油」，特別推薦給需要擺脫深陷的困惑、迷惘情緒的朋友，能夠理性面對，迎接無限可能。此外，想淨化室內空氣、去除不舒服的室內異味時也很適用。

⚠ **注意：檸檬有光敏性，使用後避免直接曬太陽，並建議低劑量使用。**

植物百科

○ **品種：** 檸檬的品種主要有 7 種，最常用的品種是西西里島的黃檸檬。

○ **樹形：** 檸檬是芸香科柑橘屬多年生常綠小喬木，約 3 ～ 5 公尺，常被當做行道樹。枝幹上多數有刺，少數則無。開花結果時，樹形長得非常壯碩。

○ **樹葉：** 濃綠色的葉片呈長橢圓形，嫩葉是紫紅色，長度約 8 ～ 14 公分，葉寬 5 公分左右，葉緣有鋸齒。

○ **花果：** 總狀花序，單生或簇生於葉腋，花朵的外層紫紅、內層雪白，雄蕊成筒狀排列，花的香氣會傳送得很遠。會結柑果，外型是長橢圓形，兩頭略尖，果皮上有油點。內有種子 5 ～ 10 顆不等。

歷史風俗

○ **起源：** 檸檬原產於印度喜馬拉雅山的東部山麓，卻在充滿陽光的西西里島蓬勃地被種植。

○ **應用：** 在古波斯、希伯來人、古希臘人都把檸檬當做婚禮和祭祀的必備水果。大約 10 世紀時傳入阿拉伯。而在 11 世紀～ 13 世紀之間，前後多次的十字軍東征裡，歐洲人從阿拉伯世界帶回很多文化、醫藥、植物和食物，檸檬便是在這時傳入的。

○ **醫療：** 檸檬從 15 世紀起被大量種植，也和航海業有了關連。由於以前保鮮不易，海上生活缺乏新鮮蔬果，船員很容易因爲缺乏維生素 C 而罹患壞血病。有了檸檬之後，出航之前，船艙裡會先貯存足量的新鮮檸檬，一則用來淨化飲水，另外還利用它收斂的特性，幫助治療船員的傷口，避免感染。

芳香照護 & 使用方法

推薦調油的生理系統：

系統名稱	症狀	推薦配方
消化系統	● 消化不良 ● 腸胃脹氣 ● 噁心 ● 口臭	● **消化不良、腸胃脹氣：** 檸檬＋甜茴香＋薑
免疫系統	● 慢性疲勞 ● 免疫力下降	● **增強免疫力：** 檸檬＋茶樹＋尤加利
呼吸系統	● 感冒 ● 咳嗽 ● 流鼻水	● **減輕感冒不適：** 檸檬＋大西洋雪松＋迷迭香 ● **口氣清新：** 檸檬＋野橘＋蘋果醋
心血管循環系統	● 因生活作息不正常引起的肝火鬱積 ● 心浮氣躁 ● 血壓飆高	● **強化淋巴循環、淨化排毒：** 檸檬＋杜松漿果＋佛手柑
皮膚照護	● 蚊蟲叮咬 ● 皮膚油脂分泌旺盛 ● 膚色黯沉 ● 毛孔粗大	● **戰痘消炎、淨化肌膚：** 檸檬＋茶樹＋乳香
情緒照護	● 擺脫腦筋渾沌困惑，儲備正面情緒與能量。	檸檬＋杜松漿果＋迷迭香

經典香氛調油速配精油

佛手柑、杜松漿果、尤加利、甜茴香、乳香、薑、薰衣草、玫瑰、迷迭香、依蘭依蘭。

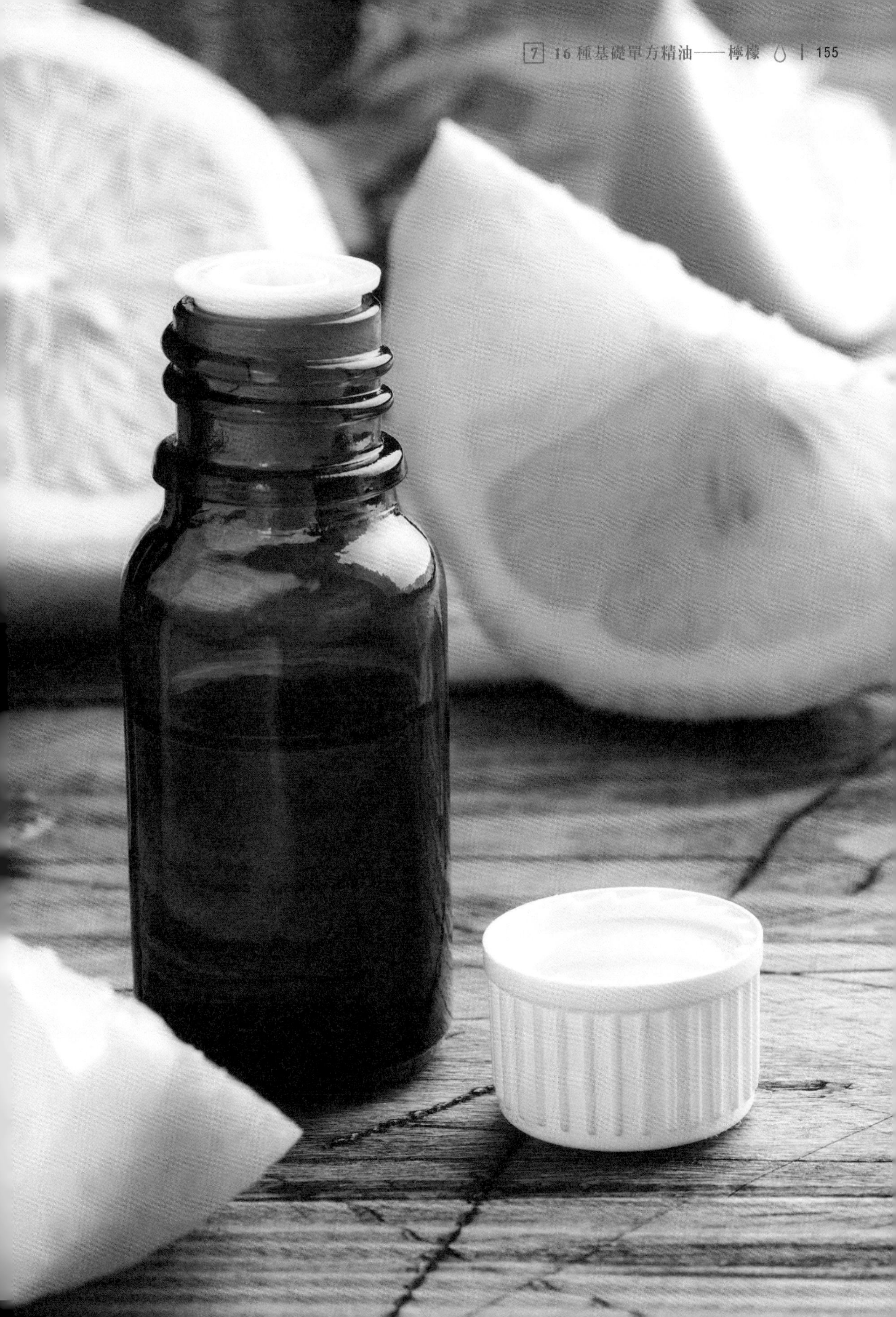

薄荷
Peppermint

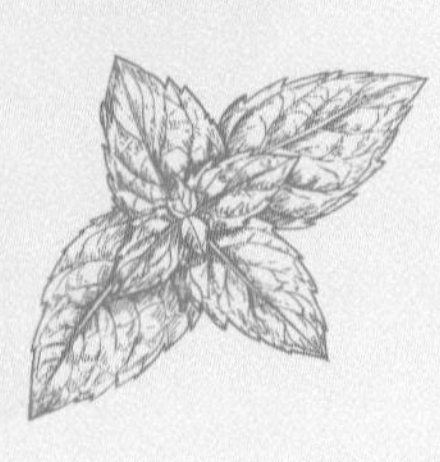

心靈能量語錄

堅定志向，挑戰使命

基本檔案

學　名：*Mentha piperita*
科　名：唇形科
產　地：歐洲、美國、英國
來　源：全株藥草
萃　取：蒸餾法
氣　味：清新的薄荷味
調　性：前調或中調

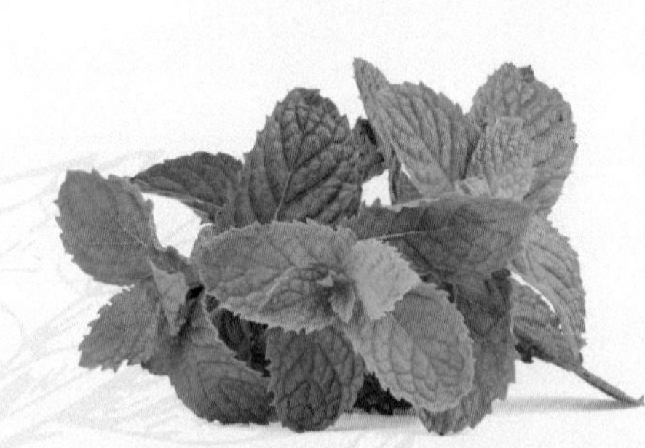

我將薄荷定義爲「指引方向絕不迷失的智慧精油」，特別推薦給需要加班、熬夜唸書的朋友，薄荷可提神並激勵疲憊的心靈。如果要到戶外踏青或長途搭車，更是少不得薄荷，它可有效止癢，並預防暈車。

⚠ **注意：蠶豆症和 2 歲以下的嬰幼兒不宜使用薄荷精油，並避免晚上使用，以免影響睡眠。**

植物百科

○ **品種：**薄荷的種類相當多。本書所謂的薄荷是指「歐薄荷」，又稱「胡椒薄荷」，適應力強，繁殖快速。另一個品種綠薄荷（英文名 Spearmint，學名 *Mentha spicata*）的葉子較窄較皺，也能提煉精油。

○ **樹形：**唇形科薄荷屬，多年生草本植物，高度約 30 ～ 60 公分。整株散發清涼的芳香，莖有匍匐性，常裸露出地表。

○ **樹葉：**單葉，通常十字對生。橢圓形的葉，長約 4 ～ 9 公分，葉片顏色特別綠，葉脈微帶著淡紅色，顯得格外明顯。葉緣有鋸齒，有腺毛。

○ **花果：**淡紫色小花，有 4 片花瓣、5 個萼片，通常有 2 唇。花朵輪生於花莖之上，形成一長串的花序。

歷史風俗

○ **起源：**薄荷的學名「*Mentha*」這個字，和智力「mental」有著相同的字根，這意味著古人認爲這兩者有密切的關係。

○ **應用：**薄荷醒腦，老祖先很早就知道了。遠古的埃及時代，薄荷是祭神的植物。古埃及人和古猶太人用薄荷來淨化教堂；古希臘人則將它掛在醫院病床邊。薄荷不僅讓人聞了心情愉悅，也會有潔淨空氣和磁場的效果。

○ **醫療：**羅馬時期的藥書上說，薄荷有袪脹氣及助消化的功能。而英國人從 17 世紀開始，便著手研究薄荷，發現它對腸胃消化系統和神經系統具有良效，亦將薄荷茶變成英國人飲茶文化的一部分。

芳香照護 & 使用方法

推薦調油的生理系統：

系統名稱	症狀	推薦配方
消化系統	● 消化不良 ● 腸胃脹氣 ● 暈車	薄荷 + 佛手柑 + 薑
運動系統	● 肌肉痠痛	● **下背部肌肉痠痛、關節痠痛：** 薄荷 + 尤加利 + 迷迭香
神經系統	● 頭痛 ● 偏頭痛 ● 神經緊張 ● 注意力難以集中	● **頭痛、偏頭痛：** 薄荷 + 薰衣草 + 檸檬 ● **提神醒腦：** 薄荷 + 尤加利 + 迷迭香
呼吸系統	● 感冒 ● 咳嗽 ● 流鼻水	● **舒緩感冒、鼻塞：** 薄荷 + 尤加利 + 大西洋雪松
皮膚照護	● 蚊蟲叮咬 ● 頭皮屑 ● 皮膚搔癢	● **止癢：** 薄荷 + 薰衣草 ● **淨化頭皮：** 薄荷 + 茶樹 + 佛手柑
情緒照護	● 熬夜 ● 加班 ● 心思紊亂	● **釐清混亂，清晰思緒：** 薄荷 + 絲柏 + 檸檬

經典香氛調油速配精油

羅勒、佛手柑、大西洋雪松、絲柏、尤加利、檸檬、迷迭香。

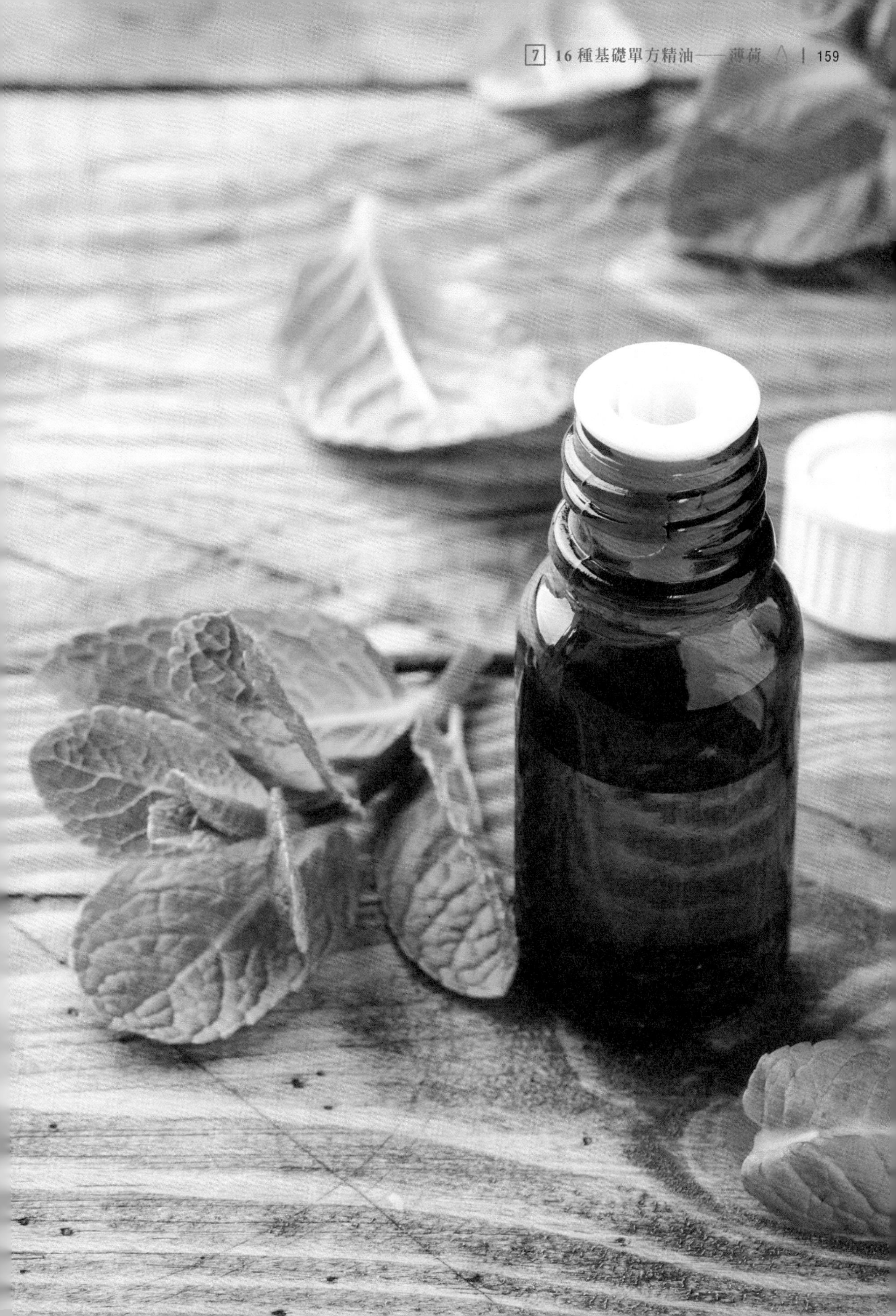

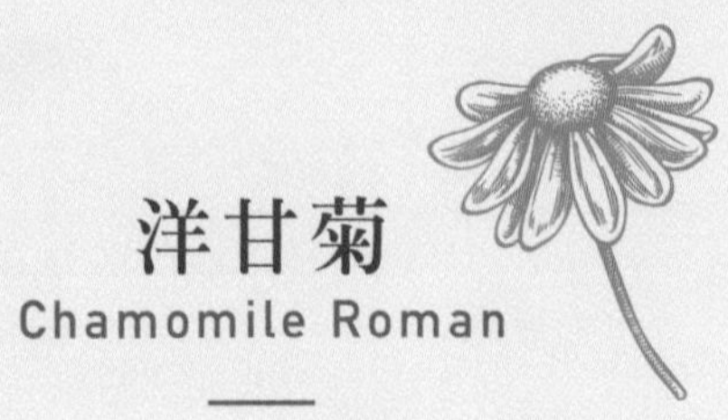

洋甘菊
Chamomile Roman

心靈能量語錄

釋放過往，迎向未來

基本檔案

學　名：*Anthemis nobilis*
科　名：菊科
產　地：義大利、法國
來　源：花朵
萃　取：蒸餾法、溶劑萃取法
氣　味：果香
調　性：中調

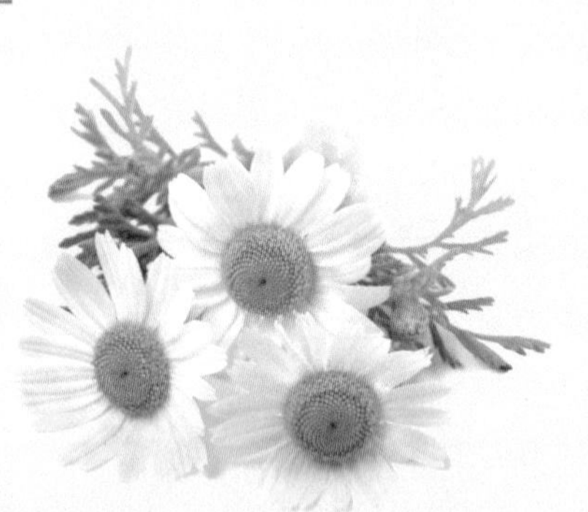

我將洋甘菊定義爲「指引方向絕不迷失的智慧精油」，特別推薦給自我設限的朋友，可使長久以來困住的恐懼、憂慮隨風飄去，重整自己，邁入嶄新的開始，同時也推薦給有黑眼圈、皮膚老化困擾的朋友。少數極敏感肌膚不適合使用。

植物百科

○ **品種：** 洋甘菊精油分爲羅馬洋甘菊（Chamomile Roman，學名 *Anthemis nobilis*，以下簡稱羅甘）和德國洋甘菊（Chamomile German，學名 *Matricaria recutita*，以下簡稱德甘），兩者同爲菊科，前者是黃春菊屬，後者是母菊屬，外型和氣味不一樣。本書中若未特別指明，所謂的洋甘菊是指羅馬洋甘菊。

○ **樹形：** 羅甘約30公分高，多年生草本，枝條有匍匐性。德甘約60公分高，一年生草本，支條直立（Kiv）。

○ **樹葉：** 葉子都是羽狀複葉，葉片上有細細的絨毛。

○ **花果：** 中央的黃色花心部位是管狀花，外圈的白色花瓣是舌狀花，我們所見到的「一朵花」，其實是成百上千朵小花聚集而成的。相比之下，羅甘是複瓣或單瓣，管狀花較平坦，但花形朵比德甘略大；德甘是單瓣花，管狀花較明顯突出。

歷史風俗

○ **起源：** 「Chamomile」這個字源自於希臘文，意爲「地上的蘋果」，因爲洋甘菊散發著青蘋果的香氣。

○ **應用：** 洋甘菊可呵護種在它附近的花草樹木，故有「植物的醫生」這個別稱。古埃及人認爲洋甘菊是花草之首，被尊爲「神聖之花」，在祭典上專門用來獻給太陽神；埃及藥典裡記錄它有鎮定情緒的功能。中世紀起，歐洲人喜歡在庭院種植洋甘菊，以它製作花茶，有穩定精神、幫助消化的作用，還能止咳、退燒。客人上門時遞上一杯洋甘菊茶，可消除對方的疲憊、放鬆心情。德國有些啤酒廠以洋甘菊添加啤酒的香氣。

○ **種類：** 要分辨羅甘和德甘的差異，主要在於成分。德甘在萃取的過程中產生母菊天藍烴的成分。氣味相比之下，羅甘的氣味較溫和，舒壓解鬱，是適合孩童和老年人的用油；德甘的氣味較濃郁。整體而言，兩者都有肌膚舒緩、止癢、抗發炎及美容淨化的效果。

芳香照護 & 使用方法

推薦調油的生理系統：

系統名稱	症狀	推薦配方
消化系統	● 消化不良 ● 腸胃脹氣	● **紓解腸胃不適：** 洋甘菊＋佛手柑＋羅勒
心血管循環系統	● 平穩舒緩血壓異常	● **穩定舒緩：** 洋甘菊＋橙花＋依蘭依蘭
神經系統	● 慢性疲勞 ● 失眠 ● 神經緊張	● **平衡交感、副交感神經：** 洋甘菊＋橙花＋薰衣草
皮膚照護	● 敏感肌膚問題	● **改善皮膚老化（乾性肌膚）：** 洋甘菊＋天竺葵＋薰衣草 ● **舒緩過敏：** 洋甘菊＋玫瑰 ● **改善濕疹：** 洋甘菊＋茶樹＋乳香
情緒照護	● 困住焦慮 ● 憤怒 ● 恐懼	● **釋放情緒、自在做自己：** 洋甘菊＋乳香＋檀香 ● **撫平深層恐懼：** 洋甘菊＋薰衣草＋沒藥

經典香氛調油速配精油

佛手柑、快樂鼠尾草、天竺葵、薰衣草、玫瑰、依蘭依蘭。

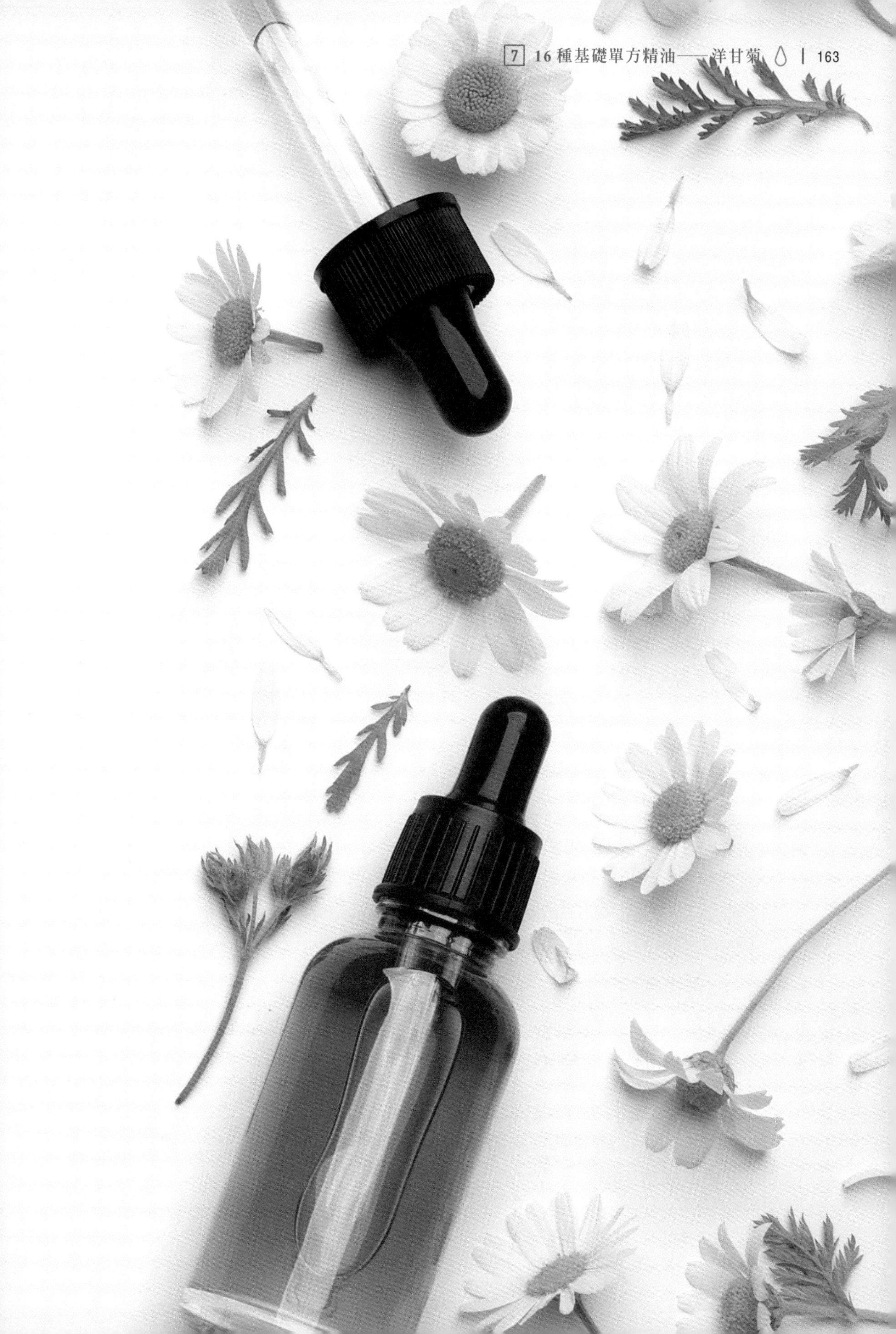

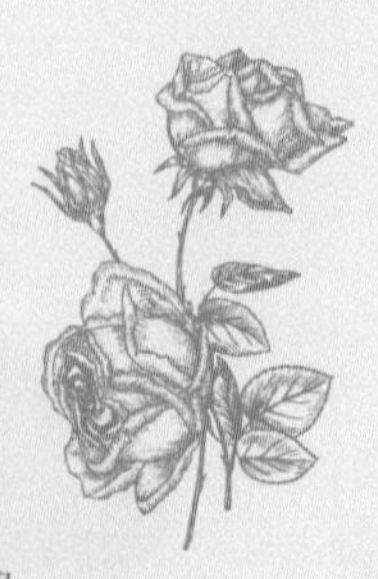

玫瑰
Rose

心靈能量語錄

讓高牆下降，重拾生命熱情

基本檔案

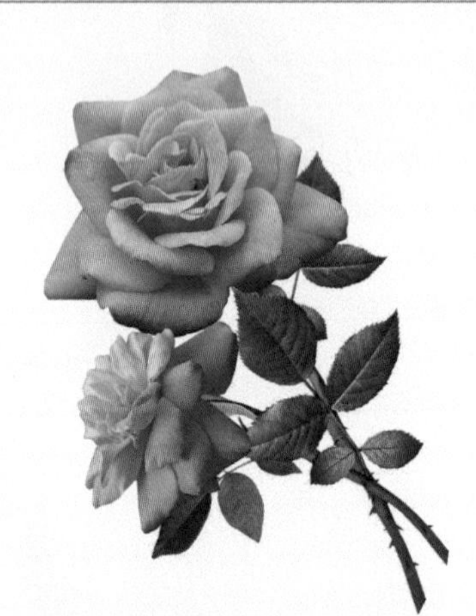

學　名：*Rosa damascene*
科　名：薔薇科
產　地：保加利亞、土耳其
來　源：花朵
萃　取：蒸餾法、溶劑萃取法
氣　味：強烈又清新的玫瑰花香
調　性：中調或基礎調

我將玫瑰定義爲「常保健康亮麗的情愛精油」，玫瑰，散發愛的能量、化解冷漠，重拾生命中被愛溫潤滋養的情懷，伴侶間相濡以沫、貼心關切。特別推薦給注重呵護身心靈全方位健康療癒者，以及肌膚方面容易色素沉澱、出現斑點的朋友。女性寵愛自己，建立自信與呈現優雅氣質，在晚上可以用玫瑰精油調油按摩以及塗抹太陽神經叢。經常情緒緊張、容易偏頭痛的人，也可以試著將玫瑰精油置於掌心嗅吸。

⚠ **注意：**玫瑰精油有行經的作用，懷孕初期 3 個月以及準備懷孕的人都不建議使用。

植物百科

○ **品種：** 玫瑰的品種多到難以統計，是個繁複雜交發展出來的大家族。本書所謂的玫瑰精油，萃取自大馬士革玫瑰，它原產於敘利亞，在保加利亞大量栽植，是萃取玫瑰精油的最佳品種。

○ **樹形：** 薔薇科薔薇屬多年生落葉灌木，直立叢生，枝莖上有刺。

○ **樹葉：** 羽狀複葉，有葉柄，橢圓形的葉，邊緣有鋸齒，葉片有點皺。葉片質地厚實，正面是亮綠色，背面是灰綠色。

○ **花果：** 花朵單生或聚生，複瓣，花瓣約 30 片左右，具有淡粉、粉紅、純白等花色，花香清甜。會結紅色的果實，呈扁球形，可以食用。

歷史風俗

○ **起源：** 玫瑰原產於中國，無論是月季、玫瑰、薔薇，指的都是玫瑰家族。

○ **應用：** 中古時期，玫瑰被種來做爲醫藥之用，且大都種植在修道院裡。在希臘神話中，玫瑰是宙斯創造出來的，藉以向諸神炫耀他的神力。古希臘和古羅馬人認爲玫瑰象徵著愛神。古希臘遊吟詩人荷馬寫史詩《伊利亞特》和《奧德賽》時，也對玫瑰留下了讚美。

○ **種類：**

1. **千葉玫瑰 Rose × centifolia**

   17 ～ 19 世紀德國園藝家栽培出的雜交種，灌木高 1.5 ～ 2 公尺，枝條下垂，5 ～ 7 片灰綠色羽狀複葉，花爲球形，具有繁複的花瓣層層包覆，花色爲粉紅，少數爲白色或暗紫色。

2. **大馬士革玫瑰 Rose × damascene**

   屬於一個古老的玫瑰品系，落葉灌木高 2.2 公尺，莖上密生剛毛與彎曲的刺，5 片羽狀複葉，花色爲淡粉紅色到淡紅色。

   土耳其玫瑰與保加利亞玫瑰都是大馬士革玫瑰在不同產地的精油名稱。

大馬士革玫瑰原產於敘利亞（大馬士革是敘利亞的首都），十字軍東征時傳入歐洲，最早種植的是法國人。目前公認最佳的玫瑰精油，是來自保加利亞山區的大馬士革玫瑰，花農必須趁黎明破曉曙光來臨前將花朵摘下，這樣提煉出來的精油最多也最好。

芳香照護 & 使用方法

推薦調油的生理系統：

系統名稱	症狀	推薦配方
神經系統	● 焦慮 ● 沮喪	● **平衡神經系統：** 玫瑰＋薰衣草＋乳香
內分泌系統	● 經期不足 ● 月經量過少 ● 更年期照護	● **更年期症候群：** 玫瑰＋天竺葵＋快樂鼠尾草 ● **改善性冷感：** 玫瑰＋依蘭依蘭＋茉莉 ● **緩解生理期不適：** 玫瑰＋天竺葵＋快樂鼠尾草
皮膚照護	● 永保青春 ● 適合所有膚質，尤其是成熟、乾燥、敏感膚質。	● **美白、保濕、抗老：** 玫瑰＋洋甘菊＋乳香
情緒照護	● 心靈封閉冷漠 ● 悲傷	● **釋放自己、洋溢熱情：** 玫瑰＋橙花＋甜橙 ● **平靜、帶來幸福感：** 玫瑰＋檀香＋乳香

經典香氛調油速配精油

佛手柑、洋甘菊、快樂鼠尾草、乳香、天竺葵、薰衣草、依蘭依蘭、橙花。

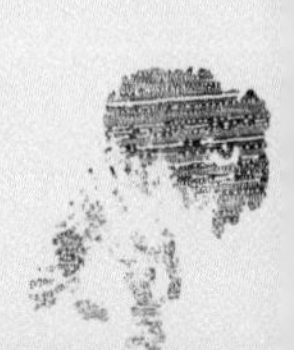

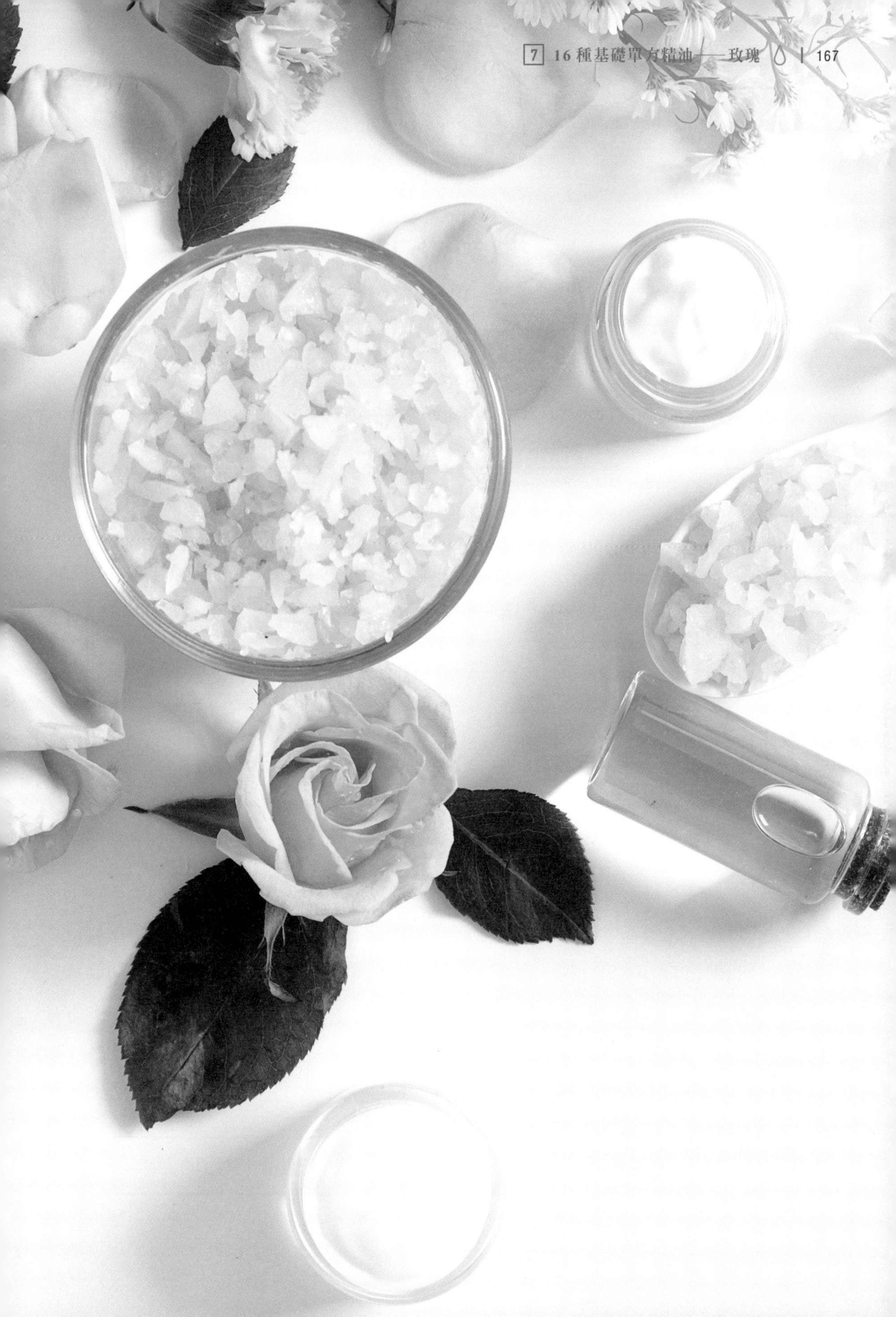

迷迭香
Rosemary

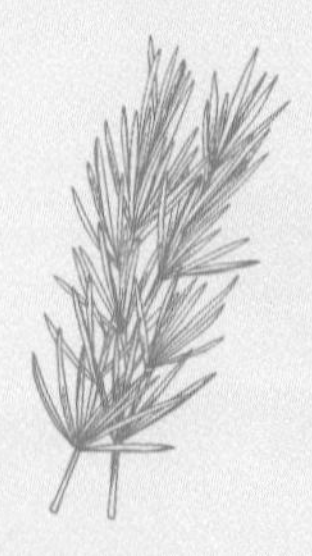

心靈能量語錄

將創造力化為行動

基本檔案

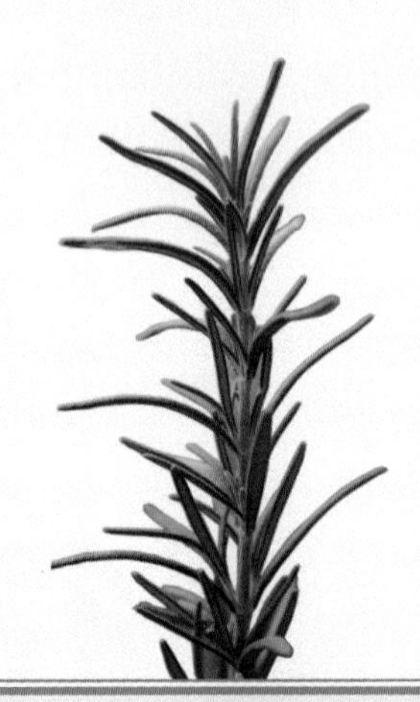

學　名：*Rosmarinus officinalis*
科　名：唇形科
產　地：亞洲、地中海地區、突尼西亞、法國、西班牙
來　源：全株藥草
萃　取：蒸汽蒸餾法
氣　味：濃厚的藥草味
調　性：前調或中調

我將迷迭香定義爲「召喚靈感繆思的創意精油」，迷迭香運轉內在美好的創造力，付諸行動，特別推薦給常壓抑情緒的朋友們。迷迭香有助於思緒清晰，不再壓抑，將所見所思暢所表達、揮灑自如；另外，亦適合工作需要大量靈感的朋友，例如：設計師、文字工作者。對於容易掉髮的人而言，迷迭香是天然生髮劑，可以調油在洗髮前按摩頭皮。

⚠ **注意：**迷迭香不適合孕婦、嬰兒、癲癇患者、高血壓、失眠的人使用。

植物百科

○ **品種：** 迷迭香素來是很受歡迎的香藥草植物，它有很多品種，主要分爲兩大類，一類是主幹向上生長的直立型植株，一類是枝條向旁邊生長的匍匐型植株。

○ **樹形：** 唇形科，多年生常綠灌木，枝條硬挺。直立型高約1.5公尺，匍匐型高約30～60公分。

○ **樹形：** 秀直美好，常被種在庭院或盆栽裡觀賞，匍匐型則常被做爲吊盆。

○ **樹葉：** 葉對生，線形綠葉狹長，前端鈍圓，基部卻變窄，少有光澤，亦有黃斑葉品種，大約2～4公分，寬不到0.5公分，葉片背面帶銀灰色，有細毛，葉緣有點反捲。

○ **花果：** 花腋生，以匍匐型的植株較容易開花，花色有雪白、粉紅、淺紫、粉藍、藍等顏色。卵形堅果，呈淺褐色，種子十分細小。

歷史風俗

○ **起源：** 迷迭香原產於地中海沿岸，它有個美麗的名字叫「Rosemary」，其實是從拉丁文ros及marinus這兩個字而來，意思就是「海洋之露」，因它生長在歐洲海邊而得名。古希臘人和古羅馬人認爲迷迭香是神聖之草，能使生者安定、死者平和。法國人在流行病盛行時，會在醫院焚燒迷迭香淨化空氣。歐洲人相信將它種在院子可帶來好運，保佑全家健康。

○ **種類：** 市面上的迷迭香精油主要分爲三類，其中桉油醇成分較溫和，本書所謂的迷迭香，指的正是此類；另兩者爲：

1. **樟腦迷迭香**（Rosemary camphor）
2. **馬鞭草酮迷迭香**（Rosemary verbenone）

芳香照護 & 使用方法

推薦調油的生理系統：

系統名稱	症狀	推薦配方
免疫系統	● 提升免疫力	迷迭香＋雪松＋茶樹
呼吸系統	● 感冒 ● 咳嗽 ● 鼻塞	● **改善鼻塞、化解黏液：** 迷迭香＋大西洋雪松＋乳香
心血管循環系統	● 低血壓 ● 四肢冰冷	● **提高血壓：** 迷迭香＋佛手柑＋薑
運動系統	● 肌肉痠痛 ● 改善乳酸堆積	● **舒緩疼痛：** 迷迭香＋大西洋雪松＋檸檬香茅
內分泌系統	● 經期不足 ● 月經不規則	● **月經延遲：** 迷迭香＋薰衣草＋快樂鼠尾草
皮膚照護	● 頭皮發癢 ● 改善掉髮	● **天然生髮劑：** 迷迭香＋薰衣草＋雪松
情緒照護	● 緊張 ● 嗜睡 ● 頭昏腦脹	● **激勵向上：** 迷迭香＋佛手柑＋檸檬

經典香氛調油速配精油

羅勒、佛手柑、大西洋雪松、乳香、天竺葵、薑、薰衣草、檸檬香茅、檸檬、甜橙、薄荷、茶樹。

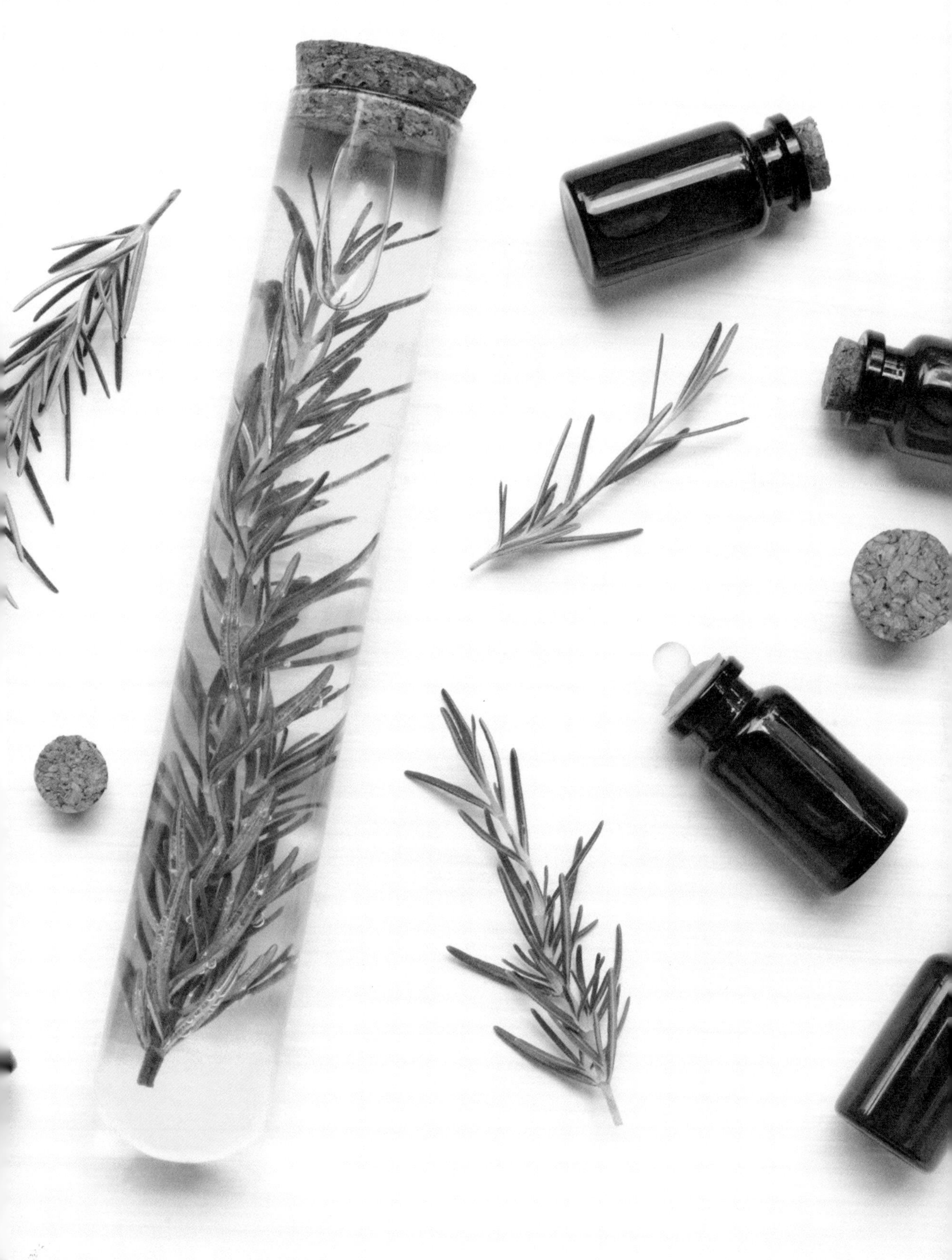

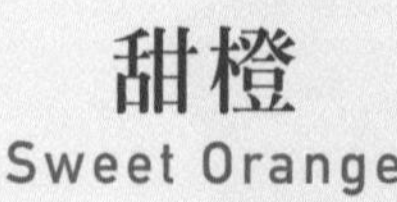

甜橙
Sweet Orange

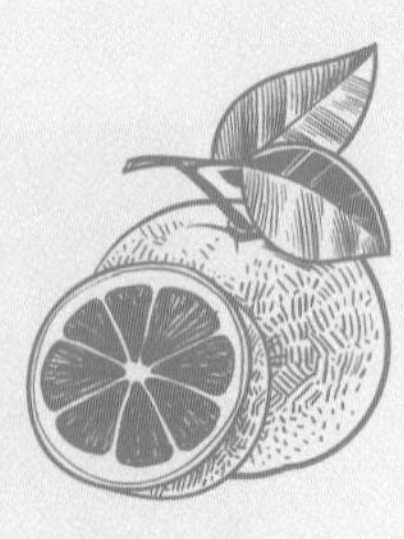

心靈能量語錄

恢復幽默、享受生活

基本檔案

學　名：*Citrus sinensis*
科　名：芸香科
產　地：中國、印度、義大利、以色列、美國、巴西
來　源：果皮
萃　取：冷壓
氣　味：清新、清澄而甜美
調　性：前調或中調

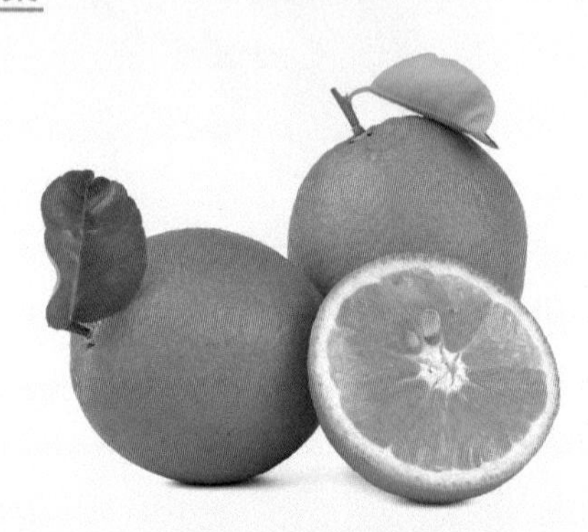

我將甜橙定義為「帶給全家歡樂的甜蜜精油」，甜橙幫助在工作中找回歡愉與幽默感，凡事努力、有效率，而且面對困難時可以輕鬆面對。特別推薦給工作過度認真而帶給周遭壓力的人，以及需要營造快樂和諧氣氛的場合，例如生日宴會、同樂會等。

⚠ **注意：**甜橙精油會引起光敏反應，使用後要避免日曬；皮膚過敏者要謹慎使用。

植物百科

○ **品種：** 甜橙原產於中國和印度，17 世紀引進歐洲，如今世界各地發展出不同的品種，甜度和味道都小有差別。另外，常用的芸香料精油 — 甜橘：英文名為 Mandarin（citrus reticulate），在南美洲生產的精油，又稱為 Tangerin。

○ **樹形：** 芸香科柑橘屬，多年生常綠喬木，高度約 3 ～ 6 公尺。必須修剪促進花芽分化，未來果實才會結得又多又好。

○ **樹葉：** 橢圓形的葉片尾端略尖，全緣，有葉翼，濃綠色的葉片質地厚實，帶有清香。

○ **花果：** 單生或對生，白色的花有 5 枚瓣片，花開時滿樹濃郁。有 4 ～ 5 裂萼片，雄蕊呈筒狀排列。花開後會結球形的柑果，帶有甜香。果皮上有油點，內果皮則形成果瓣，也就是我們所吃的部位。

歷史風俗

○ **起源：** 甜橙是芸香科柑橘類成員之一，早期中醫用其乾燥的橙皮，來舒緩咳嗽和感冒症狀。清朝康熙年間，先民把甜橙、柑橘等樹苗引進臺灣，沒想到氣候合適，而成為深受歡迎的本島水果。

○ **應用：** 長期以來，甜橙一直被運用在生活中，用來製造香水、面膜、沐浴用品、護唇膏，或是直接用在烹飪和製作點心。西元 1000 年，甜橙被傳進西西里島，又歷經 340 年，終於傳進威尼斯，當時在西方國家引起一片譁然，有人甚至不願相信世上竟有如此特別的水果。如今，美國加利福尼亞州是甜橙的最大產地。

芳香照護 & 使用方法

推薦調油的生理系統：情緒平衡、免疫系統。

系統名稱	症狀	推薦配方
神經系統	● 調節睡眠	● **調節睡眠狀況：** 甜橙＋甜馬鬱蘭＋薰衣草
內分泌系統	● 經前症候群	● **舒緩經前症候群：** 甜橙＋天竺葵＋洋甘菊
消化系統	● 消化緊張引起障礙 ● 食慾不振	● **消化順暢：** 甜橙＋檸檬＋肉桂 ● **消脹、減肥：** 甜橙＋甜茴香＋薑
情緒照護	● 緊張 ● 壓力沉重 ● 心靈禁錮	● **恢復生氣，幽默以對，重注活力：** 甜橙＋苦橙葉＋肉桂 ● **打破僵化：** 甜橙＋萊姆＋廣霍香

經典香氛調油速配精油

佛手柑、快樂鼠尾草、絲柏、乳香、天竺葵、薰衣草、玫瑰、依蘭依蘭。

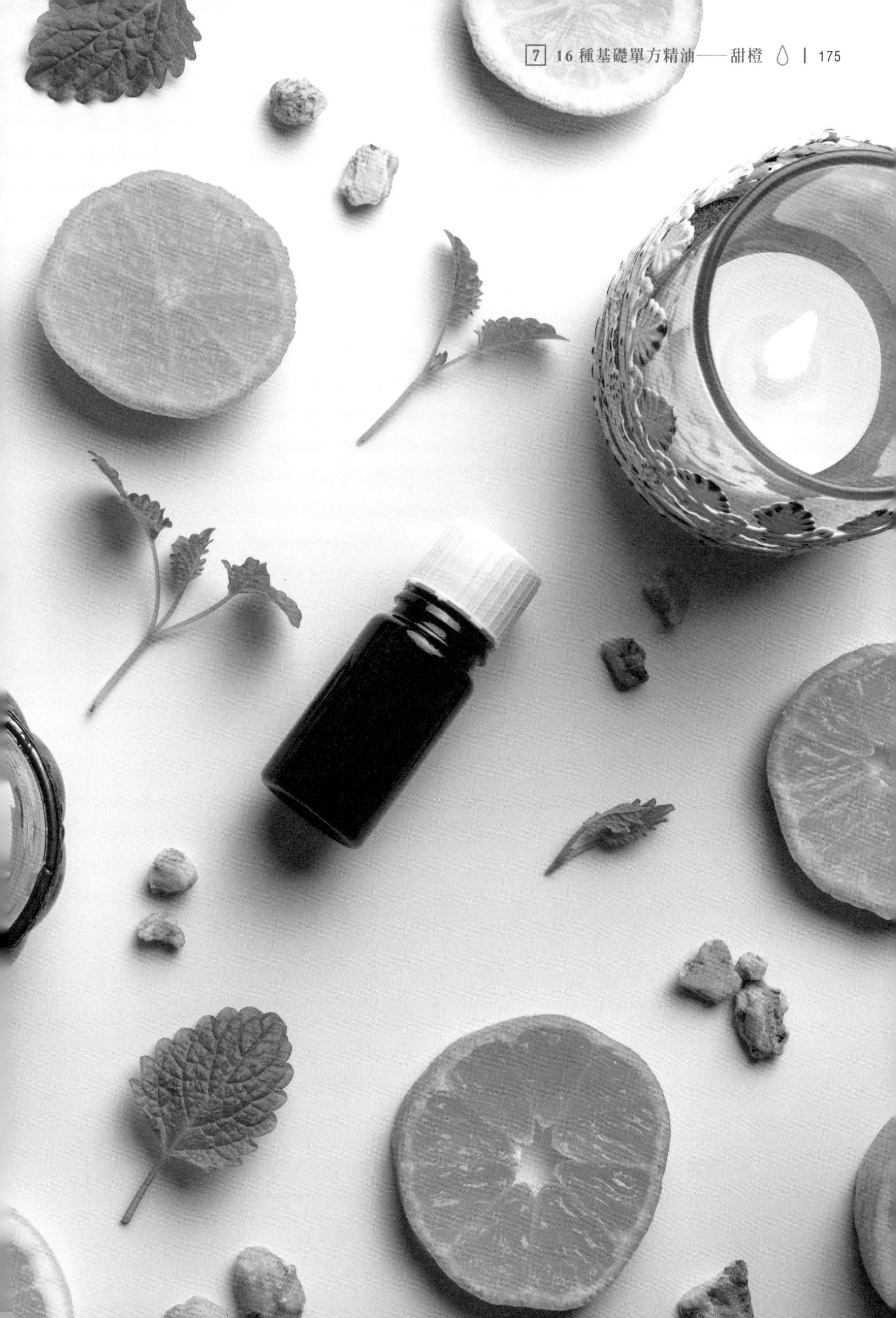

茶樹
Tea Tree

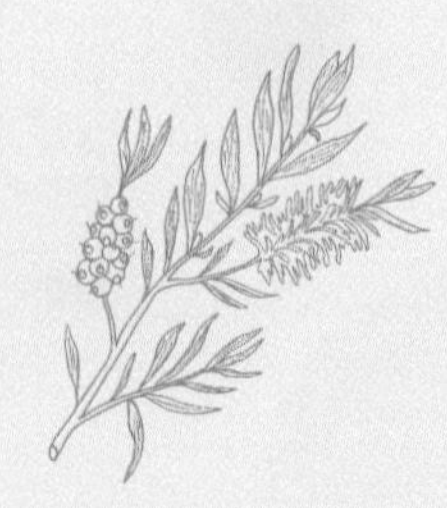

心靈能量語錄

學習體諒與容忍

基本檔案

學　名：*Melaleuca alternifolia*
科　名：桃金孃科
產　地：澳洲
來　源：葉子、枝
萃　取：蒸餾法（水蒸餾／蒸汽蒸餾法）
氣　味：帶有刺鼻的清新氣味，清中帶辣
調　性：前調或中調

我將茶樹定義爲「智者不憂、勇者不懼的免疫精油」，茶樹精油的能量，能幫助我們用纖細的思緒體諒並瞭解生命中所碰到的挫折，並能面對、接受，並釋然放下。特別推薦給爲痘痘、粉刺，甚至頭皮屑或者香港腳等煩惱的朋友們，對於不愼曬傷或燙傷的人也有幫助。

⚠ **注意：**茶樹精油對少數極過敏性肌膚會造成刺激性。

植物百科

○ **品種：** 茶樹精油提煉自油茶樹，原產於澳洲，怕旱，必須時常澆水，但根部又容易腐爛。少有蟲害，在澳洲是經濟作物。

○ **樹形：** 桃金孃科白千層屬，多年生常綠灌木，高度約 2 ～ 3 公尺。枝幹挺直，容易木質化，枝條細長，會隨風搖擺，卻永遠屹立不倒。

○ **樹葉：** 線形的葉片約 1 ～ 3.5 公分，葉緣光滑，看起來像茶的新芽，也像松樹，有芳香的氣味。

○ **花果：** 白色的花序像個瓶刷，花瓣只有 1 公分左右。大量的雄蕊長在花萼筒上，植株度過幼年期之後才會開花。會結杯狀的蒴果，內有種子。

歷史風俗

○ **起源：** 提煉茶樹精油的茶樹，並非我們在山坡或高山上種植來製作茶葉的茶樹，正確地說，茶樹，原產於澳洲，所以又有「澳洲茶樹」之稱。18 世紀中葉，英國航海家詹姆斯．庫克船長首次發現了澳洲，登陸後，澳洲土著曾用它的樹葉泡茶請庫克船長飲用，「Tea Tree」之名也因此而來。

○ **應用：** 如今，茶樹精油被廣泛運用在淨化、沐浴、消毒方面，有洗髮精、洗面乳、面膜、皮膚藥膏、藥草浴劑等商品。

○ **醫療：** 澳洲土著很早就懂得使用茶樹，用它來治療潰爛的皮膚或傷口。第一次世界大戰傳入歐洲後，隨著科學家的研究，它的功能有了大躍進，提煉成精油後，在第二次世界大戰裡立下大功，被用來做為軍事急救藥品，舉凡傷口、感染，都可以用它來醫護。

芳香照護 & 使用方法

推薦調油的生理系統：

系統名稱	症狀	推薦配方
免疫系統	● 感冒 ● 流行性感冒	● **提升免疫力：** 茶樹 + 百里香 + 尤加利
呼吸系統	● 感冒 ● 咳嗽 ● 流鼻水 ● 鼻塞	● **淨化空氣：** 茶樹 + 檸檬 + 尤加利 ● **鼻子通暢、緩和感冒：** 茶樹 + 大西洋雪松 + 乳香
內分泌系統	● 泌尿道感染 ● 私密處保持清爽乾淨	● **減輕搔癢和灼熱感：** 茶樹 + 尤加利 + 檸檬 ● **尿道炎：** 茶樹 + 佛手柑 + 薰衣草
皮膚照護	● 蚊蟲叮咬 ● 香港腳 ● 灰指甲 ● 青春痘	● **粉刺、痘疤：** 茶樹 + 薰衣草 + 羅馬洋甘菊 ● **昆蟲叮咬：** 茶樹 + 薰衣草 ● **抗黴菌：** 茶樹 + 牛至 ● **鼻子通暢、緩和支氣管發炎：** 茶樹 + 大西洋雪松 + 乳香
情緒照護	● 驚恐 ● 慌亂 ● 人際關係退縮	● **收驚妙方：** 茶樹 + 乳香 + 檸檬

經典香氛調油速配精油

絲柏、尤加利、天竺葵、薑、薰衣草、檸檬、甜橙、薄荷、迷迭香、乳香。

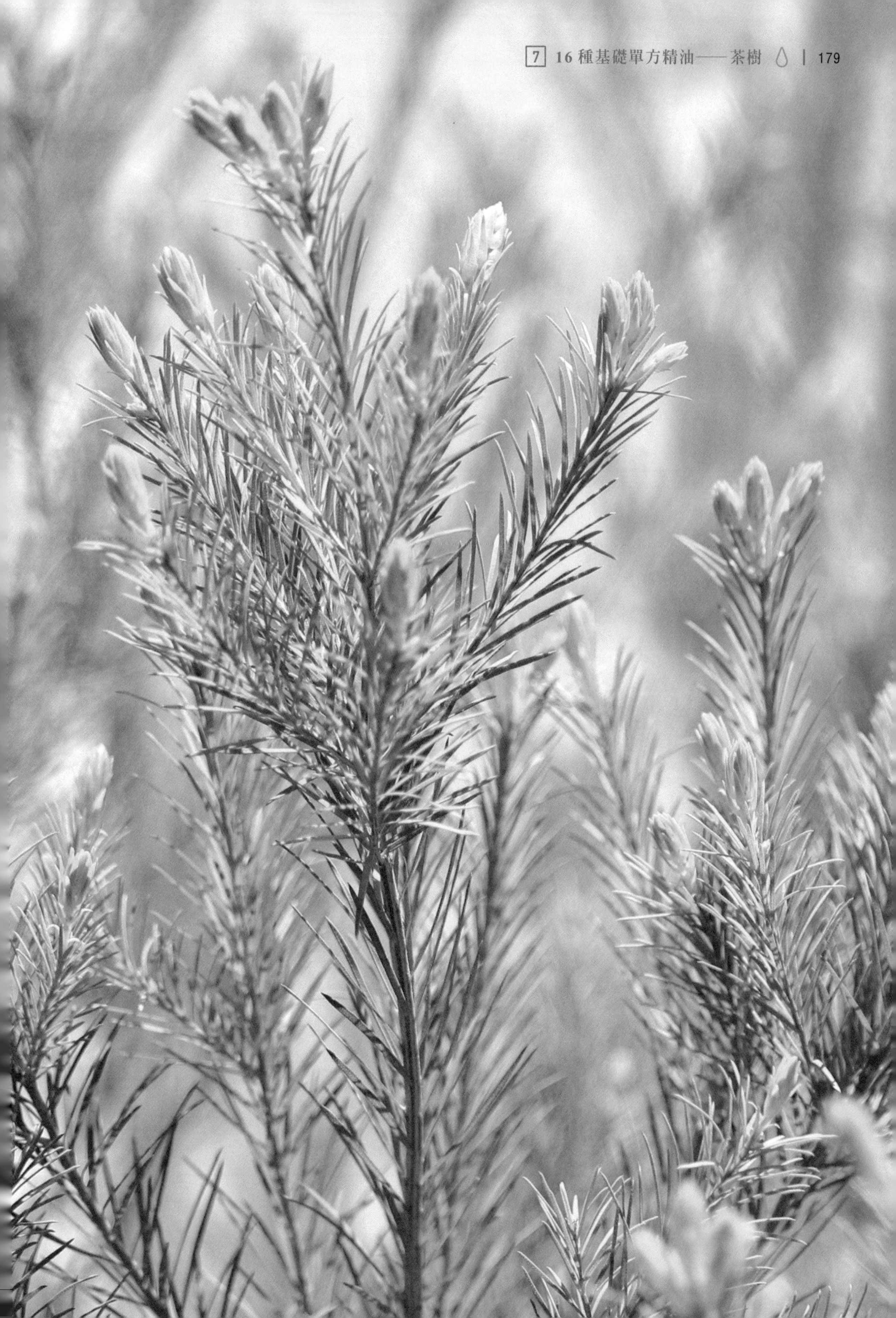

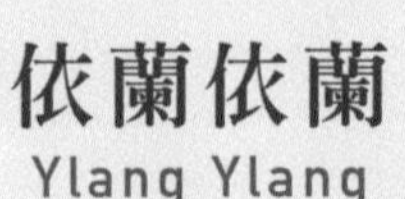

依蘭依蘭

Ylang Ylang

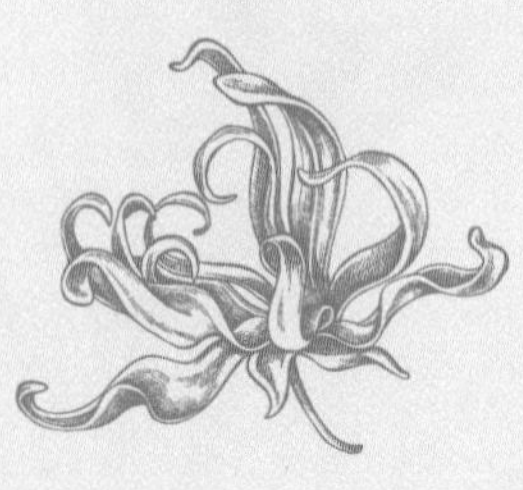

心靈能量語錄

紓解憤怒、沮喪，恢復平靜

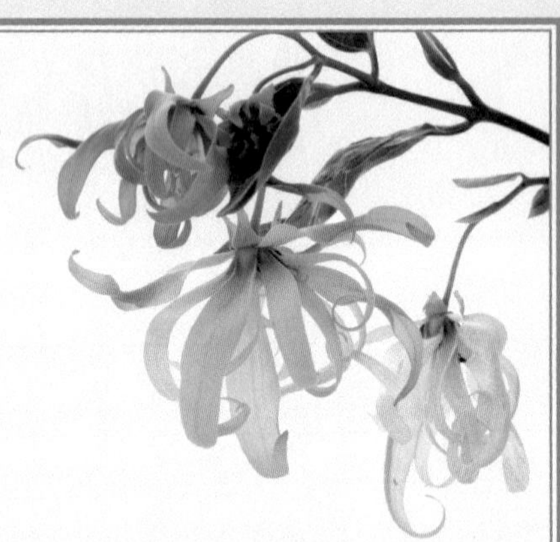

基本檔案

學　名：*Cananga odorata*

科　名：番荔枝科

產　地：爪哇、馬達加斯加、菲律賓、科摩羅群島

來　源：花

萃　取：蒸汽蒸餾

氣　味：甜美花香

調　性：中調或基礎調

我將依蘭依蘭定義為「讓女性覺察自我的愛情精油」，依蘭依蘭啓動內在能量，抒解生活中的壓抑的情緒、平息怒氣、拋開沮喪，使心情平靜，並能以柔軟的心面對。特別推薦給為戀情膠著而煩惱的朋友，或是夫妻小別重聚的時候使用。

⚠ **注意：**依蘭依蘭的香氣濃郁，建議調配精油時，劑量最低並稀釋使用。

植物百科

○ **品種：**依蘭依蘭是採集香水樹的花提煉而成。香水樹別名「依蘭香」或「綺蘭樹」，又有「花中之花」的美稱，有數個品種，黃色花最香，紫藍和粉紅略遜一籌。

○ **樹形：**番荔枝科香水樹屬，多年生常綠喬木，高度約 5 ～ 12 公尺，也有人工栽培的矮種方便採摘。樹幹筆直，樹幹上有葉柄脫落的痕跡，木質堅脆，枝條細長而下垂。

○ **樹葉：**單葉互生，橢圓形葉片，末端尖，波浪狀葉緣，葉脈極深，葉子背面有毛。

○ **花果：**腋生，花瓣纖細瘦長，呈捲曲下垂狀，有 6 片花瓣，剛開花時是淡綠色，快凋謝時變成黃色，花香變得更甜美。長橢圓形漿果，汁液充沛，成熟時會從綠色變成紫黑色，內有種子。

歷史風俗

○ **起源：**香水樹在赤道一帶的國家是很重要的經濟作物，是香水工業的重要栽植花卉，它的花所提煉出的精油就稱爲「依蘭依蘭」，香味濃郁卻不低俗，散發出高貴雅致的持久餘韻，有些人則覺得它的香氣很濃，帶著霸氣。

○ **應用：**印尼人在雨季來臨時，會用依蘭依蘭塗抹身體，希望藉此預防傳染病。在西元 1873 年，歐洲醫生因它的抗菌力，開始嘗試應用在熱病、瘧疾、腸道感染、腹瀉等熱帶傳染病，然而說起它的療效，最爲人樂道的是催情作用。從很久以前開始，印尼人會在新婚夫妻的床鋪上，灑滿香水樹的花瓣，祝福新人可以享受性愛的歡愉。南洋群島的原住民女性把依蘭依蘭精油混合椰子油，當做護髮油使用，可以讓頭髮更加烏黑有光澤。歐洲人喜歡它的花香，便用來提煉香水，是製造高級香水的重要成分。

芳香照護 & 使用方法

推薦調油的生理系統：

系統名稱	症狀	推薦配方
心血管循環系統	● 舒緩血壓	依蘭依蘭＋薰衣草＋佛手柑
內分泌系統	● 增進兩性關係 ● 經前症候群	依蘭依蘭＋玫瑰＋茉莉
神經系統	● 平靜心靈	● **靜心紓壓：** 依蘭依蘭＋岩蘭草＋檀香
皮膚照護	● 油脂分泌失衡 ● 頭髮缺乏光澤	● **防護頭皮，健康髮絲：** 依蘭依蘭＋茶樹＋薰衣草
情緒照護	● 情緒沮喪	● **放鬆心情、心平氣和：** 依蘭依蘭＋薰衣草＋甜馬鬱蘭

經典香氛調油速配精油

佛手柑、天竺葵、薰衣草、檸檬、甜橙、玫瑰。

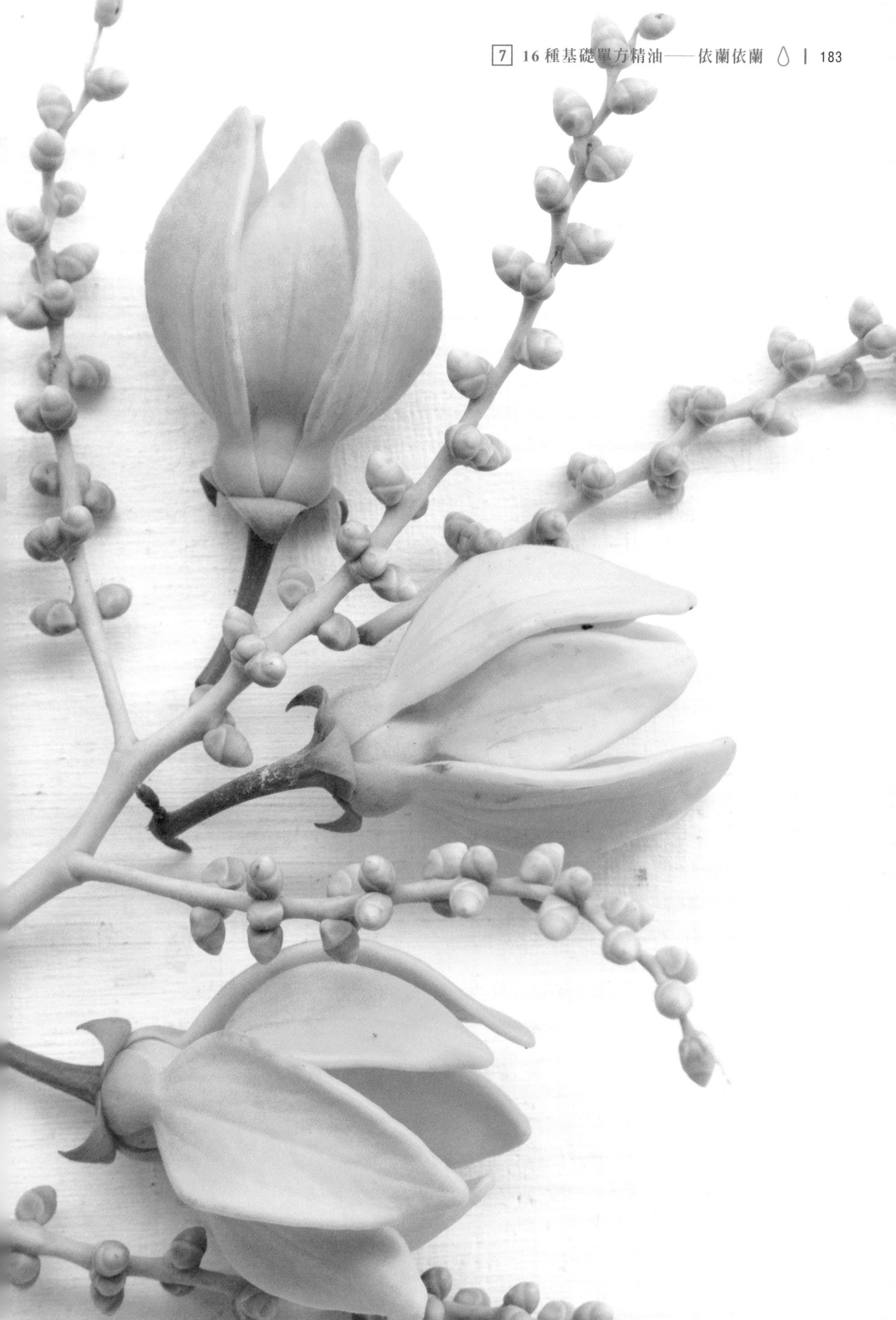

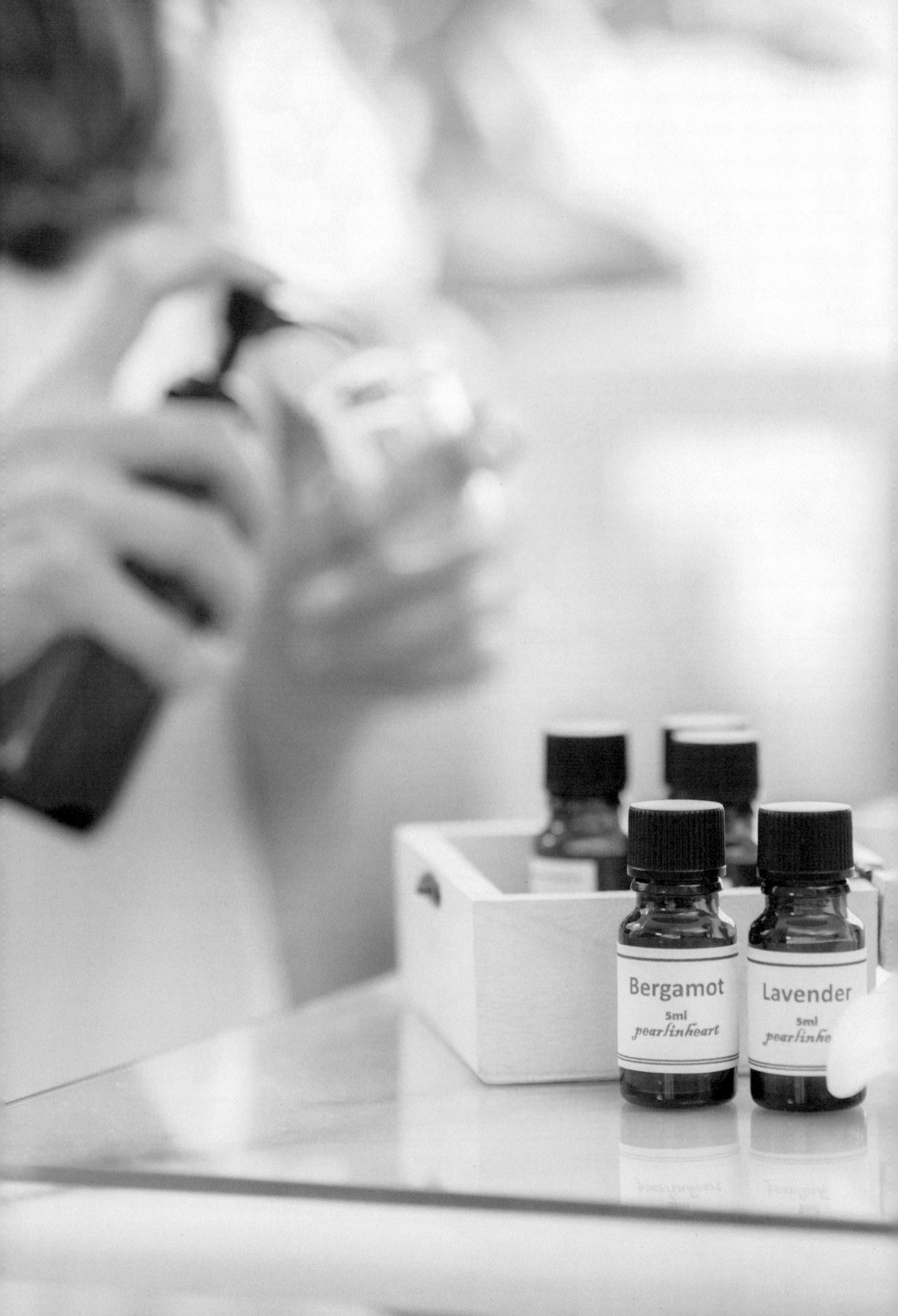
Bergamot
5ml
pearlinheart
Lavender
5ml

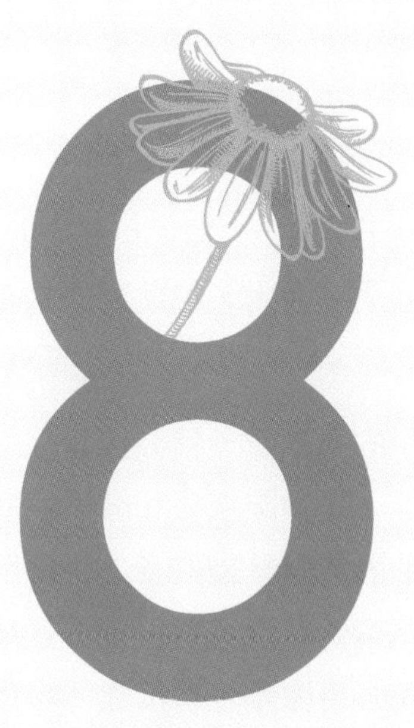

經典香氛調油技巧

趕走幽暗的陽光，

淨化汙濁的芳香。

這是精油在空氣中消散，

也仍會留在心底的一抹溫暖。

早在幾千年前，人類就有使用芳香植物的記錄。當萃取技術不斷精進，精油成爲我們生活中，輔助醫學的重要一環，協助維持身心健康、美容保養的重要角色，同時也是增添生活情趣的理想元素。

從醫學的角度看，精油擁有促進循環、抗菌抗病毒、淨化排毒、消炎鎮痛等功能，是預防疾病和緩解症狀的好幫手。從心理、美容和養生角度來看，精油能放鬆緊繃的身心、紓解壓力、激勵情緒、澄清思維，甚至改善肌膚和頭髮的狀況，還能補充元氣。綜合來說，精油之於我們——可預防也可療癒、可激勵也可放鬆、可生理也可心理。尤其透過調油，單方精油能有無限多的組合和無窮的魅力，這種全方位的妙用和影響力，凡是接觸到芳香療法的人，都爲此著迷。

複方精油的變化性

單方精油的特質和神奇之處，在第 4 章已做了介紹。而複方精油的組合，擁有益發靈活的變化性，更能全面達到芳療效果。我經常告訴學員，在複方調香的世界裡，「1 ＋ 1 ＞ 2」，因爲精油具有「協同作用」，不同種類的精油能讓整體效果加成。因此，學習使用複方精油，變化出無窮的可能，這是調油技巧無止境的鑽研，亦是芳療師們驚喜的挑戰。

複方精油的 3 大特性

想學習複方調油的技巧，必須先了解複方精油的 3 大特性。這是調油的成功關鍵，就像練武之人必蹲馬步，妥善掌握特性是必要的。

特性	內容
均衡	把功效類似的精油調和在一起，效果得以加成；把功能差異大的的精油調在一起，則能擴大效果。複方精油形同綜合劑，各種精油雖然劑量未必相等，但彼此之間必須達到均衡狀態。
獨特	精油處方裡，有時會添加丁香、肉桂、依蘭依蘭等較獨特濃郁的氣味，讓精油獨具魅力，使人留下特殊印象。
強化	精油處方裡，偶爾會加入氣味不討喜卻頗具療效的精油，這時可搭配甜馬鬱蘭、野橘，或其他花香類、果香類等氣味宜人的精油，這些「資優生」會把美好的氣味強化，使用者的接受度會同步提升。

豐富多變的迷人魅力

如同前述，精油具有協同作用，當搭配的精油不一樣，自然激盪出不同的效果，此即複方精油迷人的豐富性和變化性。

在此，以佛手柑精油爲例，它本身的氣味就很討喜，如果個別和茶樹、迷迭香、薰衣草、茉莉等精油搭配，足以處理肌膚痘痘問題、循環不良、焦慮不安、情緒沮喪等各種問題。

- **佛手柑＋茶樹：**可抗菌、改善青春痘、改善油性肌膚、淨化環境。
- **佛手柑＋迷迭香：**可促進循環、補充元氣、減輕挫折感。
- **佛手柑＋薰衣草：**可放鬆身心、解除焦慮情緒。
- **佛手柑＋茉莉：**可改善沮喪情緒、使人倍覺寵愛、增添女性自覺與魅力。

又如茶樹精油，它的殺菌力極佳，原本就是防疫好手，搭配擅長處理呼吸道感染的大西洋雪松、可抗菌的乳香，三種精油的力量加成，很快就能使鼻子恢復通暢、緩和支氣管發炎。不過，當茶樹精油和其他精油搭配，例如可處理陰部搔癢和白帶過多的松紅梅精油，以及改善泌尿道感染的尤加利，結合三者的強大威力，能減輕陰部和尿道的搔癢和灼熱感。

複方調油的 6 個提醒

對於芳療初學者，在進行複方調油之前，請切記以下 6 個提醒：

1. 初學者調油，使用的精油種類，最好不要超過 3 種。
2. 調配之前，必須先詢問使用者，將可能造成過敏的元素排除。
3. 詢問使用者，是否對某些氣味有不愉快或悲傷的記憶？若有請放棄不用，改選功能接近但氣味不同的精油。
4. 請設定想要達成的期望，再針對目的選擇精油種類，接著決定使用方法、濃度和劑量；用法若改變，劑量也會跟著不同。
5. 調油之前，請注意周遭環境有無異味，通風必須良好。
6. 擁抱熱忱、愛心、專業，依步驟循序漸進地專心調油，才能調出細膩、高品質又有活力的好油。

調香前的準備工具

調配複方精油之前，必須先備妥以下工具，才能順利地完成調香。

- **單方精油：**依所需的配方準備數瓶。
- **滴管：**每瓶單方精油準備一隻滴管，滴管上貼好標籤，以免混淆。

- **聞香紙：**把單方精油滴在其上試聞味道；若無聞香紙，可用無香面紙取代。
- **試聞杯：**把精油依比例滴入杯內混合後試聞。
- **深色空瓶：**用來盛裝調配好的複方精油，從 5ml ～ 100ml 皆可，視調油的習慣劑量做選擇。
- **植物油：**雖非必備，但若要按摩或稀釋時會用得到，通常以低溫冷壓的植物油爲佳。
- **自黏標籤：**目的是黏貼在調好的精油瓶上，註明調油日期、使用精油和植物油的滴數。
- **筆記本：**寫下所設計的處方，並依照使用情形記錄使用後的心得。

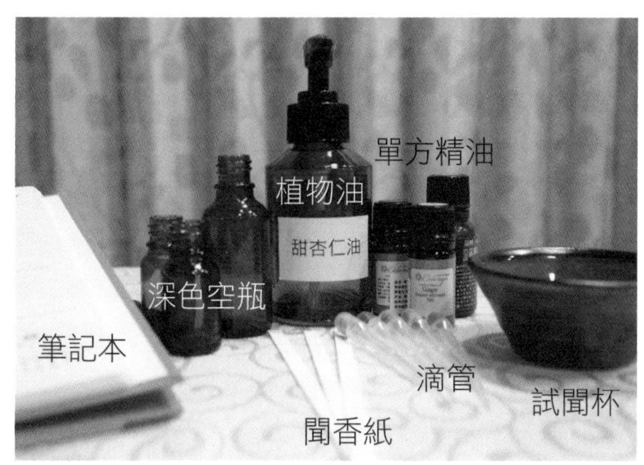

名稱：
日期：
配方：

↑自填標籤

單位與滴數換算表

1 毫升＝約 20 滴

1 茶匙＝ 5 毫升＝約 100 滴

1 湯匙＝ 15 毫升＝約 1/2 盎司＝約 300 滴

1 盎司＝約 30 毫升＝約 600 滴

調油方向 1
依萃取來源調配

精油萃取自各種植物的不同部位，調香時，可依循自然香味的來源做分類，選擇較具協調性的不同類別精油，或是從同一類別精油裡做選擇。

調油速配表

以下是調油速配表。經由萃取來源相同的植物，搭配起來的協調性會不錯。通常，同類精油可互相搭配，上下相鄰不同類別的精油也可以。

類 別	精油種類				
花香類	洋甘菊	橙花	依蘭依蘭	薰衣草	玫瑰
	永久花	茉莉	—	—	—
柑橘類	佛手柑	萊姆	檸檬	葡萄柚	甜橙
草本類	薄荷	羅勒	快樂鼠尾草	百里香	迷迭香
木質類	檀香	花梨木	—	—	—
辛香類	茴香	黑胡椒	豆蔻	肉桂	薑
樹脂類	乳香	沒藥	安息香	—	—
葉片類	大西洋雪松	絲柏	苦橙葉	月桂	尤加利
	羅文莎葉	茶樹	絲柏	香桃木	芳樟

最佳拍檔建議

新手調油，不妨從較協調的類別中做選擇，以下是幾種可遵循的組合：

- **花香類＋柑橘類＋任一類**　例如：橙花 + 佛手柑 + 苦橙葉
- **柑橘類＋木質類＋草本類**　例如：萊姆 + 檀香 + 迷迭香
- **辛香類＋葉片類＋樹脂類**　例如：豆蔻 + 大西洋雪松 + 乳香
- **樹脂類＋葉片類＋花香類**　例如：沒藥 + 茶樹 + 薰衣草

調油方向 2
依經典香氛調性調配

就像每個人有不同的樣貌和氣質，每種精油也有其香氛調性，依照這個原則來做調配，是複方精油設計處方時的方向。所謂調性，主要取決於精油的揮發性，它與精油香味的持久度關係密切。請注意兩件事：其一，調配的原則，應先決定基礎調的香氣，再依序加入中調和前調的香氣。其二，同一種精油未必只有一個調性，例如：杜松漿果和洋甘菊，它們可以是前調，也可以是中調；又如快樂鼠尾草、甜馬鬱蘭和絲柏，它們可以是中調，也可以是基礎調。

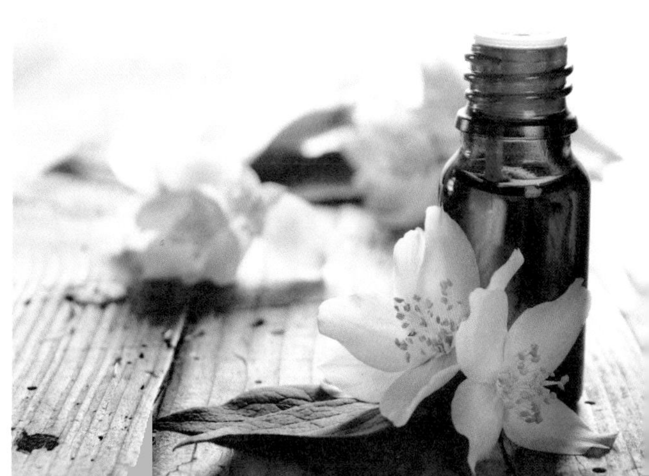

基礎調

10%～20%，定香劑

別　　名：又稱為後調、後味或低音。

比　　例：5%～10%。

揮 發 性：揮發性最弱，起初是聞不到的，但和體溫融合後，其氣味會慢慢明顯，能持續3小時以上。

作　　用：在作用上具有鎮定、放鬆的效果，可舒緩焦慮和緊張的情緒，主要作用於全身。

類　　別：木質類、樹脂類、根部類精油經常是本類代表。

代表精油：安息香、雪松、乳香、茉莉、沒藥、廣藿香、玫瑰原精、檀香、穗甘松、岩蘭草。

中調

40%～80%，香味主體

別　　名：又稱為中間調、中味或中音。

比　　例：50%～80%。

揮 發 性：揮發性居中，其氣味大約能持續2～3小時。

定　　位：是複方精油的主體，可帶來溫暖圓柔的感覺，也使前調的氣味不至於太衝。

作　　用：在作用上具有平衡效果，可協調人體各系統，促進新陳代謝，主要作用於五臟六腑。

類　　別：花朵類、全草、葉片類精油經常是本類代表。

代表精油：黑胡椒、洋甘菊、快樂鼠尾草、胡荽、絲柏、茴香、天竺葵、杜松漿果、薰衣草、馬鬱蘭、橙花、苦橙葉、玫瑰、迷迭香、百里香、依蘭依蘭。

前調

20% ～ 40%，香味第一印象

別　　名：又稱為前味或高音。

比　　例：5% ～ 20%。

揮 發 性：揮發性最強，其氣味大約只能保持 30 分鐘。

定　　位：它的氣味直率又具有穿透性，是複方精油予人的第一印象，若選擇得當可提升精油的清新感。

作　　用：具有激勵效果，可提振心靈、樂觀向上，主要作用於腦部。

類　　別：芸香科柑橘屬及葉片類精油經常是本類代表。

代表精油：羅勒、佛手柑、尤加利、葡萄柚、檸檬、檸檬香茅、萊姆、紅橘（Mandarin）、薄荷。

NOTE

有些基礎調的精油常被選來做爲定香劑，例如：岩蘭草、廣藿香、檀香、沒藥、乳香等。定香劑的特性包括揮發慢、分子大、不易變質、香味持久，其存在的主要目的，是讓處方裡的各種精油氣味穩定而均勻地表現出來，味道不那麼快揮發消失。選擇得當，能讓精油或香水的組合特性更豐富，具多元風貌。

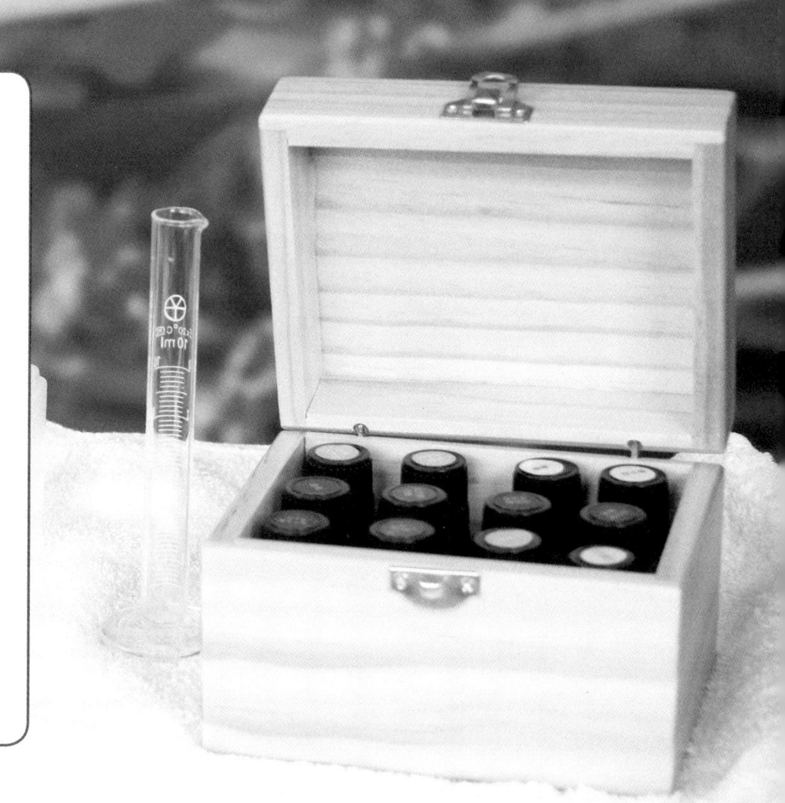

調油方向 3
依照護功能調配

芳香療法本就是爲了呵護身心而誕生，因此在調油時，參考精油對生理和心理的作用，是調油的思考方向。舉例來說，如果想舒緩關節疼痛，可以使用羅勒＋薰衣草＋薑；如果想消除水腫，可以使用葡萄柚＋羅勒＋杜松漿果；如果想消除橘皮，可以使用杜松漿果＋大西洋雪松＋絲柏。

依十大系統推薦精油

系統名稱	精油種類
呼吸系統	乳香、萊姆、絲柏、玫瑰草、尤加利、茶樹、百千層、香蜂草、薄荷、牛至、羅文莎葉、迷迭香、安息香、百里香、苦橙葉。
免疫系統	乳香、肉桂、檸檬、萊姆、葡萄柚、沒藥、檸檬草、玫瑰草、丁香、茶樹、百千層、香桃木、牛至、迷迭香、百里香。
消化系統	洋甘菊、肉桂、檸檬、苦橙葉、橙花、佛手柑、葡萄柚、丁香、甜茴香、薄荷、羅勒、甜馬鬱蘭、薑。
肌肉骨骼系統	絲柏、檸檬香茅、丁香、杜松漿果、薰衣草、薄荷、羅勒、甜馬鬱蘭、迷迭香、薑。
皮膚系統	乳香、依蘭依蘭、雪松、洋甘菊、苦橙葉、橙花、佛手柑、葡萄柚、絲柏、薰衣草、茶樹、薄荷、香桃木、廣藿香、玫瑰、快樂鼠尾草、安息香、牛至、天竺葵。
心血管系統	依蘭依蘭、肉桂、檸檬、苦橙葉、佛手柑、葡萄柚、絲柏、薰衣草、丁香、羅勒、甜馬鬱蘭、廣藿香、玫瑰、快樂鼠尾草、薑。
淋巴系統	大西洋雪松、檸檬、葡萄柚、絲柏、檸檬香茅、杜松漿果、白千層、甜馬鬱蘭。

系統名稱	精油種類
內分泌系統	依蘭依蘭、絲柏、丁香、甜茴香、羅勒、玫瑰、快樂鼠尾草、天竺葵、羅馬洋甘菊、雪松、茉莉、肉桂、佛手柑、岩蘭草、檀香、薰衣草。
泌尿與生殖系統	尤加利、薰衣草、茶樹、依蘭依蘭、洋甘菊、橙花、絲柏、甜茴香、杜松漿果、玫瑰。

⚠ **注意：**在任何情況下，若您有疑問，請停止或立刻諮詢合格的專業芳療師、專科醫師。

依常見芳香照護推薦精油

芳香照護	推薦精油
舒緩感冒咳嗽	乳香、沒藥、安息香、薰衣草、大西洋雪松、檀香、絲柏、迷迭香、百里香、豆蔻、芳樟、永久花。
舒緩鼻塞	尤加利、白千層、絲柏、薰衣草、檸檬、迷迭香、薄荷、香桃木、豆蔻。
舒緩濃痰不化	尤加利、乳香、薰衣草、檀香、安息香、薑、歐白芷根、香桃木。
舒緩發燒	薄荷、薰衣草、檸檬、尤加利、橙花、香桃木。
舒緩頭痛	薰衣草、檸檬、天竺葵、薄荷、玫瑰、洋甘菊、橙花、歐白芷根、月桂、薑。
提升免疫力	茶樹、檀香、檸檬、天竺葵、薰衣草、甜馬鬱蘭、羅勒、白千層、黑胡椒、岩蘭草、萊姆、野橘、沒藥、廣藿香、百里香、羅文莎葉。

芳香照護	推薦精油
舒緩脹氣	肉桂、薑、薰衣草、杜松漿果、丁香、佛手柑、檸檬香茅、檸檬、野橘、甜橙、橙花、快樂鼠尾草、肉桂、丁香、黑胡椒、豆蔻。
舒緩口臭	檸檬、薄荷、薰衣草、沒藥、豆蔻、丁香。
舒緩胃痛	薄荷、迷迭香、安息香、羅勒、苦橙葉、山雞椒、豆蔻、黑胡椒。
舒緩腹瀉	甜茴香、洋甘菊、檀香、廣藿香、丁香、豆蔻、甜橙、橙花、肉桂。
舒緩便祕	甜茴香、廣藿香、山雞椒、甜橙、薑、黑胡椒。
皮膚乾燥老化	茉莉、玫瑰、檀香、洋甘菊、乳香、玫瑰草、玫塊天竺葵。
舒緩青春痘	薰衣草、茶樹、乳香、丁香。
淨化頭皮	檸檬、杜松漿果、大西洋雪松、洋甘菊、佛手柑。
改善掉髮	快樂鼠尾草、薑、迷迭香、雪松、薰衣草。
淡化疤痕	薰衣草、檀香、乳香、沒藥、橙花、玫瑰、茉莉。
舒緩黑眼圈	洋甘菊、永久花、玫瑰、天竺葵、薰衣草。
舒緩眼睛疲勞	洋甘菊、薰衣草、永久花、乳香。
關節痠痛	薄荷、杜松漿果、迷迭香、薰衣草、乳香、尤加利。
舒緩水腫	檸檬香茅、葡萄柚、甜茴香、肉桂、大西洋雪松、迷迭香、絲柏、杜松漿果。
淨化排毒	杜松漿果、絲柏、檸檬、葡萄柚、甜橙、月桂。
泌尿道感染	甜馬鬱蘭、乳香、檀香、天竺葵、佛手柑、尤加利、沒藥、薰衣草、茶樹。
舒緩血壓、心血管問題	橙花、薰衣草、佛手柑、依蘭依蘭、甜馬鬱蘭。
失眠	薰衣草、乳香、洋甘菊、苦橙葉、岩蘭草、快樂鼠尾草。

芳香照護	推薦精油
手腳冰冷	黑胡椒、薑、迷迭香。
生理期不適	甜馬鬱蘭、洋甘菊、迷迭香、薰衣草、快樂鼠尾草、天竺葵。
更年期症候群	乳香、天竺葵、茉莉、橙花、快樂鼠尾草、岩蘭草、甜茴香、洋甘菊、甜馬鬱蘭。

⚠ **注意：**在任何情況下，若您有疑問，請停止或立刻諮詢合格的專業芳療師、專科醫師。

依情緒保健推薦精油

芳香照護	推薦精油
紓解壓力	岩蘭草、佛手柑、甜馬鬱蘭。
樂觀開朗	葡萄柚、甜橙、野橘。
激勵向上	迷迭香、佛手柑、丁香、橙花、檸檬香茅、甜橙、豆蔻。
掃除憂鬱	洋甘菊、橙花、依蘭依蘭、岩蘭草、茉莉、洋甘菊、佛手柑、薰衣草。
幫助記憶力	迷迭香、丁香、百里香、檀香、香蜂草。
澄清思緒	薄荷、檸檬、尤加利、茶樹、迷迭香。
清新空氣	乳香、薄荷、佛手柑、薰衣草、檸檬、雪松、冷杉、絲柏、檸檬、杜松漿果、佛手柑。
補充元氣	歐白芷根、羅勒、肉桂、黑胡椒、廣藿香、雪松。
浪漫氛圍	依蘭依蘭、玫瑰、茉莉、天竺葵、橙花、薰衣草、佛手柑。

⚠ **注意：**在任何情況下，若您有疑問，請停止或立刻諮詢合格的專業芳療師、專科醫師。

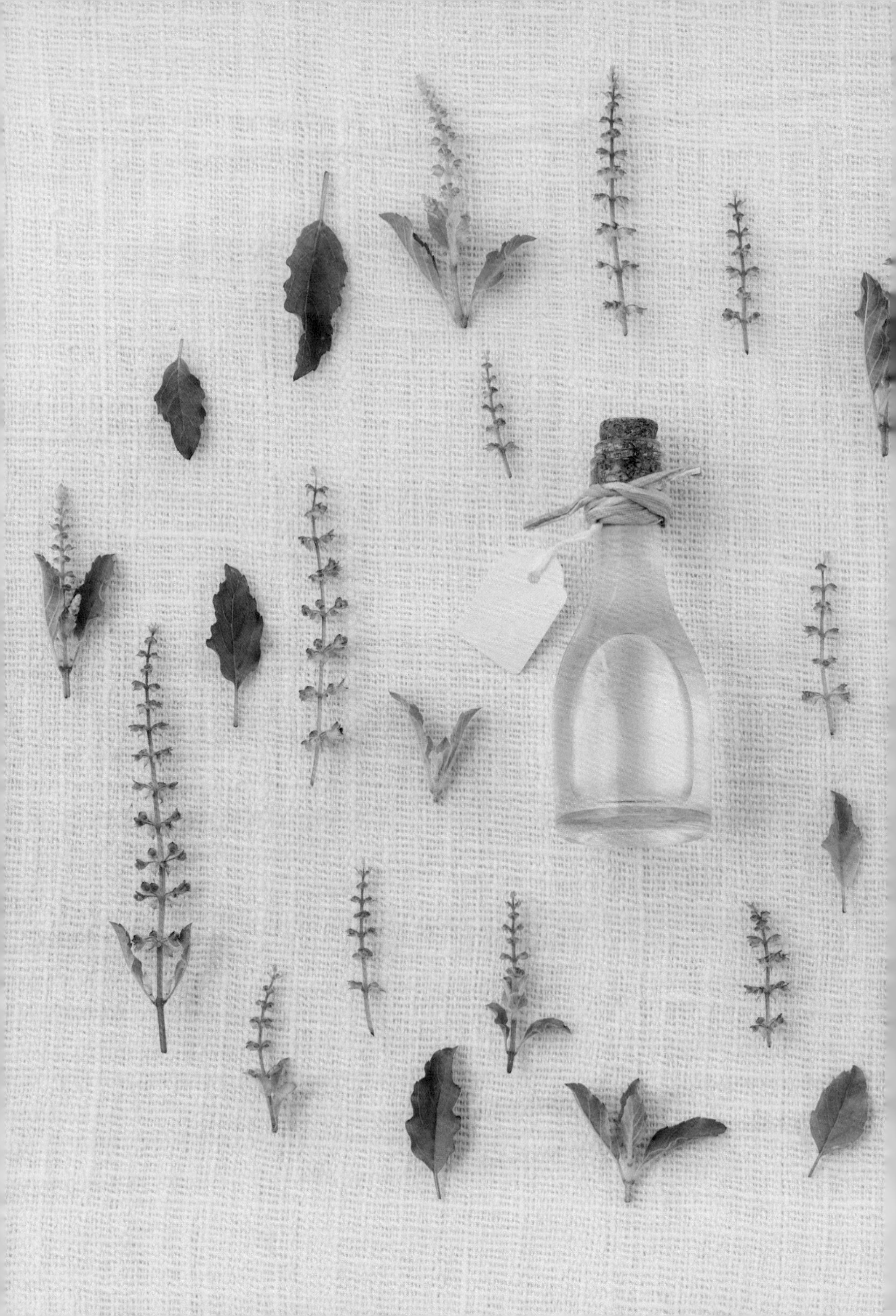

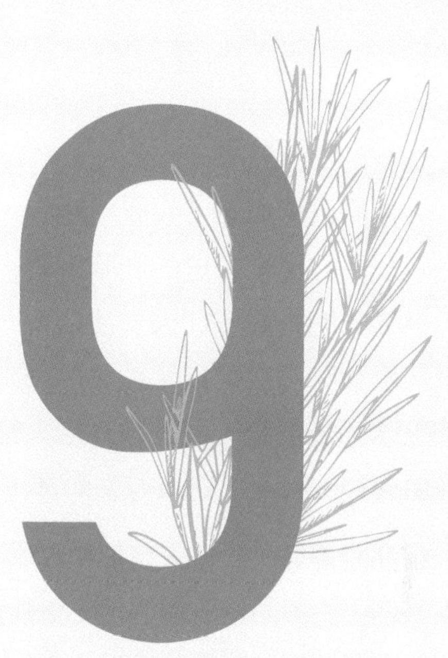

精油香氛密碼——精油調香

偶然喚醒記憶的一縷香氣，
是刻在靈魂上的一組密碼。

或許心情輕盈，或許使人神迷，
這神祕卻又熟悉的味道，
等著你來解謎。

人類的五感體驗（視覺、聽覺、嗅覺、味覺與觸覺）中，最早發展的就是嗅覺，約莫十二週的胚胎就有完整嗅覺功能。氣味對人的影響極其深遠，但氣味的喜好，卻因生活環境、文化背景不同有極大差異。什麼氣味香？什麼氣味臭？難以定論。舉例來說，愛吃臭豆腐的臺灣人，覺得臭豆腐的氣味代表美味，但多數外國人卻覺得奇臭無比。而歐洲人鍾愛的藍起士（Blue Cheese），對東方人而言，也是一股難以忍受的臭味。

精油的香氣，源自大自然植物本身散發的香味，用精油調製香氛，不僅代表每個人的不同特質與個性，更能彰顯個人的優雅品味。本書依植物萃取的香氣來源不同，將精油分爲六大族群。不同的香味，帶來截然不同的感官體驗，人們可以透過深、淺呼吸，感覺到香氛氣息，達到穩定心情、舒放緊繃情緒、療癒身心靈的作用。在第八章，我們依循精油作用，介紹經典香氛調油技巧，現在，將進一步帶領大家學習如何調製個人專屬香氛密碼。

什麼是精油香氛密碼？

生活中充斥著各式各樣的氣味，這些氣味往往與人的情緒記憶緊密連結。剛割完草的青草香、海浪拍岸傳來的陣陣海潮味、下過雨的泥土蒸發氣味、新生兒自然散發的奶香，各種氣味密碼深植人心。

法國文學家普魯斯特的名著《追憶似水年華》中，以生動描述，將情緒低落時，嘗到母親遞給他的瑪德蓮蛋糕與茶，讓他開啓了記憶密碼，逐漸憶起過往住在貢布雷期間，如何在每週日早晨，將一小塊瑪德蓮蛋糕浸入茶中享用的清晰回憶，鉅細靡遺地描述出來，讓所有讀者彷彿跟著他回到當年。這其中，除了視覺、味覺的敘述，食物的香氣更伴隨味覺與記憶連結。

運用精油調製專屬的香氛密碼，就像是把天然香氣，轉化為個人符碼。例如瑪麗蓮夢露在1952年接受生活雜誌（Life Magzine）採訪時被問到：「瑪莉蓮，你睡覺時穿什麼？」她答：「只穿No.5（香奈兒5號香水）」，讓這款香氛瞬間爆紅，成為性感象徵。運用個人香氛密碼，讓香氣與人格特質、形象連結，正是現代人形塑好人緣的另類名片。

植物精油六大族群

精油是從天然植物的根、莖、葉、果實、種子、樹皮、樹脂等萃取而成。萃取的來源不同，香味表現也各異。本書依植物萃取部位的不同，將精油香氛分成六大類別：果香、香料、花香、葉片、木質及根部。

萃取來源

類別	萃取部位	代表精油
果香	果皮	佛手柑、葡萄柚、檸檬、萊姆、甜橙、野橘
香料	種子	茴香、豆蔻
	樹皮	肉桂
花香	花朵	洋甘菊、薰衣草、茉莉、大馬士革玫瑰、依蘭依蘭、永久花、丁香、橙花
葉片	樹葉	絲柏、尤加利、茶樹、綠花白千層、月桂、芳樟、羅文莎樹、香桃木、苦橙葉
	全株藥草	迷迭香、甜馬鬱蘭、羅勒、百里香
木質	樹脂	乳香、沒藥、安息香
	木心	花梨木、檀香、大西洋雪松
根部	根	岩蘭草、歐白芷根、薑

用不同族群代表性植物精油，調成不同效果的精油香氛：

精油香氛六大族群	類別	代表性精油
陽光愉悅	果香／果皮	野橘、檸檬、佛手柑、葡萄柚、萊姆、甜橙、青橘
開懷暖心	香料／種子	黑胡椒、茴香、豆蔻、丁香、薑
浪漫柔情	花香／花朵	依蘭依蘭、橙花、茉莉、洋甘菊、天竺葵、玫瑰、永久花、薰衣草
大地森林	木質／根部	岩蘭草、雪松、廣藿香、檜木、檀香
中性沉穩	樹脂	祕魯香脂、安息香、乳香、沒藥
清新甦醒	全株藥草／葉片	綠薄荷、百里香、迷迭香、茶樹、苦橙葉、尤加利

香水分類

依精油與酒精比例之不同，可調製出不同香水。酒精比例高低，與香水揮發速度成正比，酒精濃度愈高，揮發得愈快，氣味愈淡。既然選擇天然精油，搭配的酒精也以濃度 40 度以上的穀物酒精爲佳，最常用的是琴酒（杜松子酒）或伏特加等。

注意事項

避免用工業用酒精，如乙醛、丙醛及較高沸點的戊醇等，這些材料添加在香氛中，會直接接觸肌膚，造成肌膚乾燥、泛紅過敏、不舒適，形成肌膚負擔，濃郁的酒精氣味也影響嗅覺的舒適度！

瓶瓶罐罐的香水中，有大、有袖珍小瓶裝，其價格的差異性與香水瓶子的容量大小無關，但是與香精單體的含量濃度有關。精油調香同樣也可以有濃淡的比例調和，下列爲精油調香推薦的濃度比例：

濃度 vs. 淡香水

	精油濃度	持續時間
濃香水	15 ~ 20%	約 5 ~ 7 小時
香水	12 ~ 18%	約 3 ~ 5 小時
淡香水	5 ~ 12%	約 1 ~ 3 小時

匈牙利皇后露的傳奇

充滿女性魅力的香氛密碼，早在 14 世紀，歐洲匈牙利皇后伊莎貝拉就開始使用。50 歲的伊莎貝拉，讓小她十幾歲的波蘭國王深深迷戀，祕訣就在她每天使用的獨特香氛。伊莎貝拉皇后的傳奇香氛魅力，來自於她每天保養淨身使用的配方，採用歐洲最珍貴的植物，萃取數種植物純露與花香調的精油，讓她返老還童，擁有少女般吹彈可破的肌膚與容貌。她身上散發的獨特香味，讓所有人都想一親芳澤，更讓波蘭國王深深著迷。而這款被稱爲「匈牙利皇后露」的配方，在歐洲歷代王妃口耳相傳下流傳至今，可說是現代香水的前身。目前市售商品例如 ALQVIMIA 雅氣煉金術匈牙利皇后露，正完美地將芳療煉金術以商品呈現。

關於煉金術匈牙利皇后露的呈現有不同的版本，我將簡單且實用的配方摘錄如下，提供參考：

匈牙利皇后露 DIY

- **材料**

1. 迷迭香精油 4 滴
2. 檸檬精油 6 滴
3. 甜橙 2 滴
4. 橙花純露 8ml
5. 玫瑰純露 8ml
6. 90％以上的穀物酒精 20ml（例如：生命之水精餾伏特加）

- **步驟**

1. 取 50ml 香水空瓶
2. 加入精油 12 滴
3. 感受香氣融合
4. 加入穀物酒精 20ml
5. 加入橙花純露 8ml、玫瑰純露 8ml
6. 鎖上香水瓶頭，均勻調和

- **注意事項**

1. **陳化期／熟成期：**天然精油調和之後，需靜置一至兩週，待精油與純露和穀物酒精融合陳化。
2. **使用方法：**建議每日使用 3 ～ 4 次，塗抹於手腕、耳後、鎖骨、膻中穴、委中穴等部位。

香氛精油調配

配方推薦如下：

萃取部位	推薦配方	預期效果
花朵	薰衣草、甜馬鬱蘭、玫瑰、橙花、茉莉	放下焦慮～好放鬆
種子	甜茴香、胡蘿蔔籽	平衡女性荷爾蒙
果皮	葡萄柚、紅橘、甜橙	喜悅提振～好心情
葉片	尤加利、茶樹、馬奴卡	順暢呼吸～好舒暢
樹脂	乳香、安息香	舒緩敏感性皮膚
根部	薑、歐白芷	舒緩腸胃不舒服
整株藥草	薄荷、迷迭香	舒緩肌肉疼痛

認識精油調香的前調、中調、基礎調

前調		中調		基礎調	
羅勒	檸檬	黑胡椒	薰衣草	安息香	廣藿香
佛手柑	檸檬香茅	洋甘菊	馬鬱蘭	雪松	玫瑰原精
尤加利	萊姆	快樂鼠尾草	橙花	乳香	檀香
葡萄柚	薄荷	胡荽	苦橙葉	茉莉	穗甘松
紅橘（Mandarin）		絲柏	玫瑰	沒藥	岩蘭草
		茴香	迷迭香		
		天竺葵	百里香		
		杜松漿果	依蘭依蘭		

調香準備

- **工具**
  1. 玻璃棒 1 支
  2. 燒杯 10ml
  3. 香水瓶
  4. 油漆筆
- **材料**
  1. 天然精油
  2. 穀物酒精

調香比例

依據此次選用的精油而有不同，通常前、中、後調的比例是2：3：1或2：2：1。調油的方向依經典香氛之調性調配。

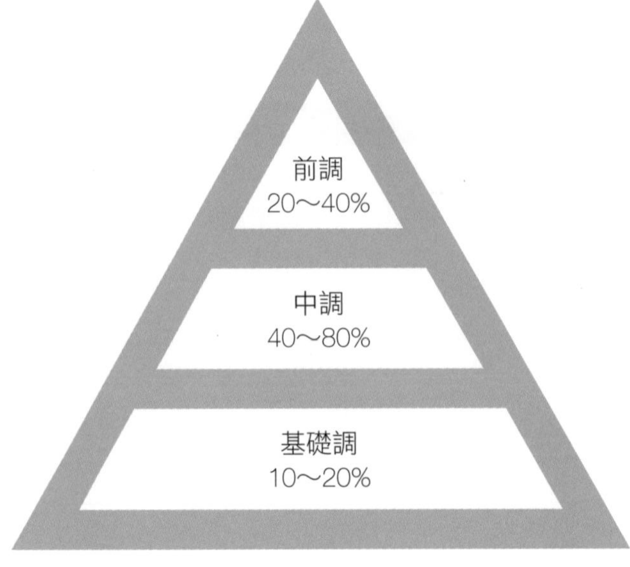

香味描述的 5 大類

香味描述的方向分爲 5 大類，例如：品味香氣的氛圍、體察芳香分子的美感；瞬間嗅覺印象，是來自哪一類的香型？香味是清雅或是濃郁？以下舉例說明。

香型	厚度	味覺	自然	擬物
果香 花香 木質香 琥珀香 草香	清雅 濃郁 明亮 厚重	酸 甜 苦 辣	陽光般溫暖 海洋般清透 微風的輕撫	像曠野的檜木 像甜美的草莓

調香步驟

1. **先決定調香的主題。**

   參閱精油香氛六大族群，再延伸自己對生活境界的美感創意。

2. **決定調香的主體，挑一種精油用 4 滴。**

   中調精油——黑胡椒、洋甘菊、快樂鼠尾草、胡荽、絲柏、茴香、天竺葵、杜松漿果、薰衣草、馬鬱蘭、橙花、苦橙葉、玫瑰、迷迭香、百里香、依蘭依蘭。

3. **選調香第一印象的精油，挑一種精油取 4 滴。**

   前調精油——羅勒、佛手柑、尤加利、葡萄柚、檸檬、檸檬香茅、萊姆、紅橘（Mandarin）、薄荷。

4. **選擇調香的定香劑，挑一種精油取 2 滴。**

   基礎調精油——安息香、雪松、乳香、茉莉、沒藥、廣藿香、玫瑰原精、檀香、穗甘松、岩蘭草。

調香實作與心情分享，可參考下列表格，自行練習。

調香實作

香氛密碼命名：

容量：

稀釋濃度：

精油名稱	種類	香味描述	劑量（滴數）	備註
1.（前調）				
2.（中調）				
3.（基礎調）				

調香師 Name：________　　調製日期：________

心得分享

日期：____ 年 ____ 月 ____ 日

姓名：____________________

分享您為自己調配的精油香水：

1. 我的命名靈感來源—

2. 我的使用時機—

3. 我期待使用這精油香水帶來的效果—

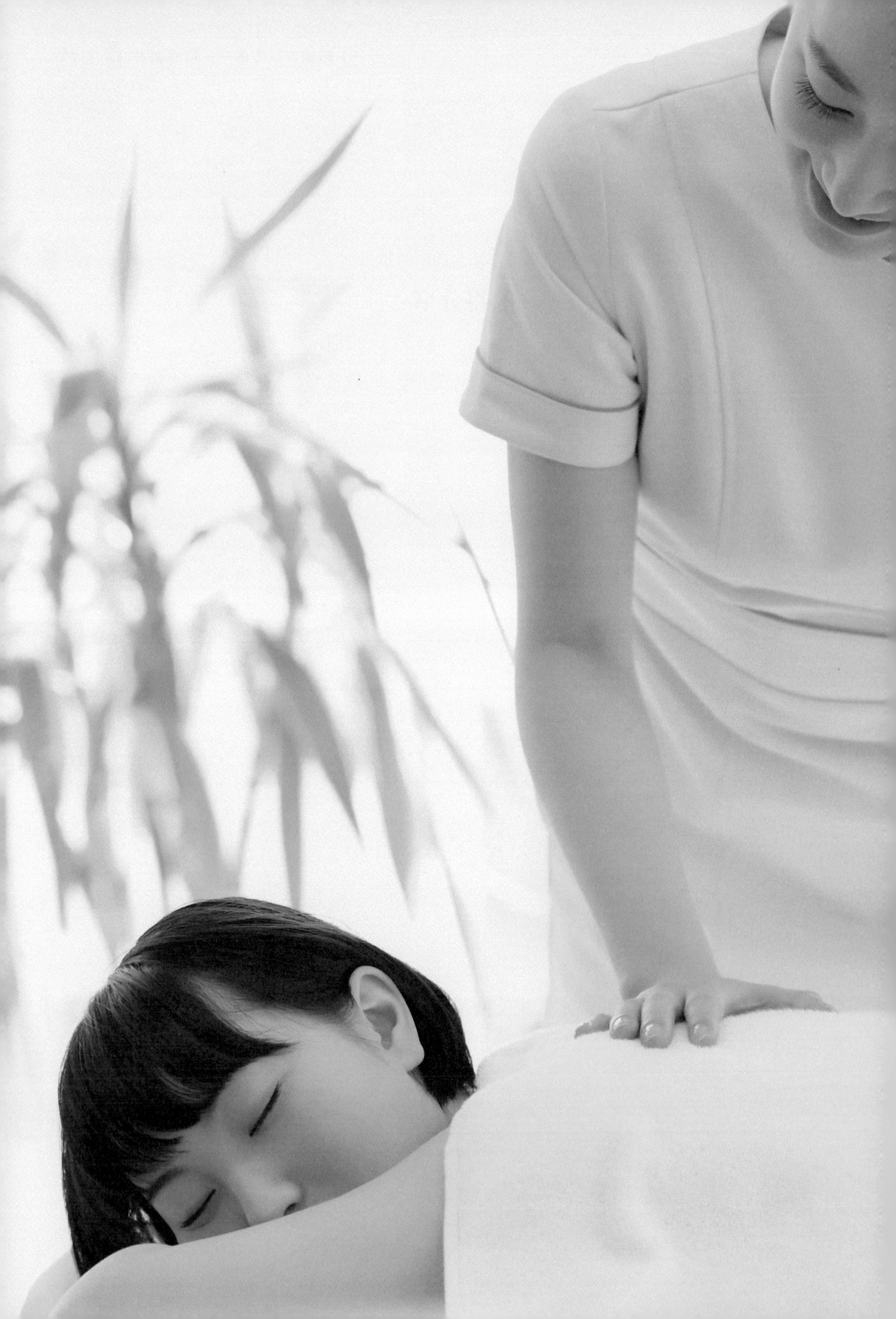

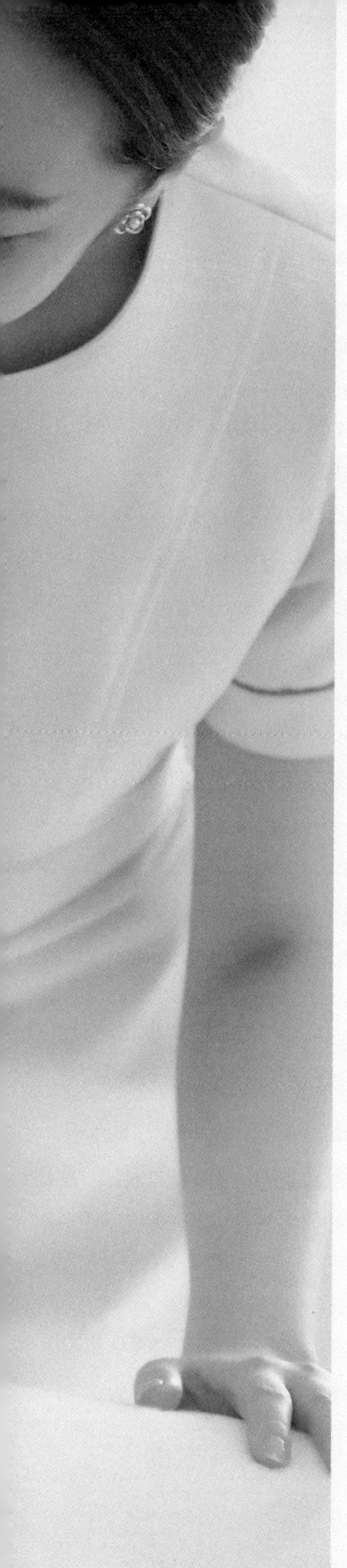

10 樂活女王按摩手技

以接觸傳達能量，
以手技揉捏舒壓。

心理的壓力可以藉著香氛紓解，
而身體的疲累，
就交給樂活女王替你解決。

常見的按摩法包括了瑞典式按摩、淋巴引流按摩、中國式按摩、印度式按摩、泰國式按摩、東方頭部按摩、日本穴道按摩、反射區按摩、沙勞越按摩、土耳其浴按摩、摩洛哥按摩等，每一種都有其特色。綜觀來說，按摩廣羅了撫推、掌滑、指按、推拿、敲拍、安撫等動作，能促進「快樂荷爾蒙」多巴胺和血清素的產生，並減少「壓力荷爾蒙」，幫助我們排除焦慮、紓壓解鬱，提升幸福感和健康，同時藉由調理體內恆定平衡，做好人體十大系統的健康管理。

按摩對身心靈的影響

透過接觸與溝通交流，按摩能和緩肌肉的發炎與痠痛程度，讓呼吸隨著肌肉的放鬆而深緩，有助於血壓穩定，並減少腎上腺素分泌，達到交感和副交感神經平衡，使血液和淋巴液的循環更順暢，組織細胞可得到充分的氧氣和養分，同時促進體內新陳代謝後代謝的元素排出，換言之，整個人的身心靈都得到照顧和淨化。

對生理系統的影響

按摩之後，身體會有所反饋產生改善，讓各系統的生理機能變得更加平衡與提升，例如下表所列：

系統名稱	緩解方式
運動系統	按摩讓肌肉放鬆並做和緩的伸展，同時保有彈性，並讓關節順利轉動，往往能有效緩解痠痛。
循環系統	按摩能大幅度改善局部循環，爲被動式的局部運動，還能提升代謝率，加速身體對營養的吸收和對廢物的排除。
淋巴系統	淋巴液位在皮膚淺層，進行按摩和運動時，能促進淋巴液的流動，改善淋巴液滯留的現象，淨化身體。
心肺系統	一旦血液和淋巴液順暢循環，體液滯留問題改善了，自然減少心臟負擔，等於提高了心肺功能。
皮膚美容	對皮膚而言，按摩油具有保養效果，按摩動作讓肌纖維充滿活力，皮膚組織的細胞修復再生力會增強，肌膚彈性良好；此外，血液和淋巴液循環順暢，使細胞得到充分的氧氣和營養素的滋養，皮膚自然顯現光澤。
神經系統	按摩有利於促成交感神經和副交感神經的平衡，能釋放糾結的壓力，撫慰緊繃的情緒，讓心情平靜而愉悅。

對心靈狀態的淨化

按摩不僅改善體力，腦力也會隨之淨化、清新；當情緒放鬆、壓力釋放之後，思維更爲甦醒有活力，有助於進行正向、積極的思考。

請遵守按摩禁忌

按摩的優點固然多，然對身體來說，畢竟是一種外力的介入行為。處在以下狀況的人，不應該接受按摩：

- 皮膚敏感，或過敏正在發作中。
- 懷孕婦女，避免刺激子宮過度收縮。
- 生理期：影響經血的流量。
- 皮膚感染、傳染性皮膚病或開放性創傷。
- 高血壓、心臟病、靜脈曲張、血栓、靜脈炎等心血管疾病患者。
- 嚴重癌症患者或身體孱弱者。
- 近期有骨折及大範圍的傷疤組織。
- 近期剛接受過手術。
- 飯後半小時內，或是剛吃完大餐。

按摩前的準備

進行正式按摩之前，按摩師必須做好準備；按摩之後，還要做好善後，才是一場完美的按摩。

按摩前的準備動作

按摩之前，按摩師需先自行做好下列的準備動作：

- 準備一個舒適放鬆的環境，包括：光線、溫度、音樂、香氛等都要適宜，同時記得將電話、手機轉為靜音。
- 準備美容衣，確認乾淨、無異味。

- 按摩師應做基本的清除動作，包括：確認指甲長度、洗淨雙手，並取下戒指、手錶、手鍊等飾物。
- 鋪床，同時確保毛巾和床單的清潔。
- 調息深層呼吸 3 次，讓自己放鬆身心，然後摩擦雙手 20 ～ 30 次，等手掌溫暖後再開始。

工具

美容衣、大毛巾 2 條、小毛巾 4 條、調油缽、精油、植物油、按摩木梳、紓壓果香滾珠調和油、單方精油、陶瓷按摩板、精油香氛水氧機。

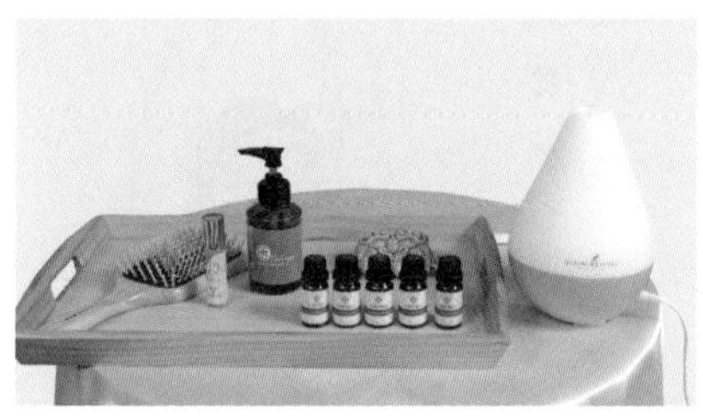

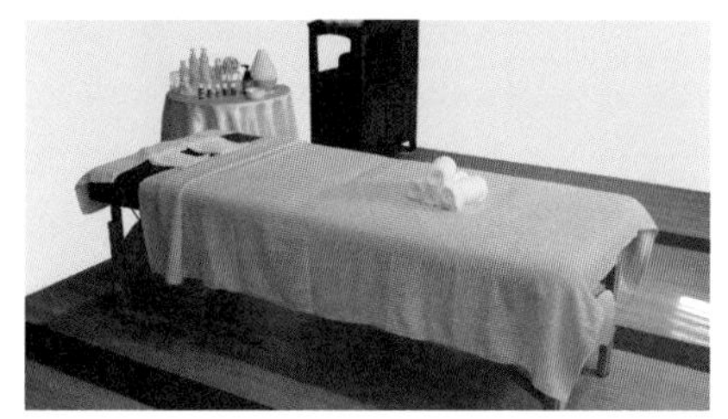

按摩前的客戶諮詢

按摩之前，芳療師需針對客戶做下列的諮詢：

- 合宜禮節，親切交流，填寫顧客資料表時，每個項目皆必須詳實填寫。
- 目視顧客大致的健康狀況，包括：臉色紅潤度、有無皮膚問題、四肢靈活度、精神狀況等，必要時提出詢問。
- 除了具備良好、正確的調油技巧，還要詢問客戶使用精油及接受按摩的經驗，瞭解有無過敏反應、喜歡哪一類的精油和氣味。

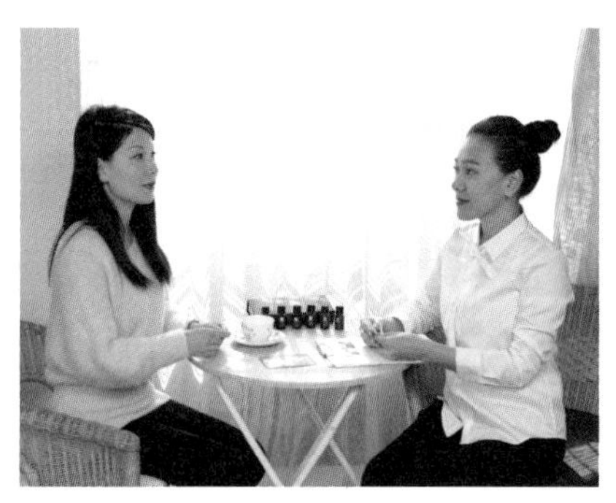

按摩前的伸展操

如同運動前必須先熱身的道理，按摩師幫客戶按摩之前，要先做伸展操活絡筋骨，才能爲客戶做更專業、完整的按摩服務，同時芳療師保持適量充足的體力，也是保護自己不受傷的關鍵。

伸展操

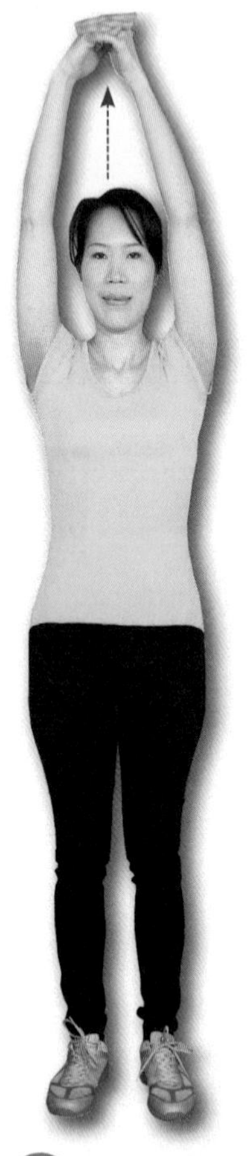

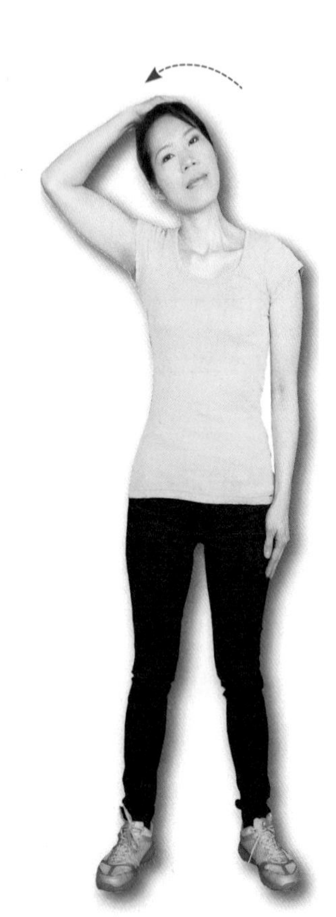

01 全身伸展

A. 頂天立地
B. 雙手上抬伸展

【作用】全身筋骨放鬆

02 肩頸部放鬆

A. 頭自然側彎
B. 右手押上左側頭部

【作用】胸鎖乳突肌、頭夾肌

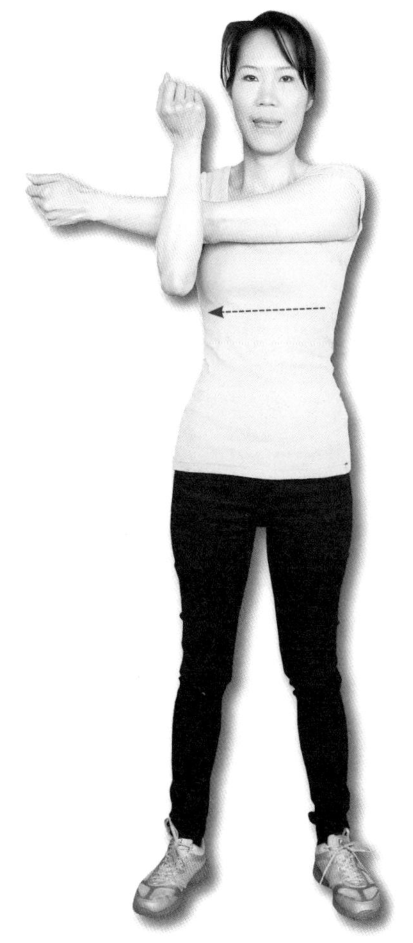

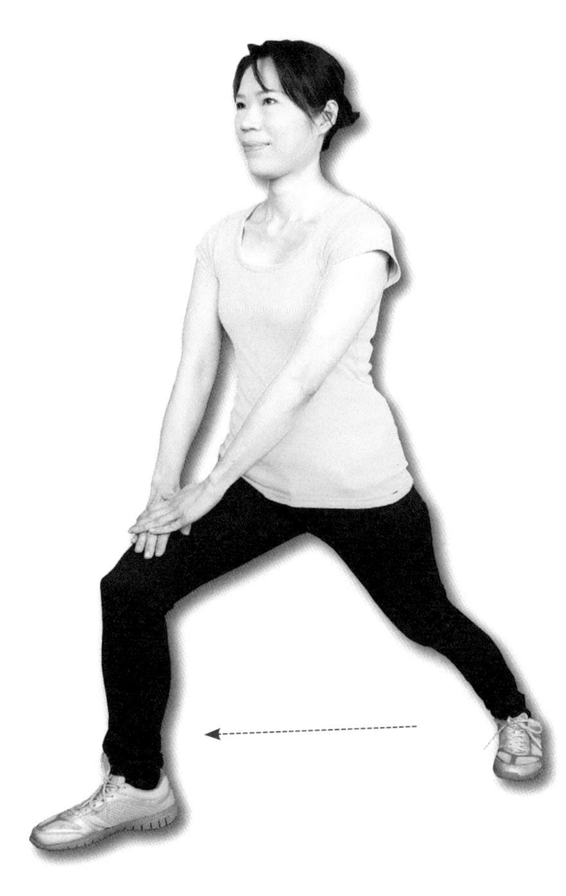

03 手臂放鬆

A. 右手抬高於胸前
B. 左手上舉向內壓手肘

【作用】肱三頭肌

04 大腿部放鬆

A. 身體挺直
B. 腳橫跨一步，蹲馬步，身體右移動作，弓箭姿勢

【作用】內後大肌、核心肌群

按摩時的提醒

按摩之際，必須留意以下事項：

- 按摩師所做的並非只是單純按摩手技的動作，在按摩過程裡，還同時傳遞關懷，讓被按摩的人覺得呵護備至。
- 按摩的動作不可急躁，應該和緩而堅定；最好適時詢問客戶的感受，隨時調整按摩力道。
- 按摩時，按摩師和客戶之間以精油為媒介，設法讓客戶的呼吸、按摩師的手技，彼此達到協調的境界。

步驟

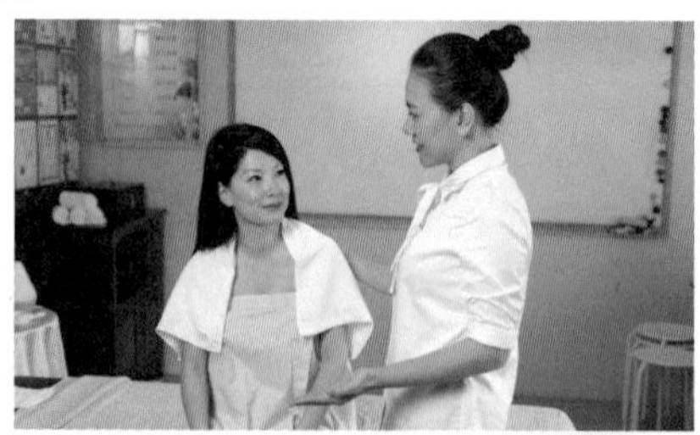

1. 芳療程序前的諮詢與療程說明及介紹。

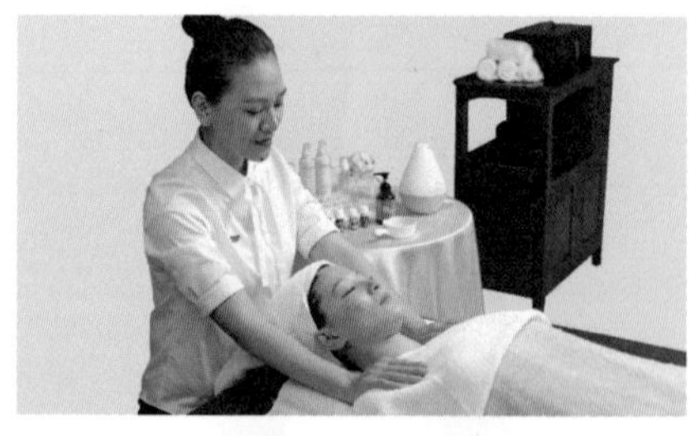

2. 連接：與顧客連接，雙手輕放顧客的肩膀和太陽穴。

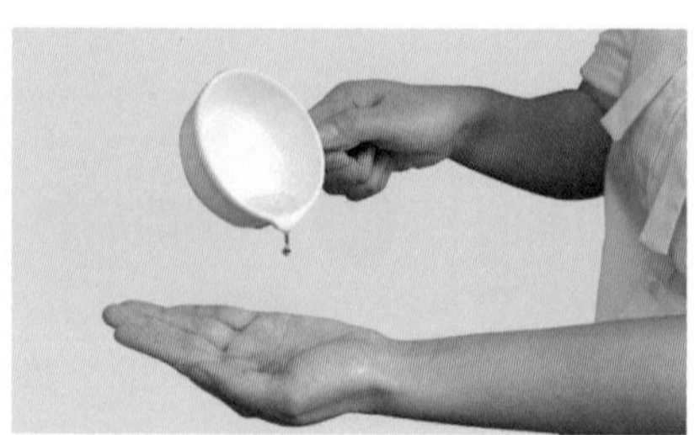

3. 塗抹：精油滴於手心。

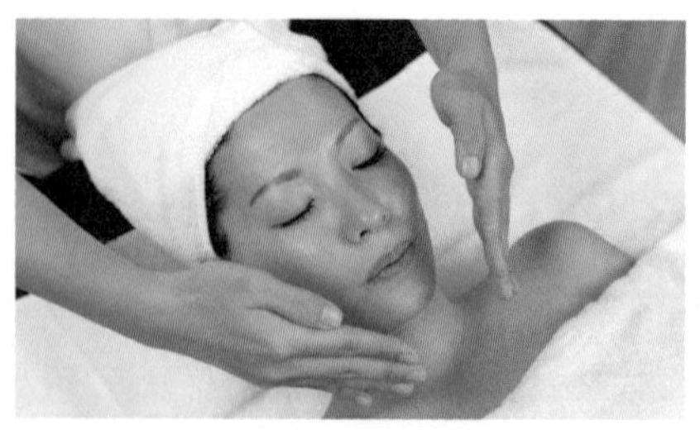

4. 嗅吸：讓顧客嗅吸，以鼻吸口吐的方式，幫助顧客放鬆緊張的心情。

按摩手技

1. 掌壓法：施用簡單、直接的掌壓開始按摩，是按摩師與客戶展開接觸的第一步。
2. 輕撫（Effleurage）：開始及結束輕柔舒緩按摩時使用。此手法可讓身體意識到開始進入按摩模式，讓按摩油均勻塗抹、溫熱肌膚，讓客戶放鬆。

   深層的撫摩：舒緩身體並檢查是否有緊張部位。也可促使脫屑的皮膚再生。
3. 揉捏法（Petrissage）：肌肉的深層按摩，最常用於兩手重疊施作，以拉與推（pull and push）的節奏進行，釋放緊繃的肌肉，按摩者可以施用包含：掌心、指腹有力道的來回揉捏，使某些部位變熱。深層動作可伸展身體組織，並舒緩肌肉緊張。常用的手法包含有：

   3-1. 深層揉捏法（Kneading）：有節奏的用姆指與四指兩手對稱的方向像揉麵團般，深層來回揉捏按摩的技巧。釋放大塊肌肉部位的緊張和加速體內循環。

   3-2. 捏滑滾動（Skin Rolling）：像中醫按摩的捏拿法，用姆指和四指捏拿肌肉，向前或向外滾動前進，可激勵循環。
4. 螺旋指壓／摩擦（Friction）：深層的拇指和指頭的螺旋動作。此摩擦會產生熱，以激勵血液循環，紓解肌肉僵硬與促進流動。
5. 敲拍（Percussion）：手刀式、跳動式、叩擊、手杯式、貓步。激勵身體系統、促進循環，溫熱肌膚，改善肌肉彈性。可在按摩結束時使用此手法，但要注意避開骨頭及精細部位。
6. 振動（vibration）：緩解神經通路的疼痛，舒緩肌肉緊繃感。

按摩後的善後

按摩結束之後，以下叮嚀將會讓這場按摩有更完美的句點：

- 爲自己和客戶各準備一杯放鬆身心的熱花草茶。
- 和客戶保持交流，按摩師可告訴客戶，按摩過程中，哪些部位出現了什麼反應、居家照護該如何進行。
- 提醒客戶，回家後建議泡澡 10 ～ 15 分鐘，水溫約攝氏 39 ～ 40 度即可。
- 按摩後 30 分鐘內，暫時不要進食。

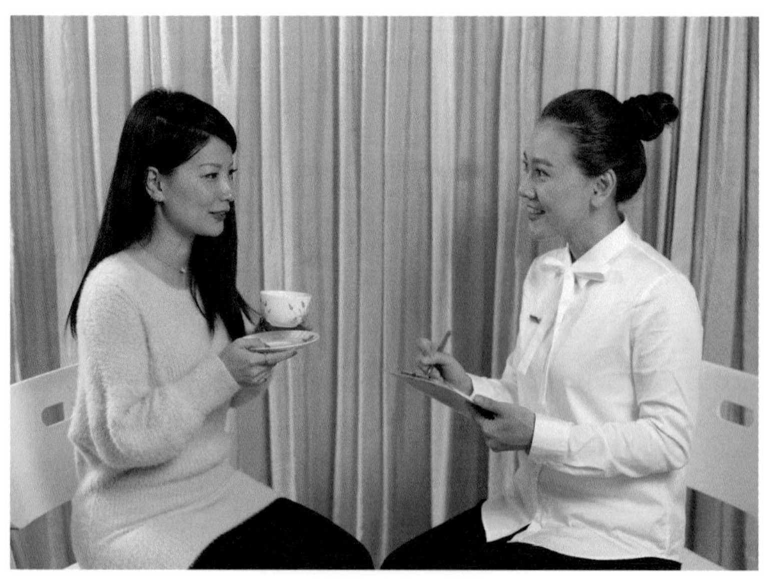

樂活女王芳香調理按摩—背部按摩手技

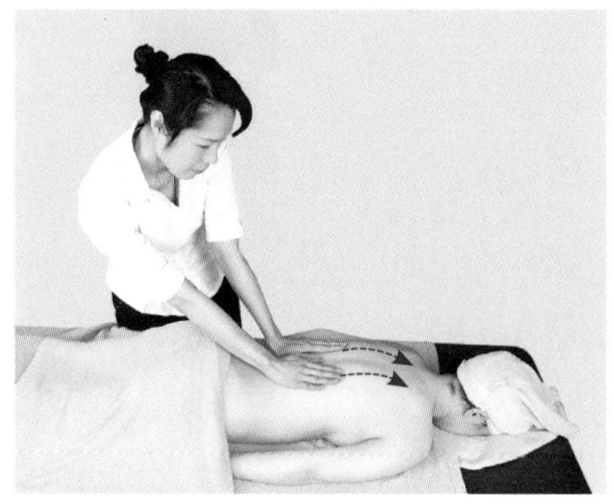

01 撫推

背部勻油
雙手服貼
大面積撫推背部

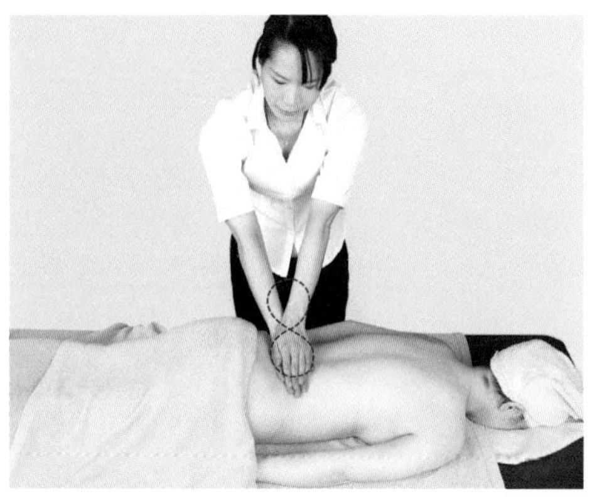

02 掌推滑

雙手重疊
8 字型推滑下腰部
臀中肌於拉提手勢

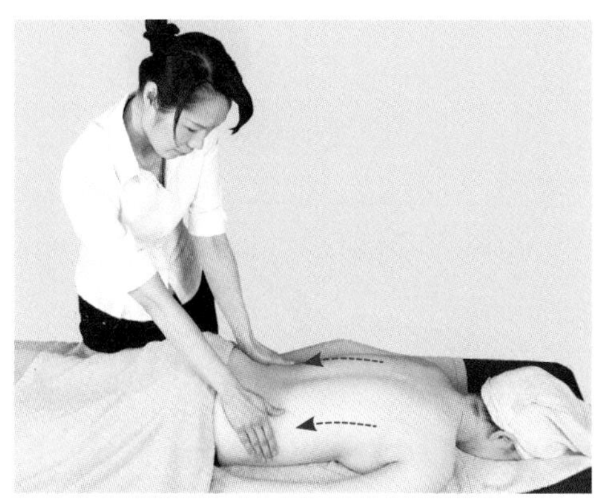

03 掌滑

掌滑正後腰方椎兩側輕
下滑腰
再由掌兩側臀中肌回來

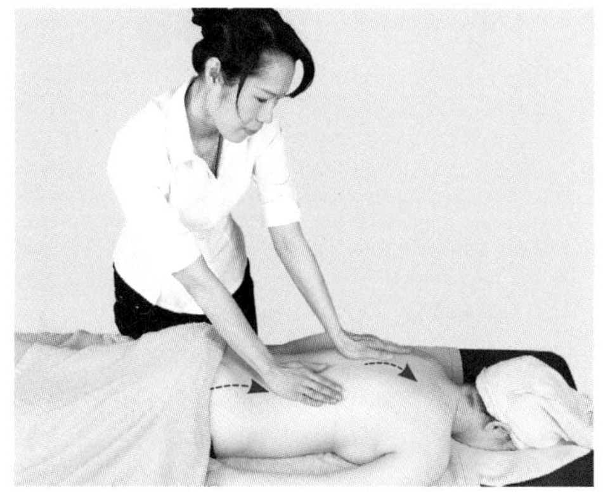

04 掌推

手掌分別向外側扇型推
滑脊椎兩側肌肉
於擴背肌與斜方肌
由下背至上背肩區

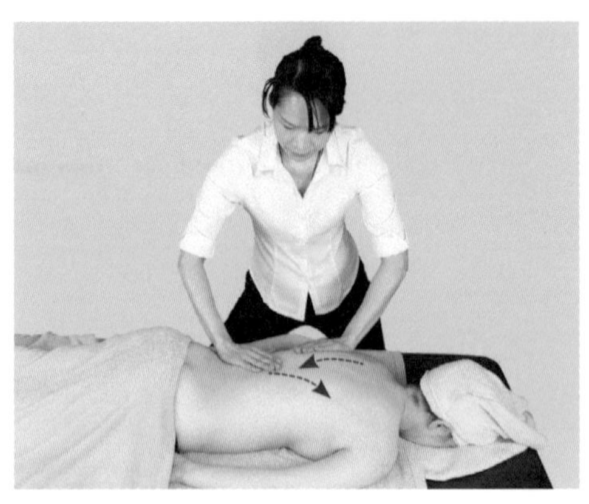

05 **掌滑**

雙手交替下滑
由下到上擴背肌至斜方肌到肩胛骨 6 下
再由上到下回來

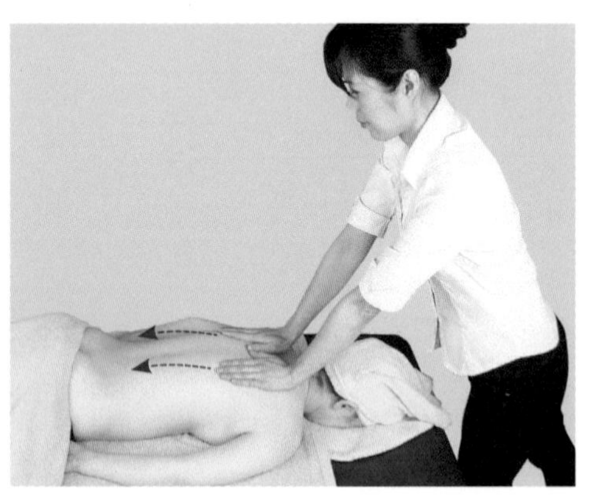

06 **掌安撫**

芳療師站在模特兒頭前
雙掌服貼安撫全背區
由上背推滑至下背腰部
再安撫回來起點

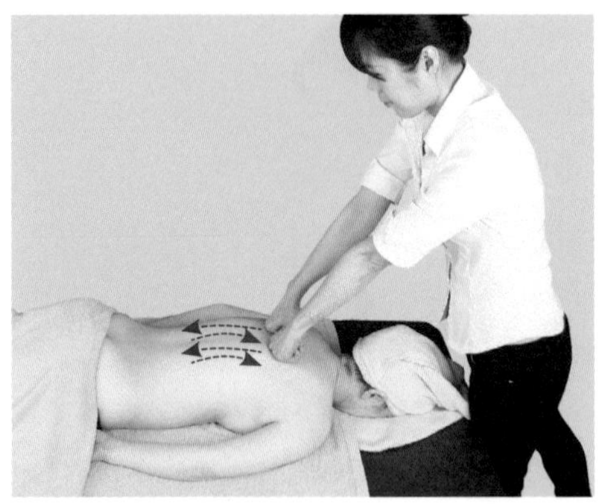

07 **拳推**

雙手握拳
由脊椎兩側上背至下背到腰
雙掌直滑回來

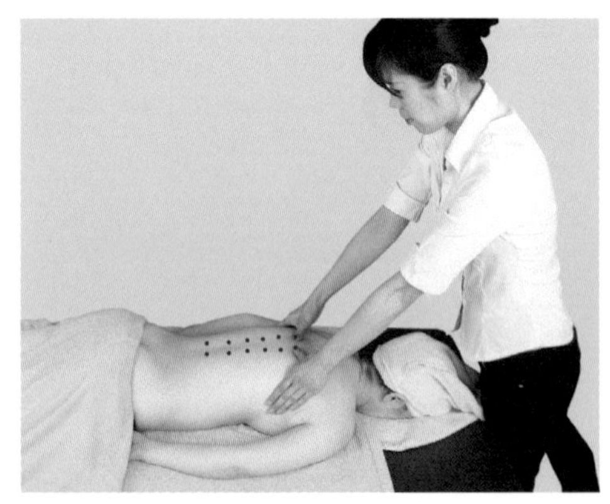

08 **指按**

雙手拇指按背區
脊椎兩側各 6 點
（膀胱經位置）

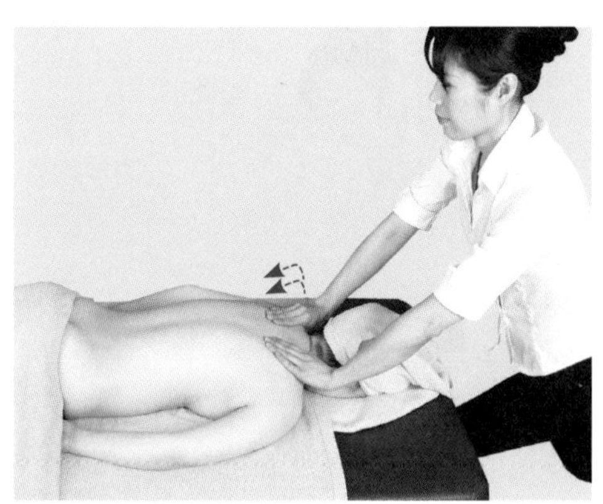

09 揉捏

四手指在兩肩上拇指在下
五指合力捏拿肩部

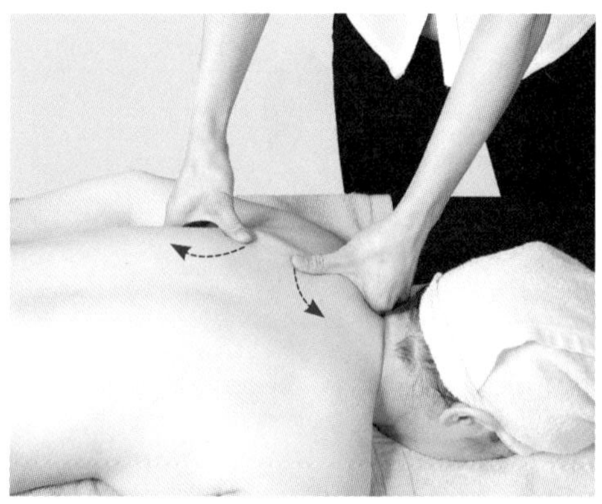

10 指推

雙手拇指推肩胛骨內側
由中間上下滑開 6 次

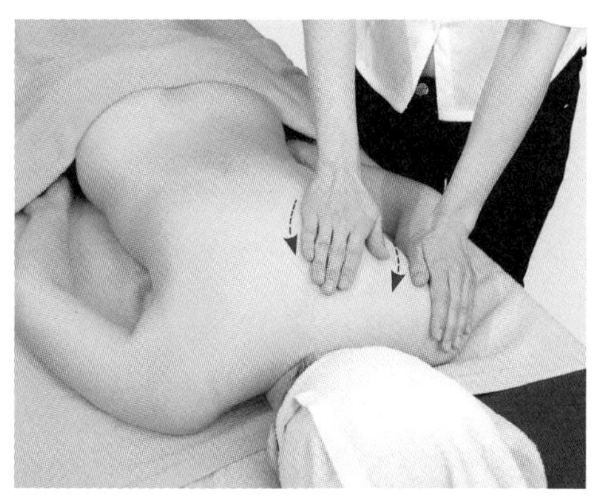

11 掌根滑動

掌根推滑肩胛骨外側
棘下肌位置由下往上推

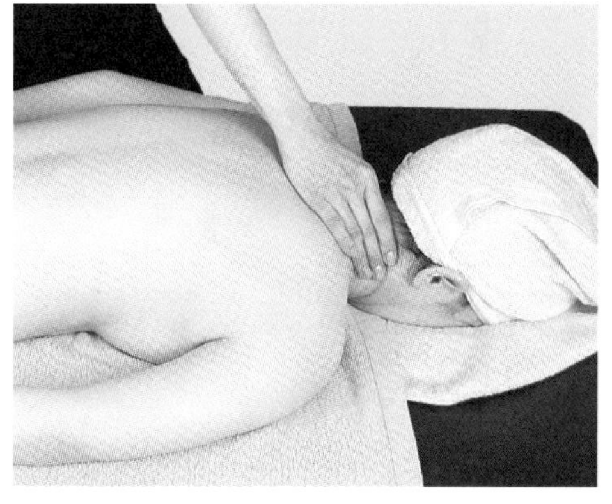

12 揉捏

單手五指捏拿頸部

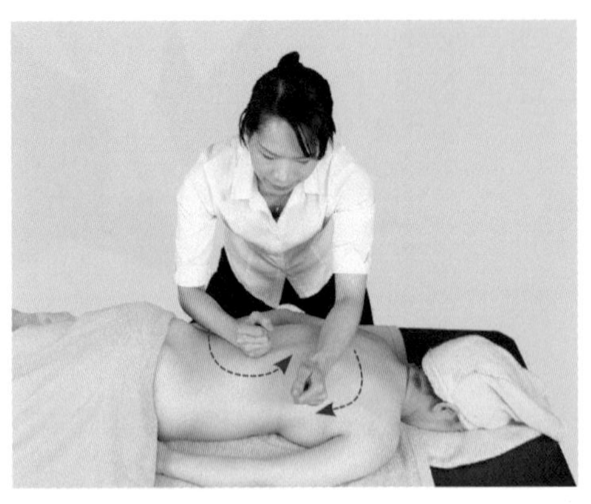

13 肘推

雙手下手臂
交替畫弧型

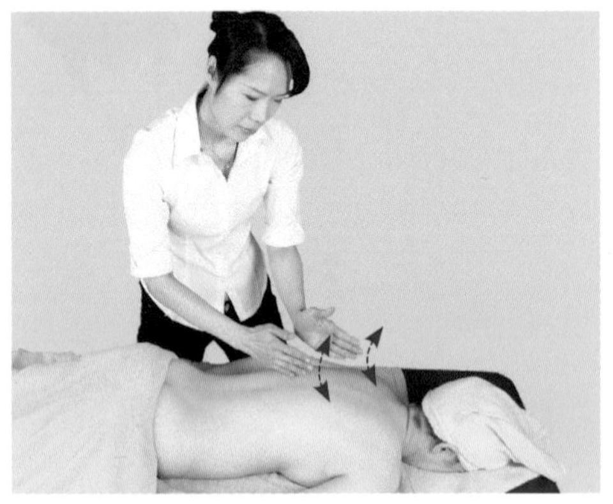

14 敲拍

手刀方式輕敲
激勵全背區

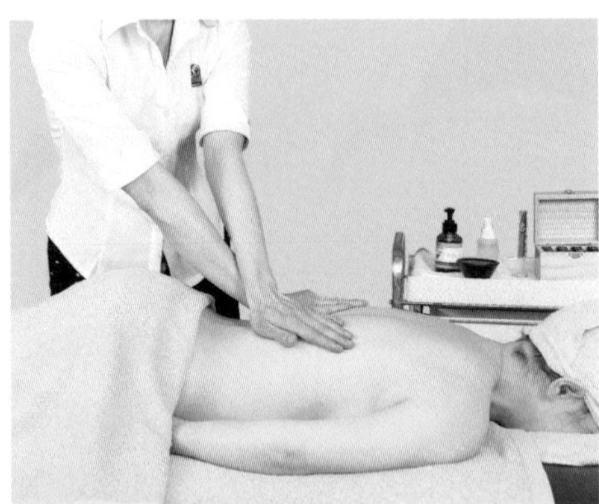

15 輕撫

雙手服貼
大面積撫推背部

樂活女王芳香調理按摩—頭部按摩手技

頭部按摩的益處

過度疲勞或精神、情緒上的壓力，頭皮緊繃和肩頸僵硬是最先出現的徵兆，若不及時舒緩不適，接踵而至的便是其他身體部位的不舒服，進而影響情緒和心靈。

頭部按摩是所有按摩中的重點，頭一旦「輕」了，腦袋思路自然就清晰，做起事來就會得心應手、事半功倍。頭部按摩有以下益處：

- 舒緩肩頸肌肉緊張
- 暢通停滯的氣結
- 有助排走毒素
- 舒緩頭皮緊繃
- 促進細胞呼吸
- 改善血液循環，有助大腦吸收養分
- 幫助頭髮生長
- 有助舒緩眼睛疲倦和頭痛
- 有助改善精神過勞
- 集中精神
- 舒放精神和情緒上的壓力

頭部按摩的適合對象

無論男女老幼都適合用頭部按摩來呵護身心靈的健康，不僅能舒緩不適，還能平衡荷爾蒙，增進腦袋的靈活度。

年輕人—紓解壓力，達到身心靈全方位的健康。

小孩—幫助小孩荷爾蒙平衡，增進腦袋的靈活度。

老人—可以幫助舒緩肌肉的僵硬感，提升肌膚彈性。

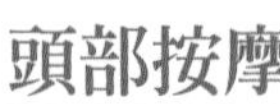

頭部按摩

01 將頭皮分為六區，以直線狀塗抹精油。

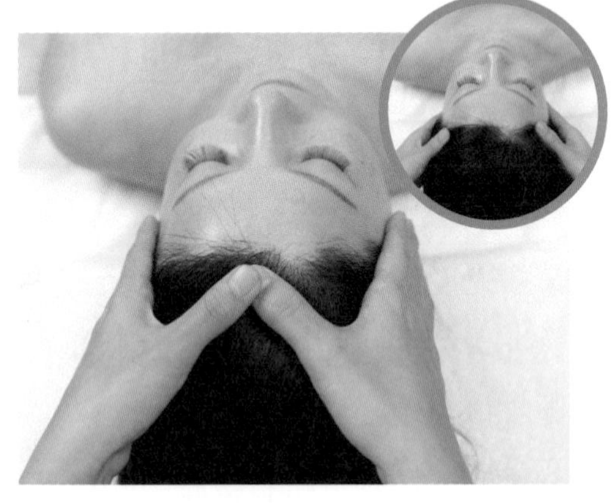

02 **拇指螺旋按摩**：從髮線中央開始，以雙手拇指指腹輕輕旋轉按壓的方式直線按摩。

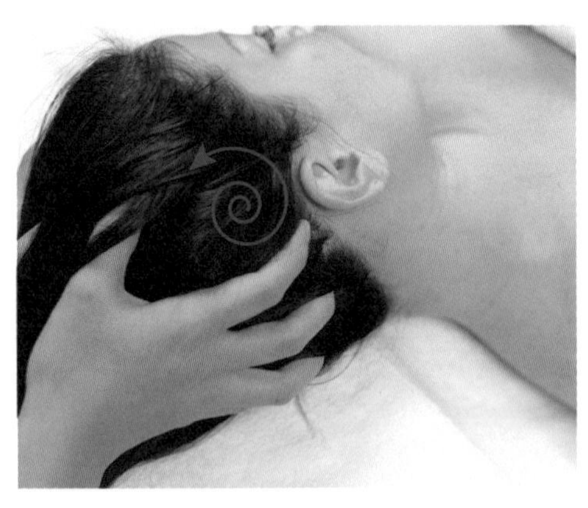

03 **四指螺旋按摩**：一手固定頭部，另一手用四指指腹由髮際後側以畫圈方式由右耳點到後腦，再換手重複操作。

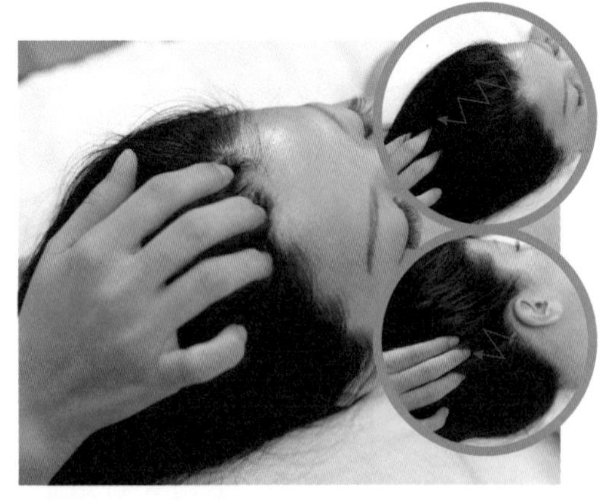

04 **Z 字形滑動**：一手固定頭部，另一手用手指指腹以 Z 字形來回滑動。

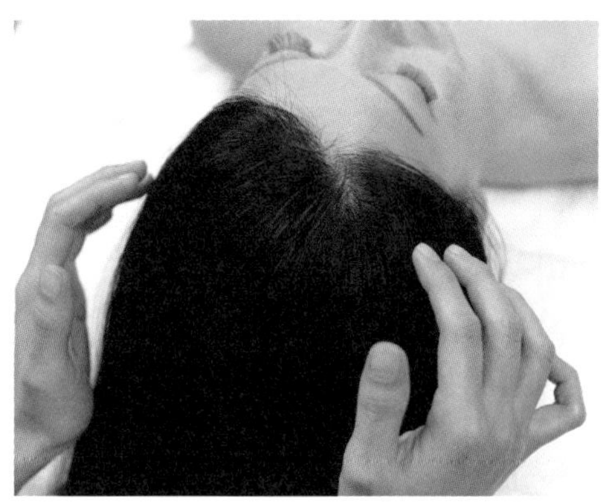

05 四指輕敲：頂點到耳點輕敲，用指腹輕敲頭頂，再由頂點到耳上點。

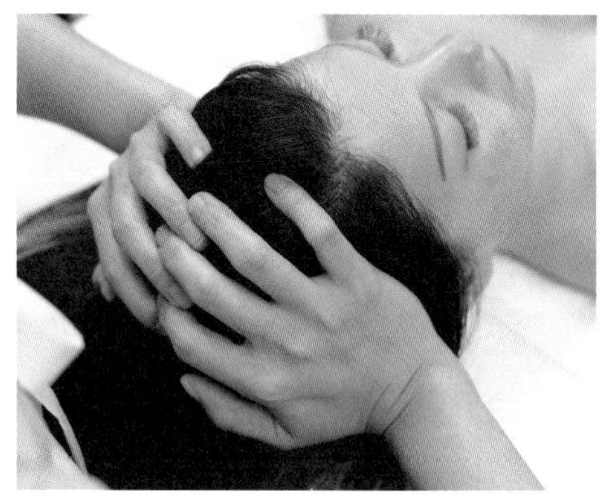

06 掌心掌壓：四指輕扣頭頂，用掌心掌壓。

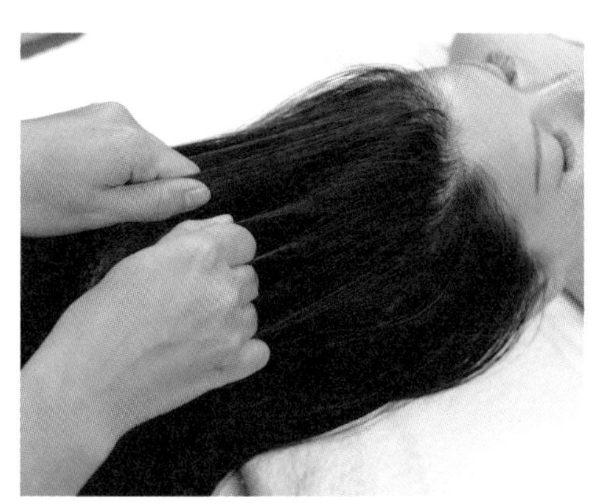

07 拉提髮根：將雙手插入頭髮輕輕地拉提髮根並停留 1 秒，舒緩頭皮緊繃。

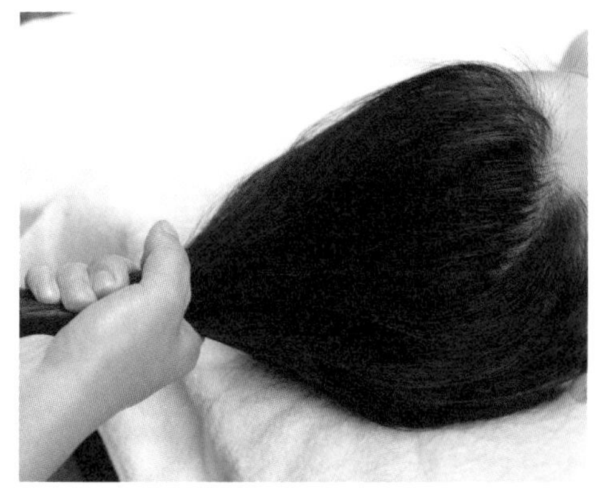

08 甩氣順髮：先將頭髮梳順，用雙手握取一束頭髮轉圈往外甩，並將頭髮梳順，幫助頭皮放鬆。

樂活女王芳香調理按摩—前胸、肩部按摩手技

前胸、肩部按摩的益處

說起按摩，現代人最需要的就是肩頸和前胸部位的按摩。幾乎所有上班族和低頭族都曾有過肩頸痠痛、肩頸僵硬或緊繃的感受，只要有人在肩膀上捏一捏、敲一敲，就會頓時感到放鬆、開心舒適。

至於前胸部位的按摩爲何如此需要？對於一些久坐駝背、心有千千結、時常有口難言的人來說，前胸按摩可緩解胸悶，讓人豁然開朗。

前胸、肩膀到頸部的按摩，是整體的連結，缺一不可。它的益處良多，列項如下：

- 促進血液循環
- 暢通停滯的氣結
- 有助排走毒素
- 改善肌肉痠痛
- 舒緩身心壓力
- 讓肌肉放鬆
- 緩解胸悶、舒心療癒

前胸、肩部按摩的適合對象

任何人都適合且需要前胸、肩頸部按摩，來趕走「頂叩叩」的疲勞堆積。唯懷孕中的媽咪按摩肩頸時，要避開乳頭直上、肩膀正中點的肩井穴（容易引起子宮收縮）喔！

上班族／低頭族—趕走肩頸緊繃的不適，紓解壓力。
老人—舒緩肌肉僵硬感，促進循環，提升肌膚的彈性。
小孩—促進血液循環、增進思緒的靈活度、促進親子關係。
女性—排走毒素、紓解身心壓力、緩解胸悶。

前胸按摩

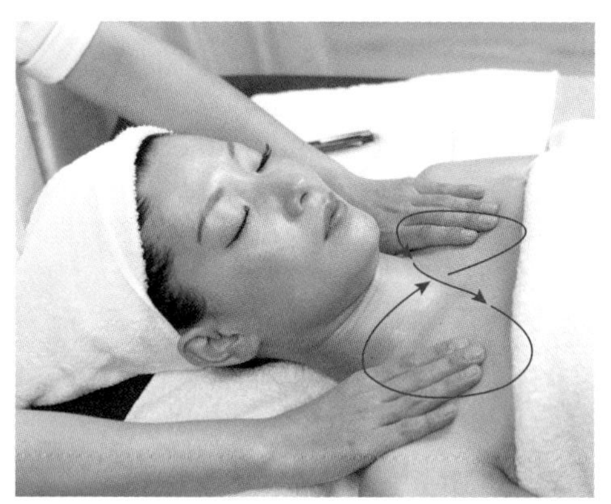

01 **8 字勻油**：雙手平掌向左／右 8 字推滑。

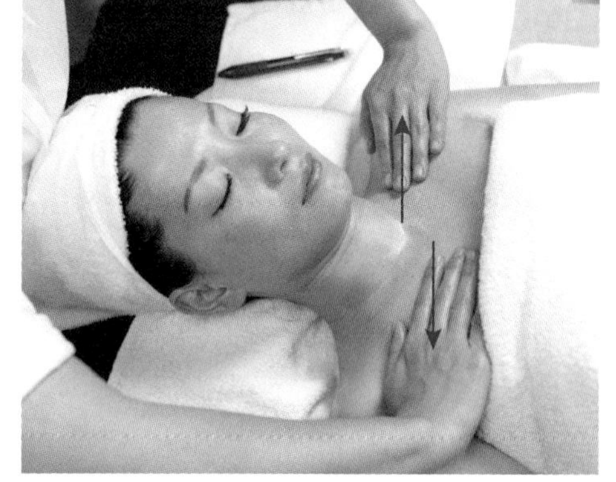

02 **平行滑動**：四指左右平行滑動，再將手掌順著肩膀慢慢往頸部拉提滑動。

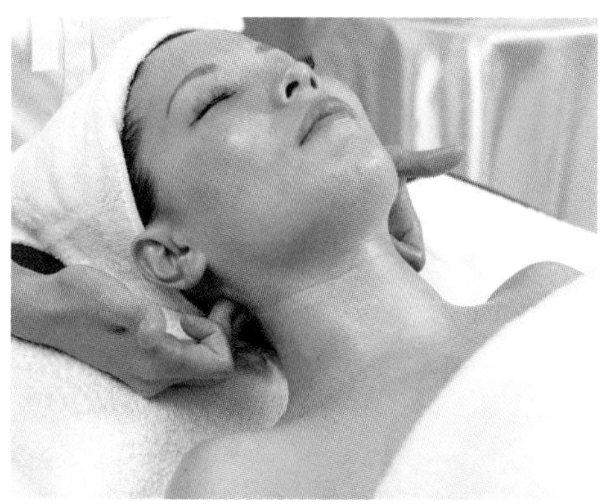

03 **拉提後頸**：拉提後頸部到風府／風池。

後頸按摩

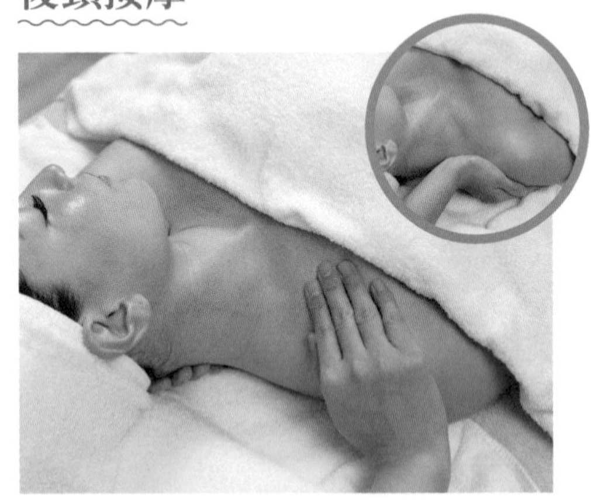

01 **後頸按壓：**一手輕放肩部，一手按壓後頸，輕輕由下往上拉提到枕骨處，幫助放鬆心情，改善痠痛。

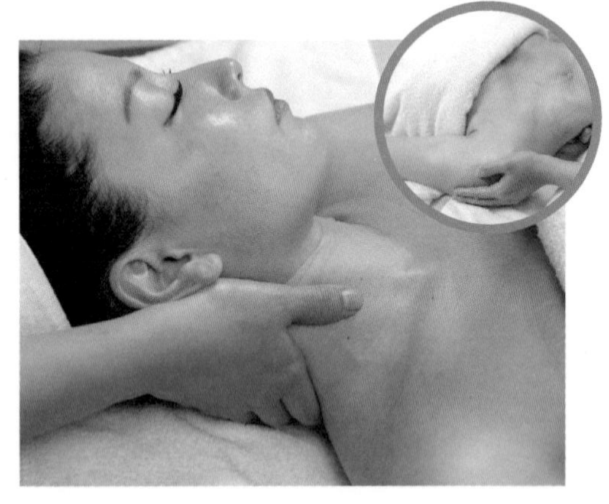

02 **後頸揉捏：**一手扶著肩部，一手用五指輕輕揉捏後頸，幫助改善神經疲倦。

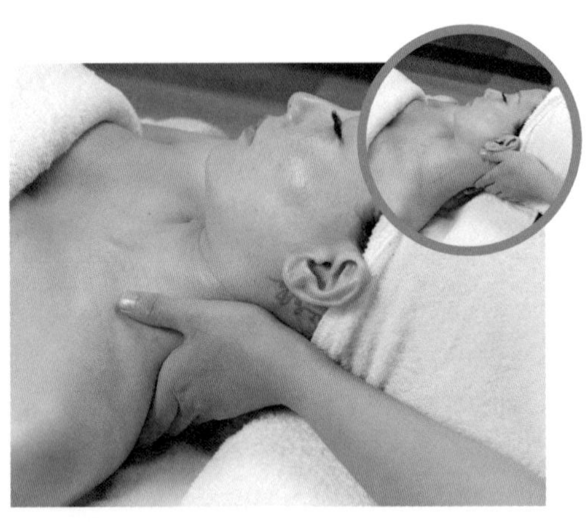

03 **後頸安撫：**兩手輕輕滑動，安撫後頸部，舒緩頸部肌肉。

肩膀按摩

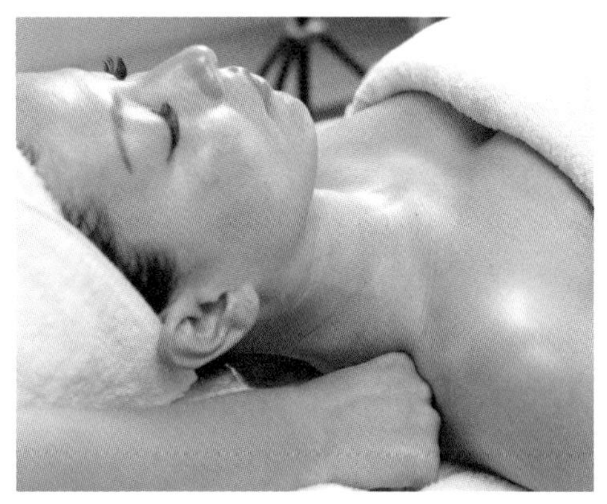

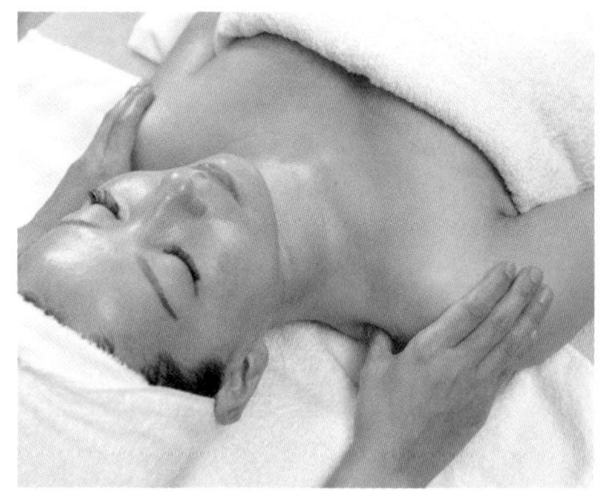

01 **肩膀旋轉：**雙手握拳，用4手指指節深層定點螺旋放鬆肩部，有助排除毒素。

02 **定點指壓：**用雙手拇指指腹在肩膀位置定點指壓，促進血液循環，幫助新陳代謝。

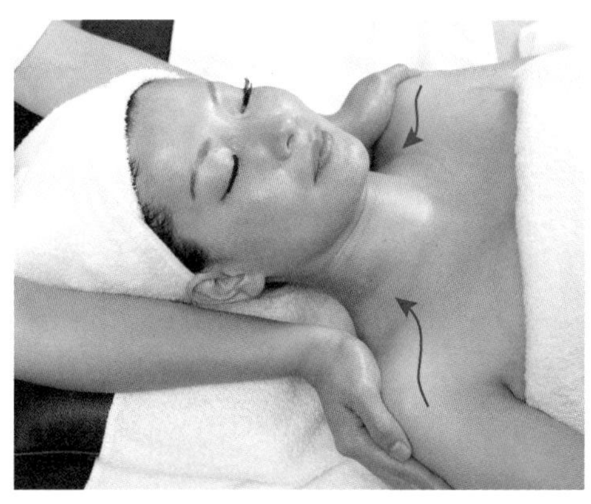

03 **拉提安撫：**將手掌順著肩膀慢慢往頸部拉提滑動，幫助安撫肩膀肌肉，讓心情放鬆。

樂活女王芳香調理按摩—臉部按摩手技

臉部按摩的益處

嫩滑、透亮的美麗肌膚需要靠正確的保養來維持，輕柔手法的臉部按摩也是其中一種方式。

按摩可讓緊繃的臉部肌肉放鬆，促進血液循環，使皮膚各組織獲得充足養分的同時，還能促進皮脂腺和汗腺的平衡。皮脂腺和汗腺如果維持平衡，臉部肌膚就能呈現水嫩膚質和光澤均勻的膚色，預防皺紋、延緩老化，讓臉部肌膚永保年輕健康。

此外，臉部有很多神經接收器，臉部按摩不僅可改善臉部肌膚的緊實和彈性，也能達到身心的放鬆。臉部按摩的益處多，列項如下：

- 舒緩臉部肌肉緊繃
- 有助排走毒素
- 促進血液循環
- 預防皺紋及細紋
- 告別臉色暗沉
- 抒放身心壓力

臉部按摩的適合對象

無論男女老幼都適合進行臉部按摩，唯必須視不同膚質來調整按摩的時間及掌握正確的按摩技巧，才能讓皮膚緊實拉提。針對每個人不同的肌膚狀況，建議如下：

油性肌膚：以捏擠按摩的方式，按摩時間 5 ～ 10 分鐘。

乾性肌膚：以輕柔畫圈的按摩方式，按摩時間 15 ～ 20 分鐘。

中性肌膚：以輕柔畫圈的按摩方式，按摩時間 15 ～ 20 分鐘。

敏感性肌膚：以最輕柔的按摩方式，按摩時間 3 ～ 5 分鐘。

額頭按摩

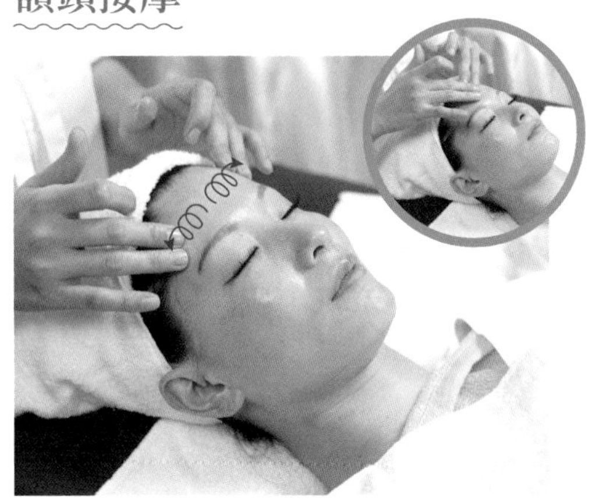

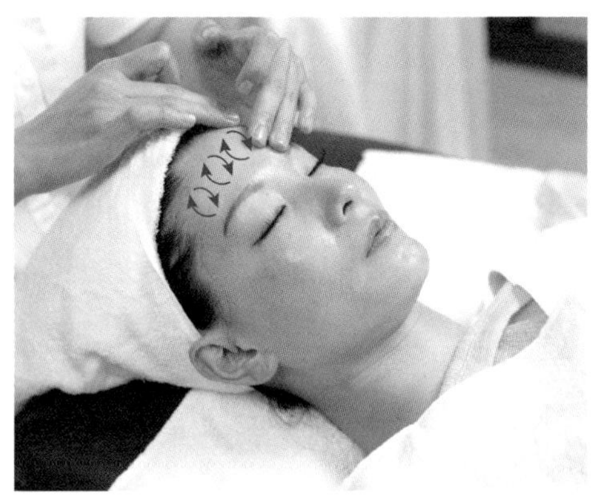

01 指腹螺旋：按摩前，將按摩油塗抹在雙手上（匀油）。由額頭中央開始向兩側螺旋畫圈，太陽穴處輕壓。

02 額頭交互畫半圈：由額頭右邊開始，來回交互畫半圈，太陽穴處輕壓。

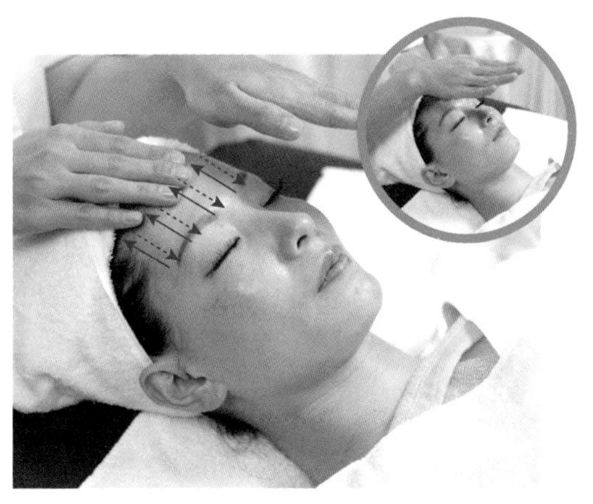

03 四指安撫：額頭交互安撫，從額頭右邊開始，由下往上。來回交互安撫，太陽穴處輕壓。（虛線箭頭為輕柔下滑）

眼部按摩

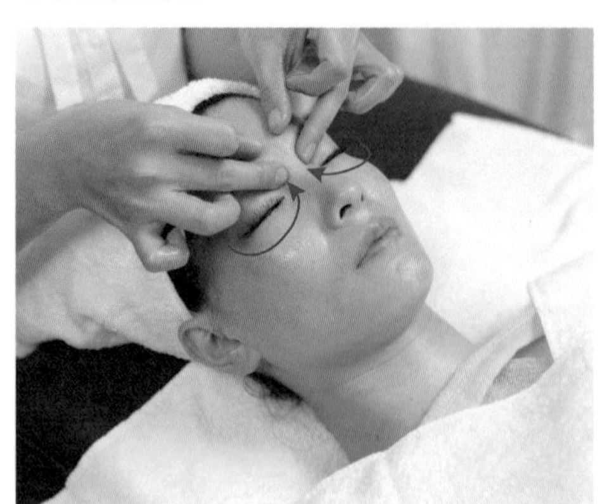

01 **輕捏**：輕捏眉骨後，沿著眼尾順滑到下眼瞼畫半圈再回到眉頭。

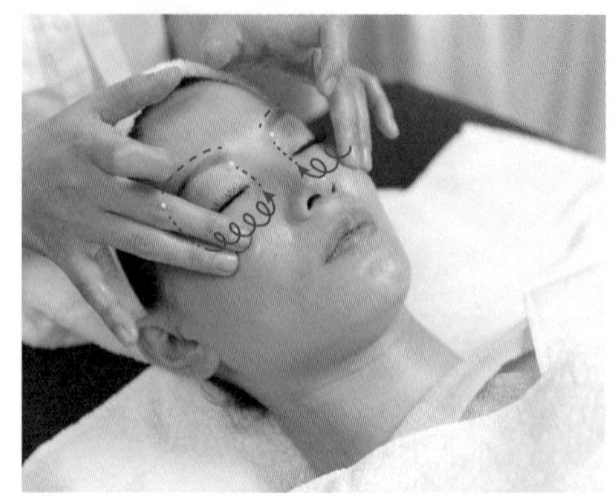

02 **螺旋按摩**：A. 沿著下眼瞼由外往內以螺旋式輕輕按摩。B. 滑到眉頭輕壓穴點（定點指壓）。C. 再順滑到太陽穴輕壓。

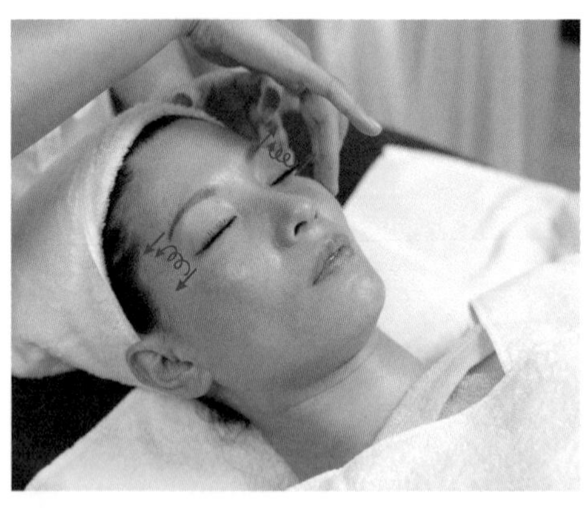

03 **螺旋畫圈**：以左手食指與中指展開右眼尾，再用右手第三、四指螺旋畫圈後，兩手同時由眉毛上方滑至左眼尾，再以右手食指與中指展開左眼尾，以左手第三、四指螺旋畫圈，兩手順滑到太陽穴輕壓。

鼻子按摩

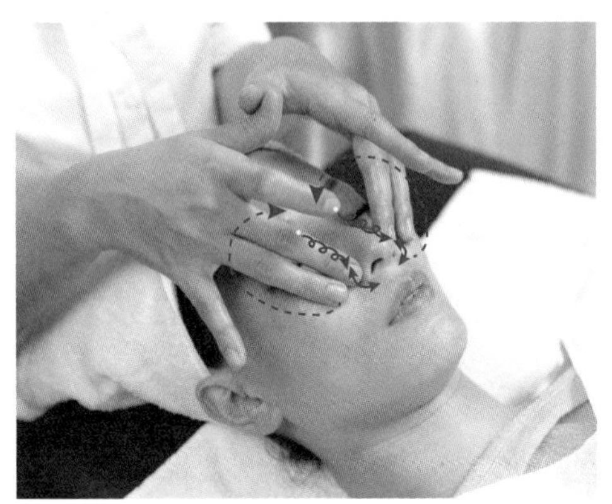

01 **鼻樑螺旋畫圈**：眉頭輕輕上提，沿著鼻樑以螺旋式在鼻翼兩側作半圓形滑動，再從鼻翼兩側上滑至眉頭穴點（定點指壓）。

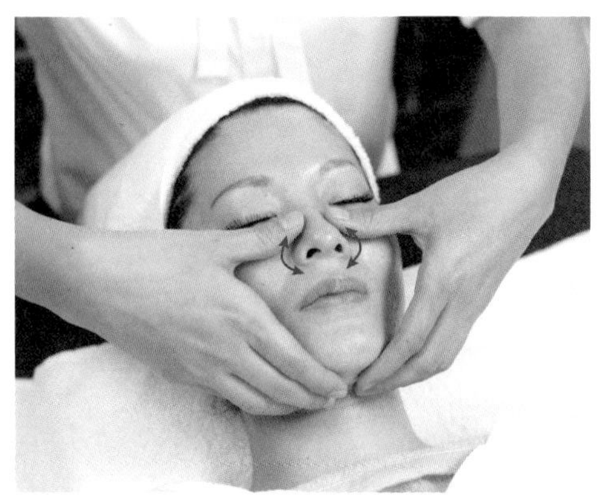

02 **鼻翼半圈滑動**：鼻翼兩側由上向下輕擦，再於鼻翼兩側作半圓形來回滑動。

臉頰按摩

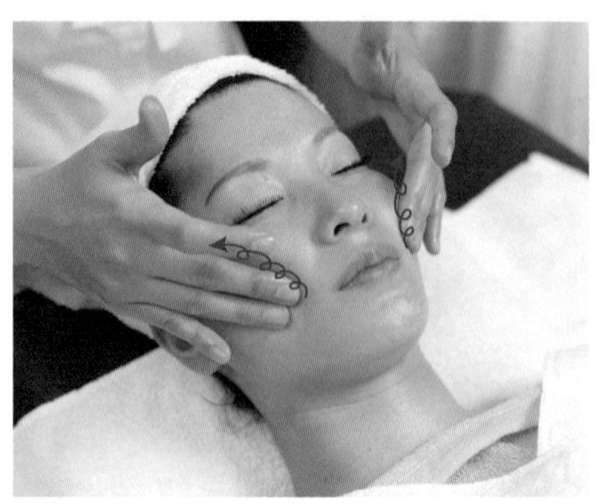

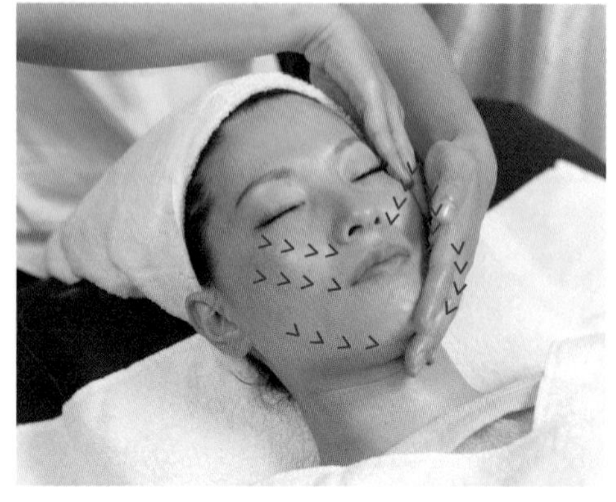

01 **指腹螺旋：**雙手以第三、四指於顴骨下方往上螺旋畫圈按摩。

02 **手掌拉提：**雙手平掌，交互從下巴往耳際方向拉提。

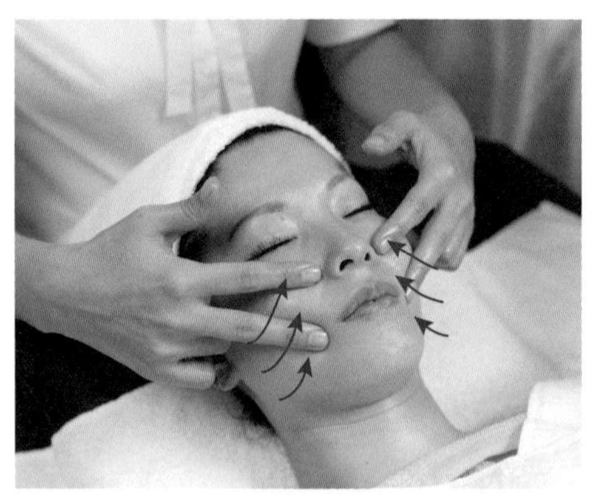

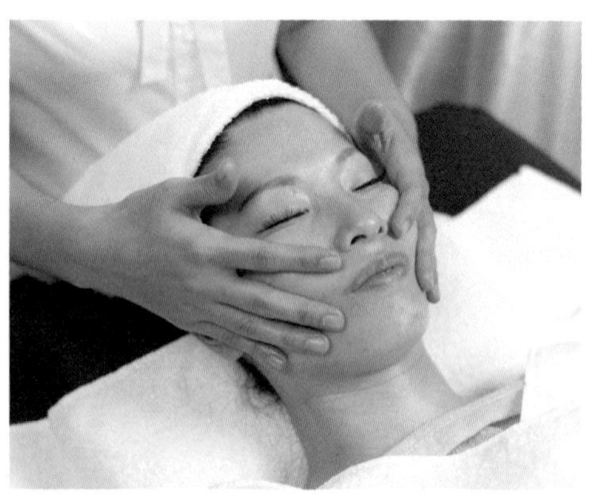

03 **兩指輕彈：**兩指在臉頰往上輕彈。

04 **手掌安撫：**雙手平掌包覆下巴往耳際方向安撫。

下顎按摩

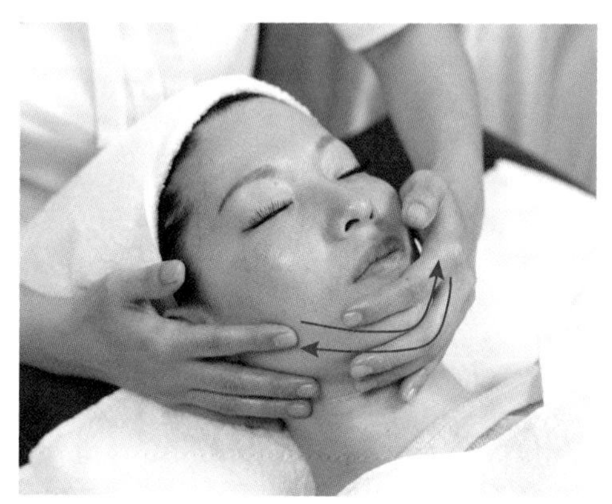

01 **夾滑下巴：**用食指、中指成剪刀狀，由右而左夾滑下巴，再用拇指及食指拉回，左、右手交互重複動作。

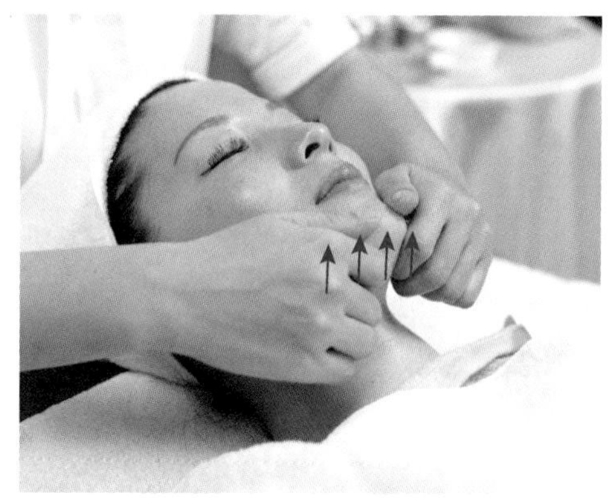

02 **輕抬下顎：**四指合併，用指腹將下顎向上輕抬。

頸部按摩

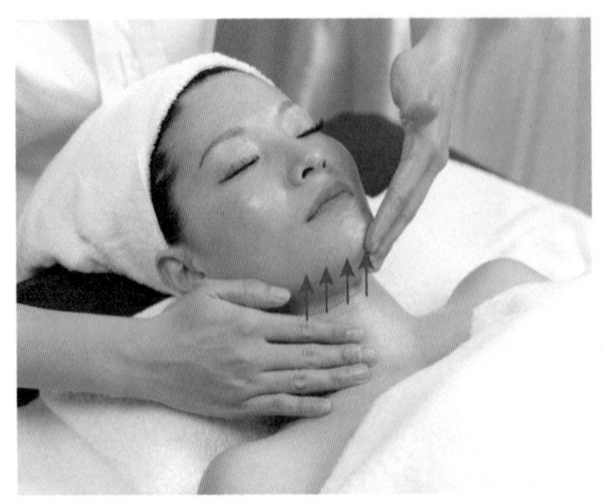

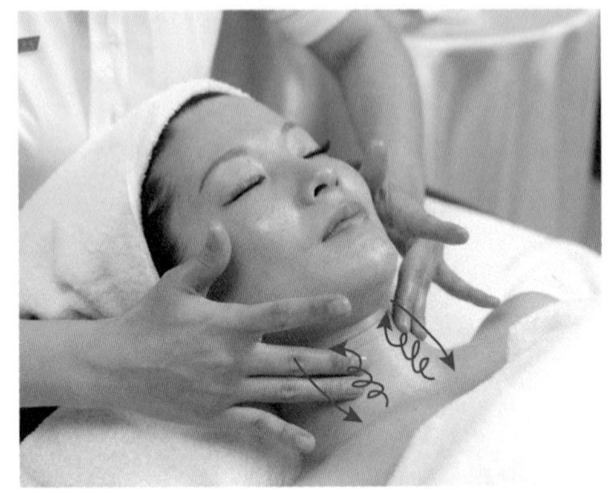

01 手掌左右交替提拉頸部。

02 **左右螺旋畫圈**：以中指、無名指合併，由下往上螺旋式畫圈，再輕輕下滑。

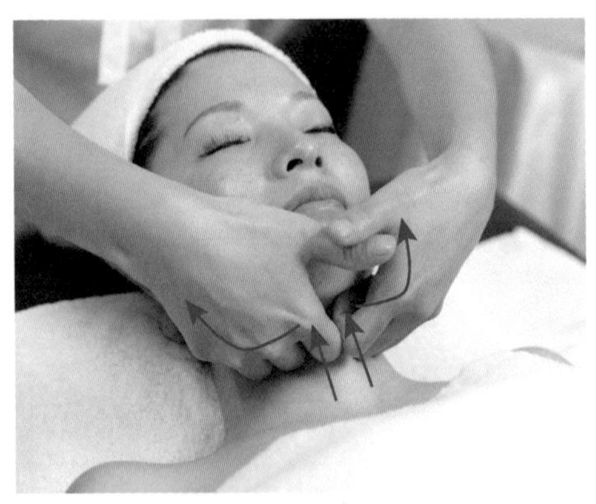

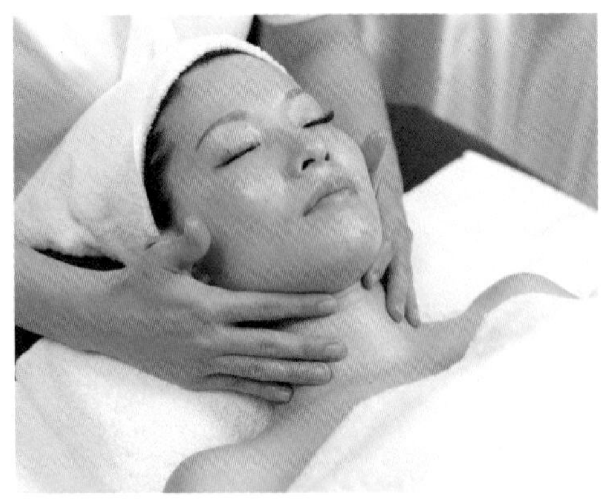

03 **四指滑動**：四指指節由下往上拉提，再由中央往左右兩側移動到耳下頸側。

04 四指合併，由下往上輕撫，再由中央往左右兩側移動到耳下頸側。

耳朵按摩

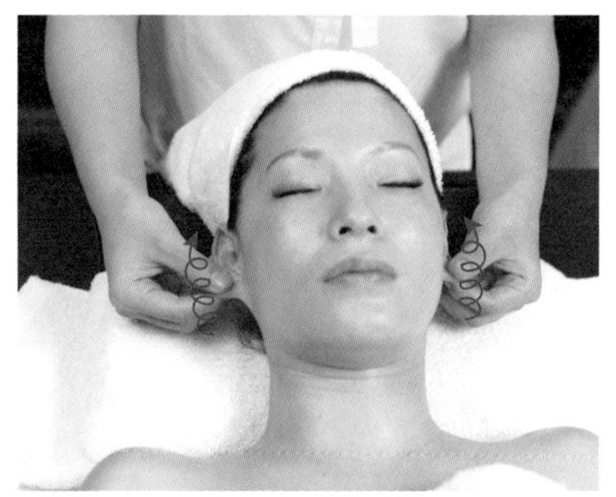

01 **拇指螺旋：**耳朵螺旋式按摩。

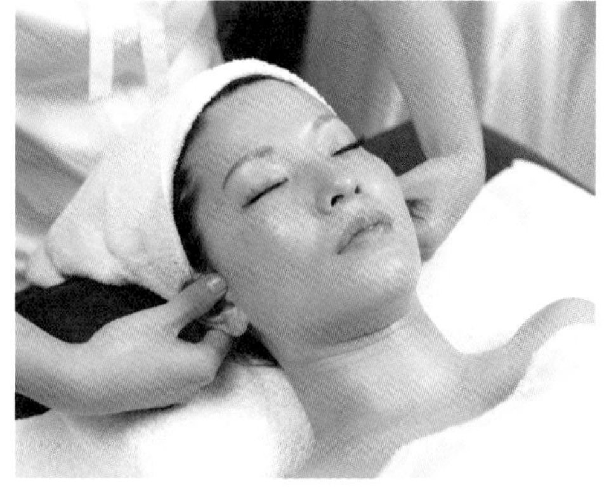

02 **拇指指壓：**指壓耳朵。

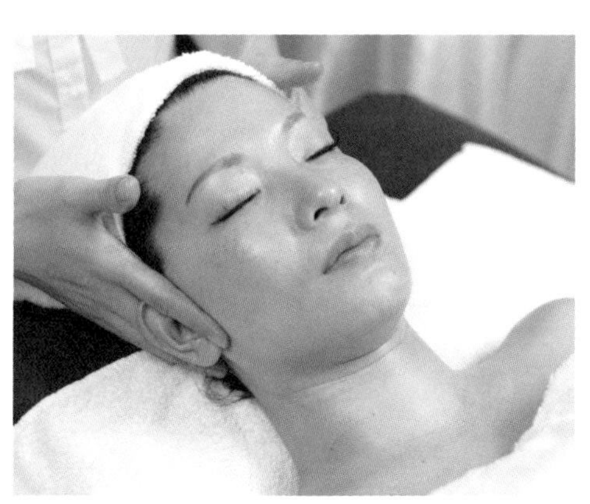

03 食指、中指指腹滑動，並拉提。

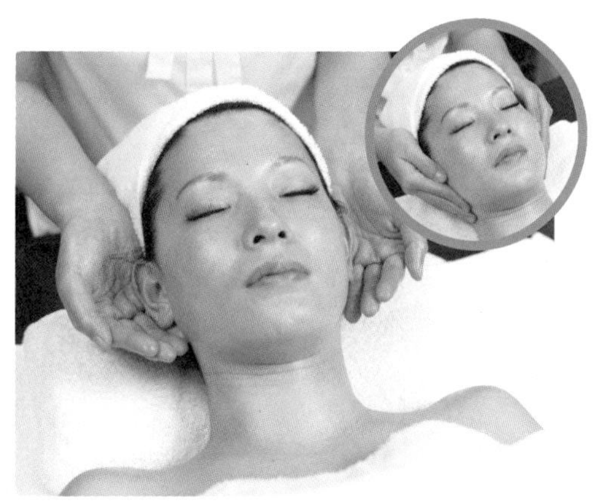

04 安撫，輕壓往上提並包覆耳朵。

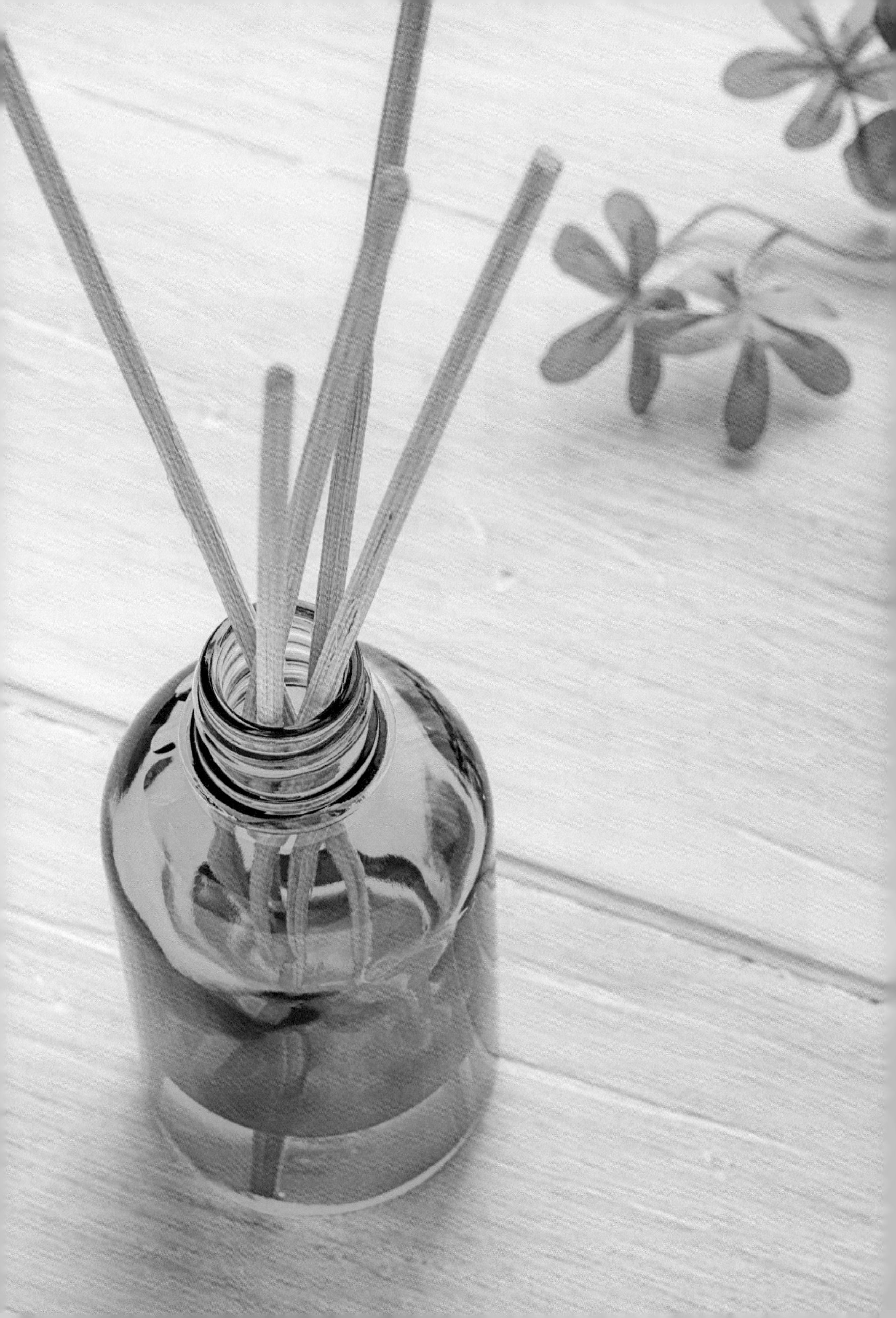

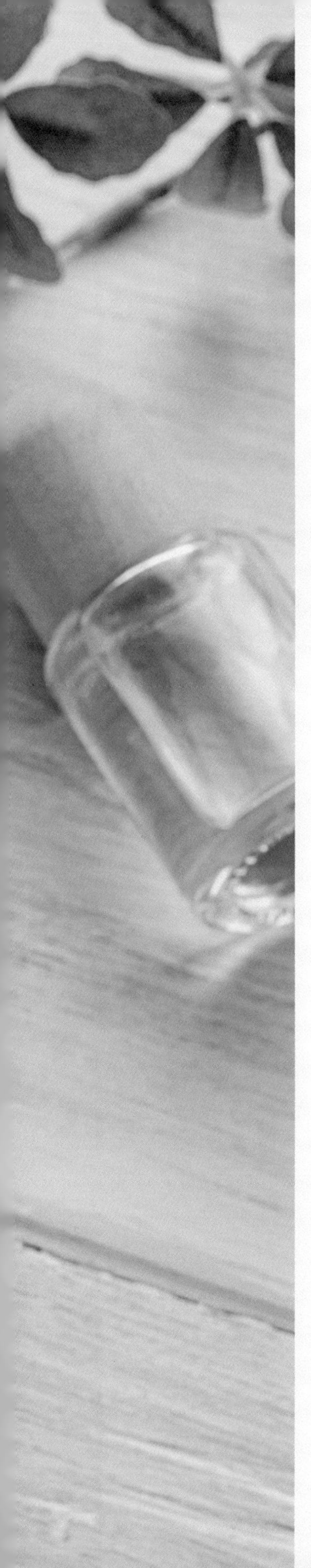

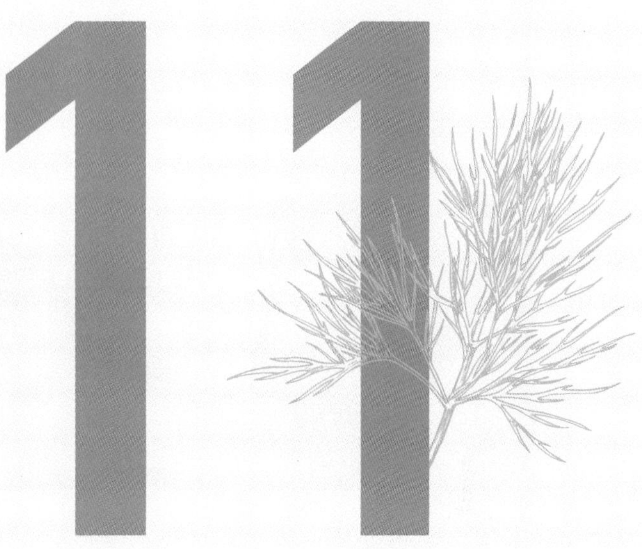

11

輕鬆 DIY ——
16 種芳香小物製作

—

製作小物以愉悅心情，

使用精油來平衡身心。

環境布置或作爲心意傳遞，

都是健康與正能量的分享。

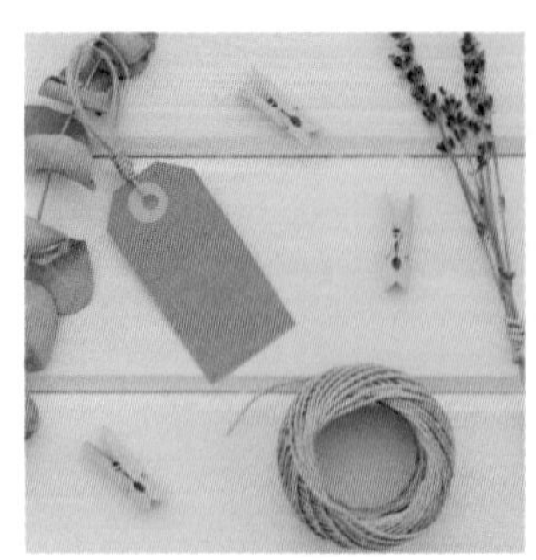
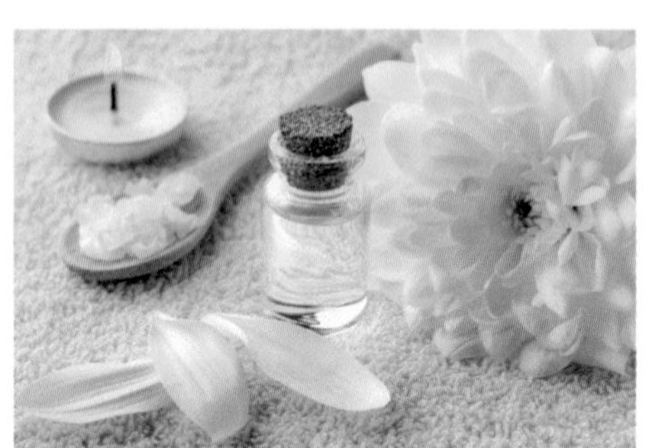

在授課時，我常問學員「你覺得精油是什麼？」這問題總能引來熱烈迴響，有人告訴我「精油會爆炸」，有人說「精油推拿」，還有人回答「就是很香的油」。人人對精油都有不同想像。而我所做的，正是引領更多朋友認識精油，把精油帶入居家生活做好健康保健及情緒管理。

在各種學習課程裡，教導大家借助蘆薈膠、小蘇打粉、膏劑、乳霜等介質，把芳香分子引進你我的日常生活，這是每位學員都熱愛的活動。學精油必須多元化的使用，芳香小物的製作，正是朝向這個目標前進——在嗅覺感受到滿室芳香的同時，精油還能幫助我們提昇免疫力遠離感冒生病，浸潤芳香氛圍，遠離憂鬱，心情愉悅；在肌膚感受到按摩舒壓的同時，凍齡美麗肌膚，用精油幫助我們平衡身心健康，保持每天如沐春風，神采飛揚。這，正是芳香生活的極致。

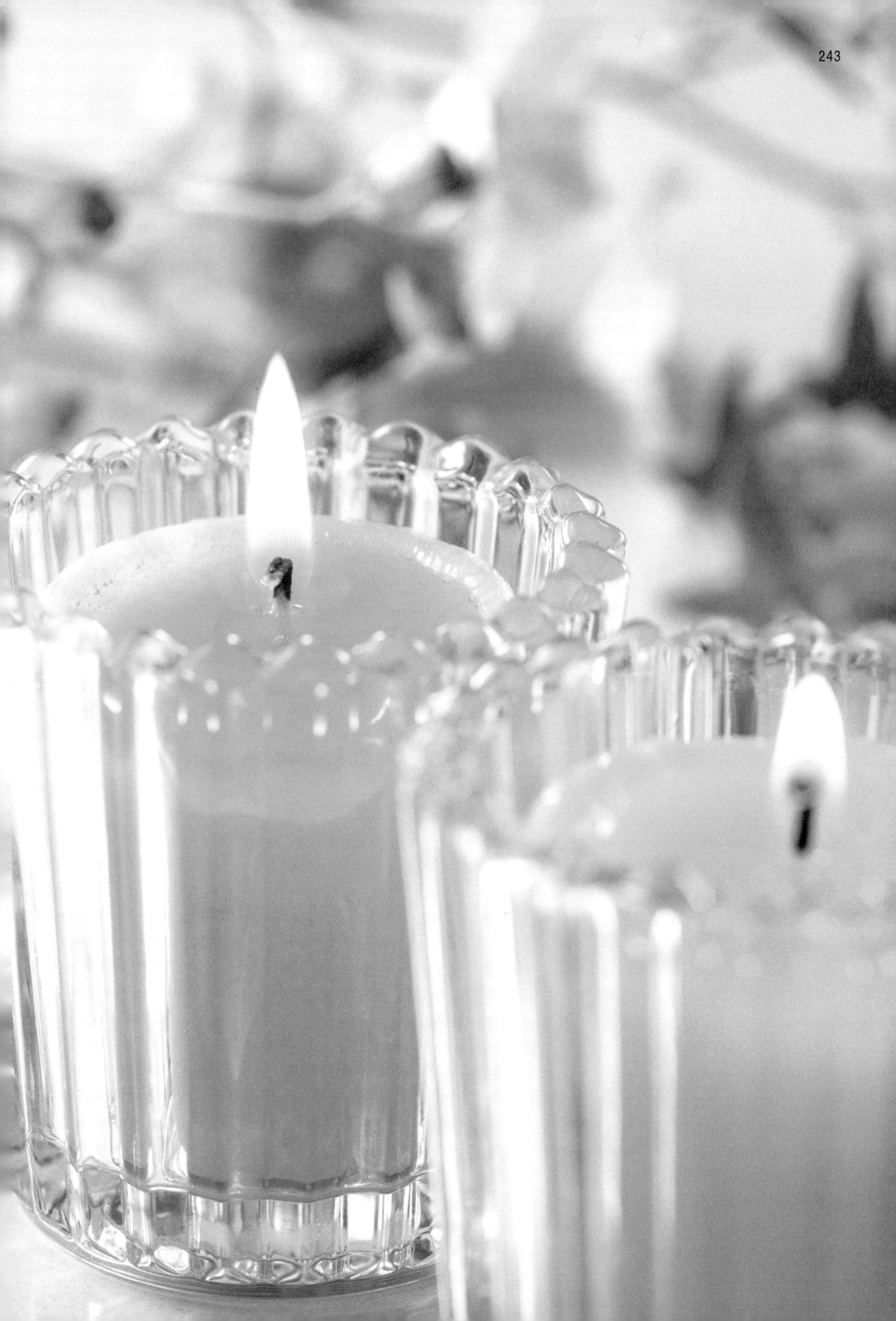

好心情擴香瓶

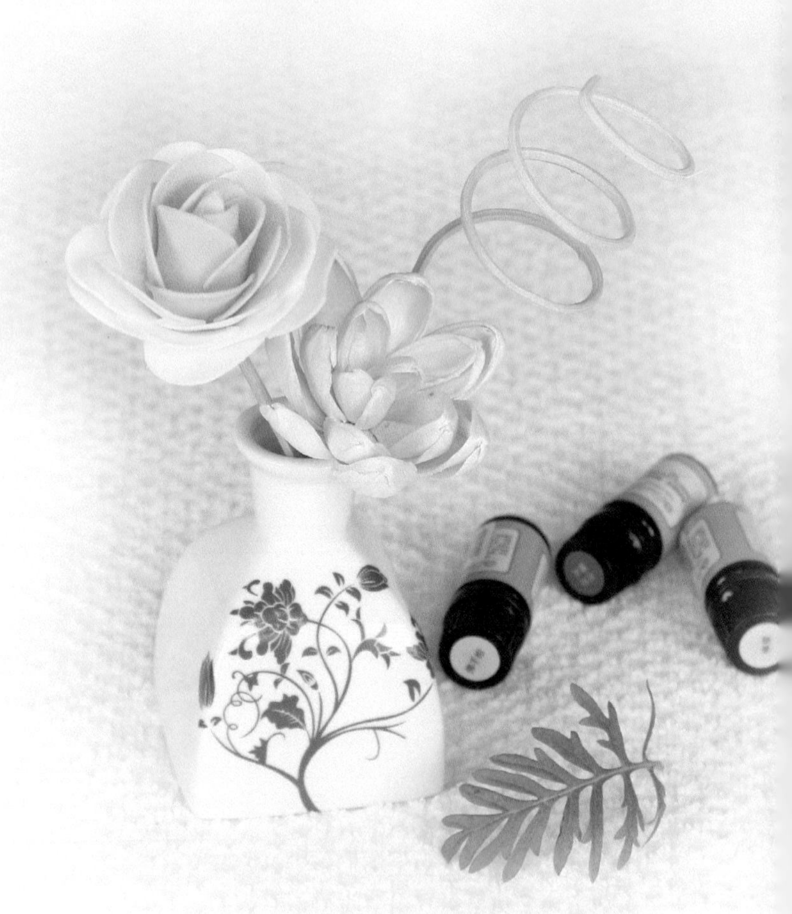

工具

燒杯、量筒 100c.c.
攪拌器 1 根
陶瓷擴香瓶 1 瓶

配方成分

精油配方
　杜松漿果 40 滴
　檸檬 100 滴
　佛手柑 60 滴
穀物酒精 40ml
玫瑰純露 50ml

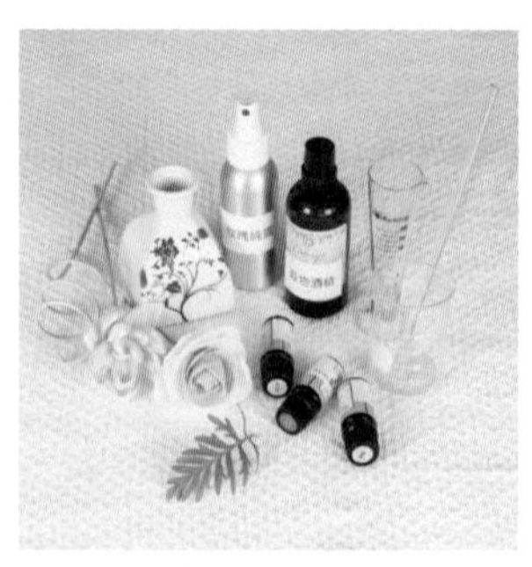

NOTE

- 適合用在改善環境氣味、淨化氣場、提振心情，也可以調成爽身香水。
- DIY 時，可視需求挑選不同大小的瓶身。
- 使用時，請勿直接噴於眼睛，並遠離火燭。

STEP
製作步驟

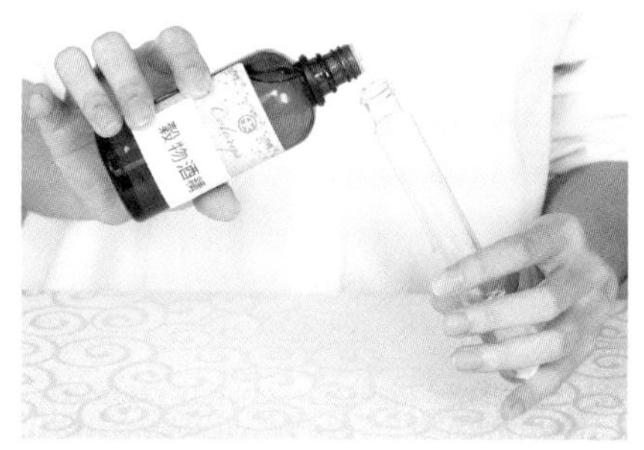

01 ▶ 以量筒量取適量的穀物酒精。

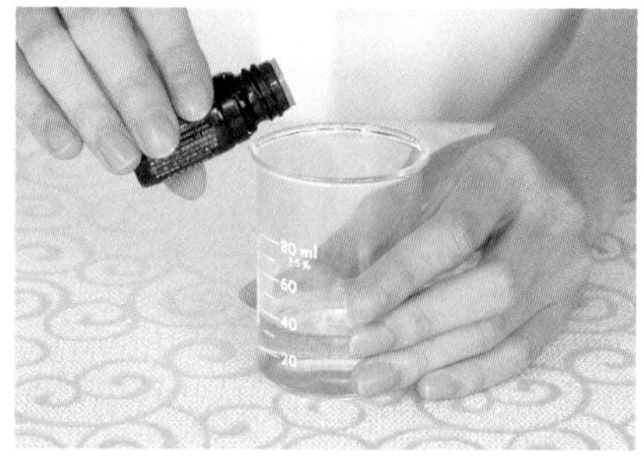

02 ▶ 滴入精油。

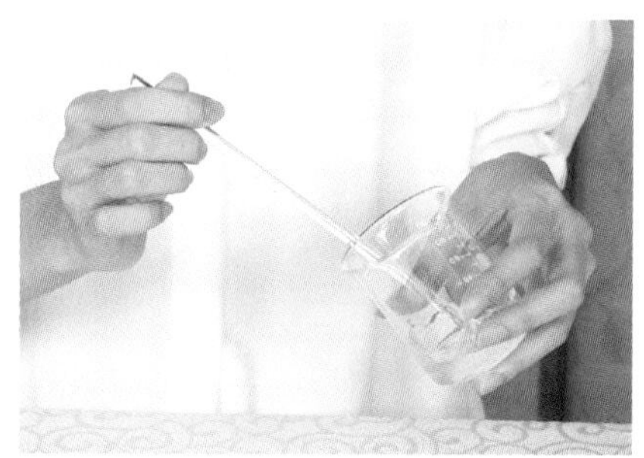

03 ▶ 攪拌器充分拌勻。

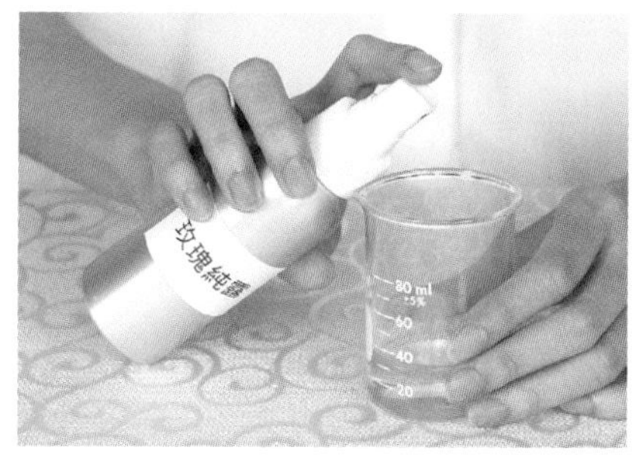

04 ▶ 加入玫瑰純露。

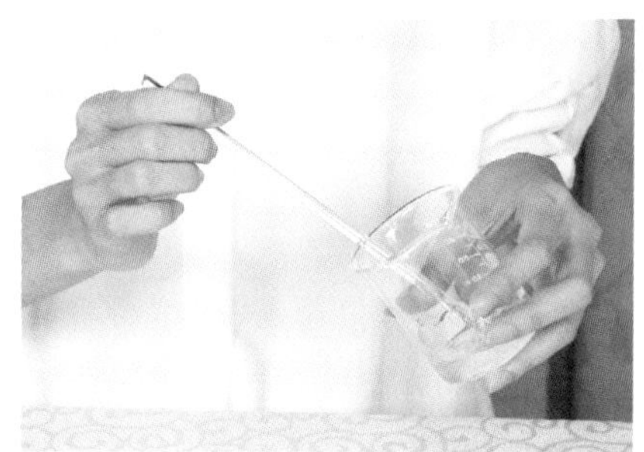

05 ▶ 充分調勻。

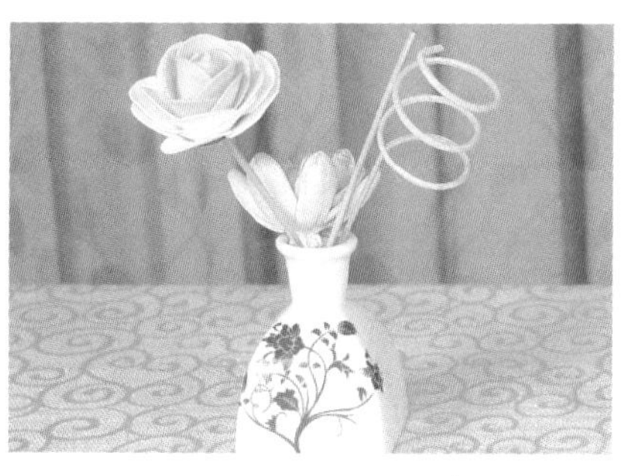

06 ▶ 加入適量於陶瓶中即可。

花香舒眠浴鹽

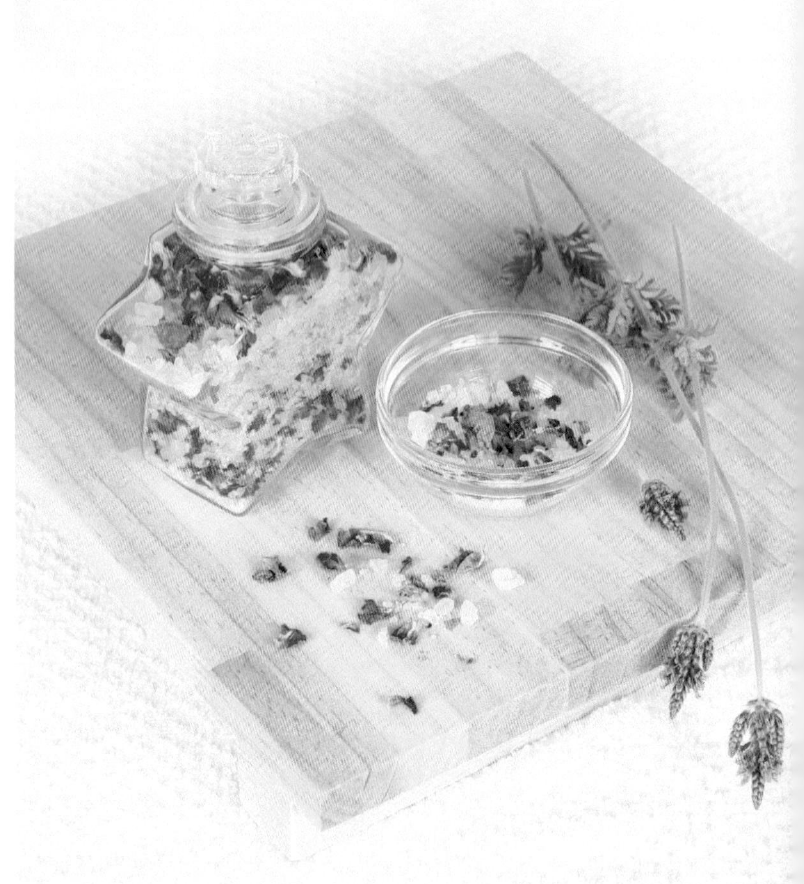

工具

大缽（透明） 1 個
秤 1 個
量筒 1 個
燒杯 1 個
攪拌器 1 支

配方成分

精油配方
　薰衣草 4 滴
　甜馬鬱蘭 4 滴
　依蘭依蘭 2 滴
粗鹽 100g
玫瑰花瓣 3 平匙
分餾椰子油 適量
抹茶粉 適量

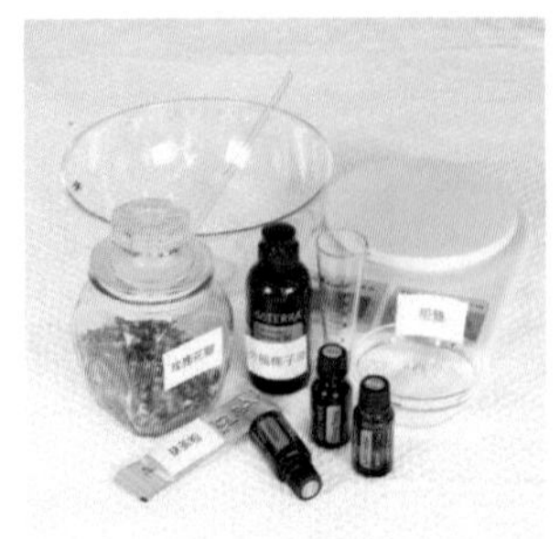

NOTE

- 適合忙碌工作後，回家泡澡享受放鬆的時刻。
- 可隨精油的改變，DIY 具有提神、放鬆、舒眠或浪漫功能的浴鹽。晨間沐浴，可以選用雪松、絲柏、廣霍香，展現活力的一天。

STEP 製作步驟

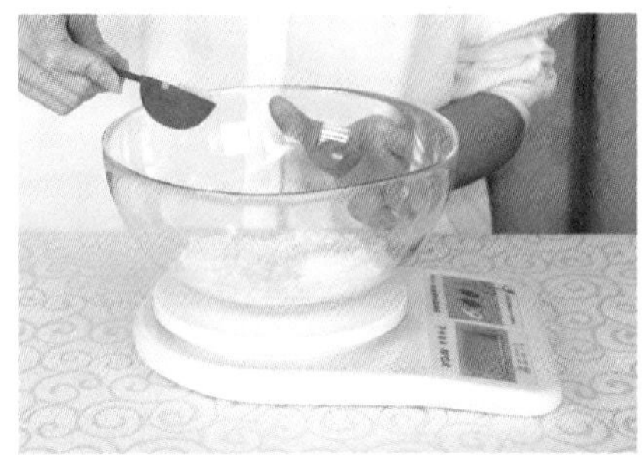

01 ▸ 取適量的粗鹽，置入大缽。

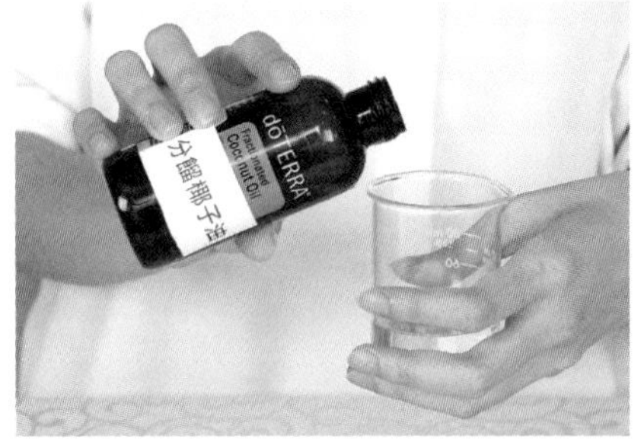

02 ▸ 用量筒取適量的分餾椰子油。

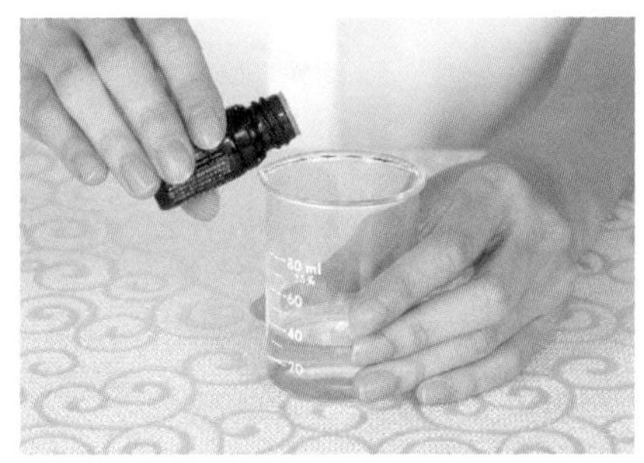

03 ▸ 滴入精油。

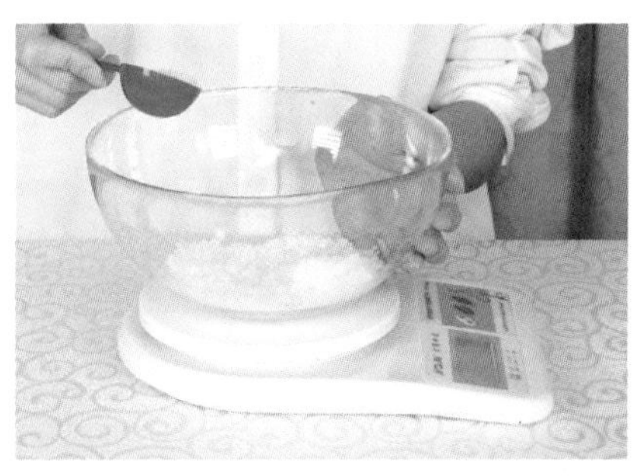

04 ▸ 個別加入玫瑰花瓣、抹茶粉。

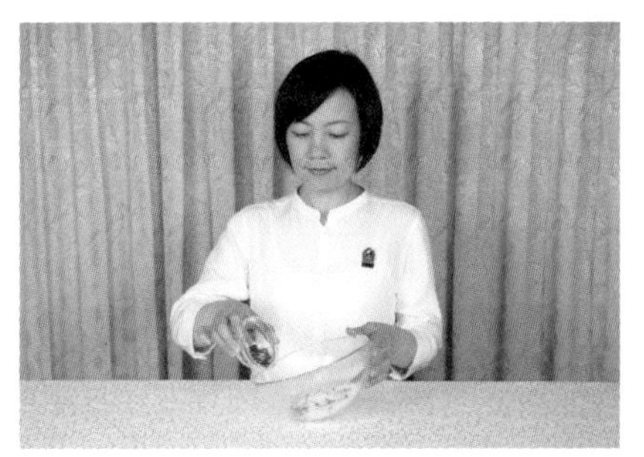

05 ▸ 用攪拌器充分攪拌均勻。

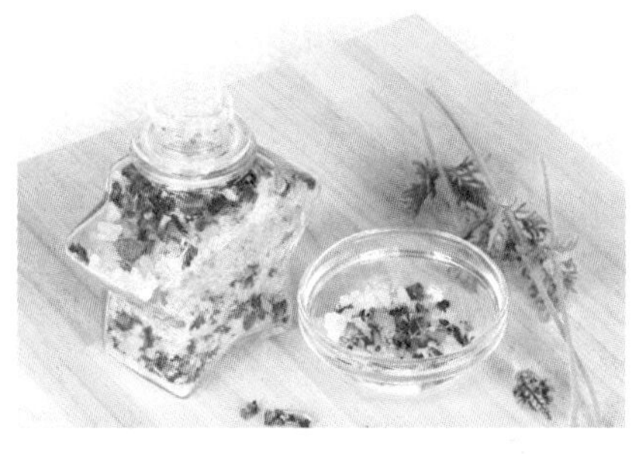

06 ▸ 裝瓶即可。

03 靜心專注滾珠調和油

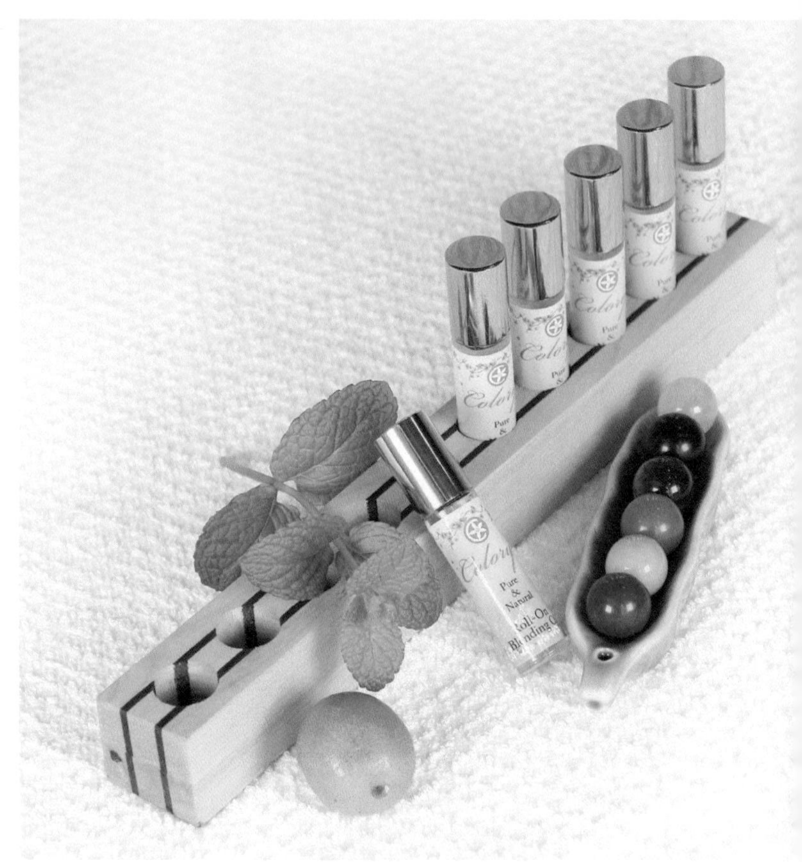

工具

燒杯 1個
量杯 1個
攪拌器 1支
乳頭滴管 1支
滾珠瓶 1瓶
標籤 1張

配方成分

精油配方
　薄荷 15滴
　野橘 30滴
　岩蘭草 5滴
分餾椰子油 50c.c.
（約可分裝6瓶）

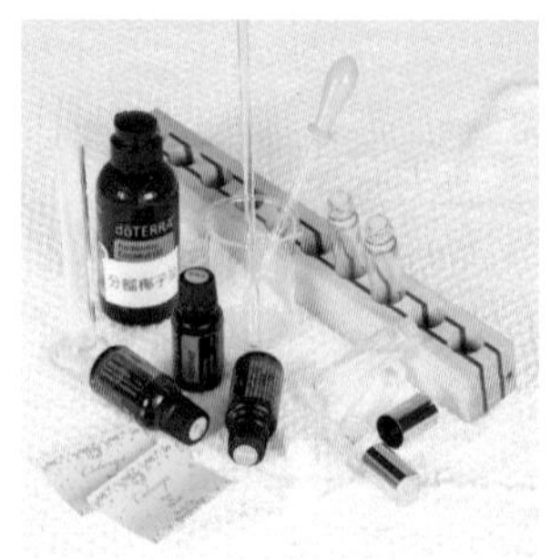

NOTE

- 清爽不黏膩。
- 依照個人需求可選擇不同精油，例如提神可用薄荷精油；放鬆可用苦橙葉、羅馬洋甘菊精油；舒眠可用薰衣草、甜馬鬱蘭精油；浪漫可用依蘭依蘭、玫瑰精油。
- 滾珠瓶攜帶方便，隨時隨地可使用，用於局部塗抹或掌心嗅吸皆可。

STEP 製作步驟

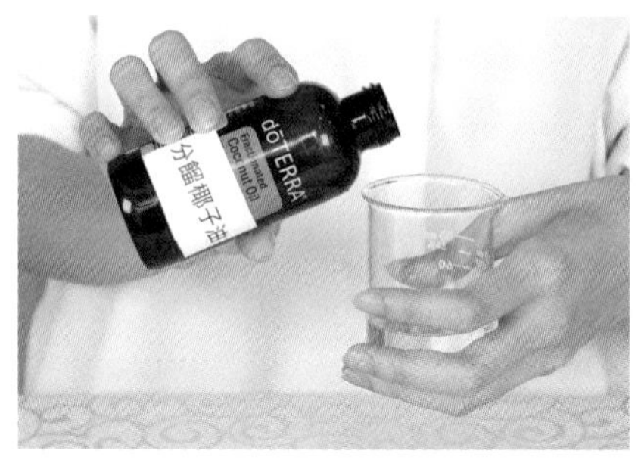

01 ▸倒入適量的分餾椰子油。

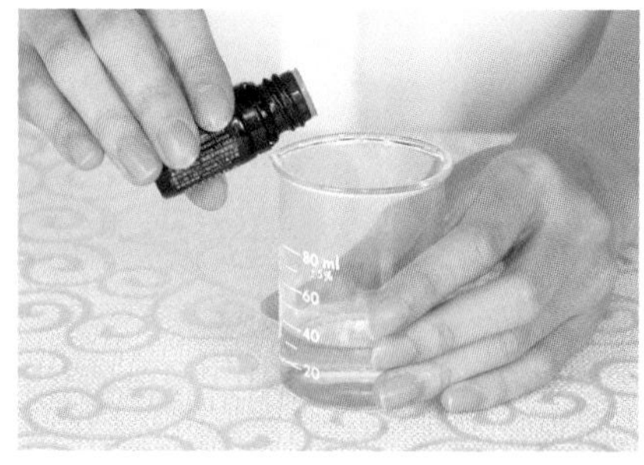

02 ▸滴入精油。

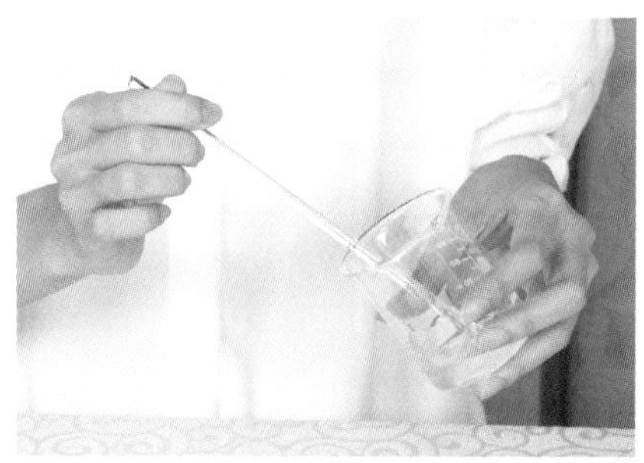

03 ▸攪拌器拌勻。

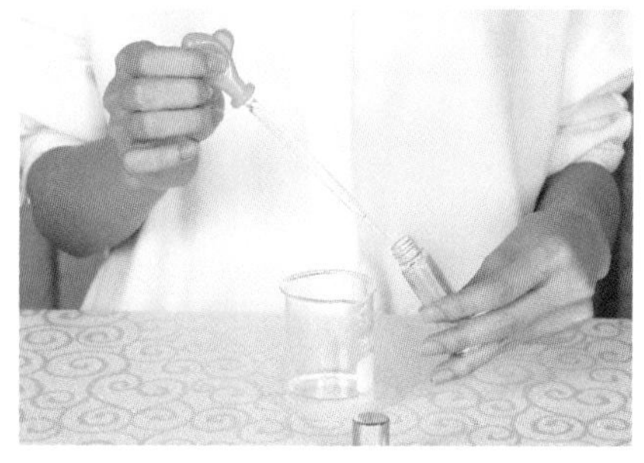

04 ▸乳頭滴管分裝於滾珠瓶。

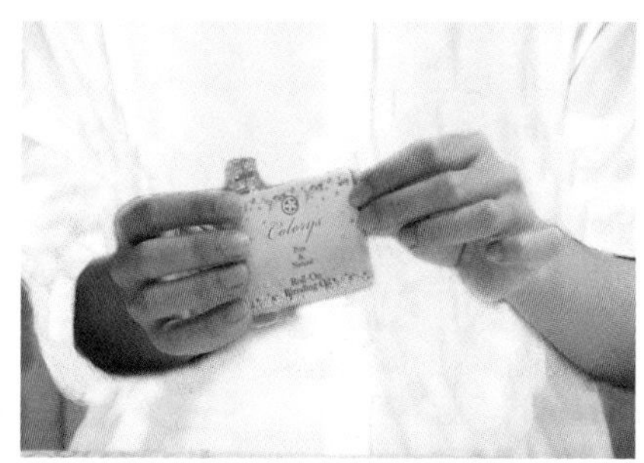

05 ▸標籤上註明製造日期和精油種類，貼於瓶身。

茶樹乾洗手凝露

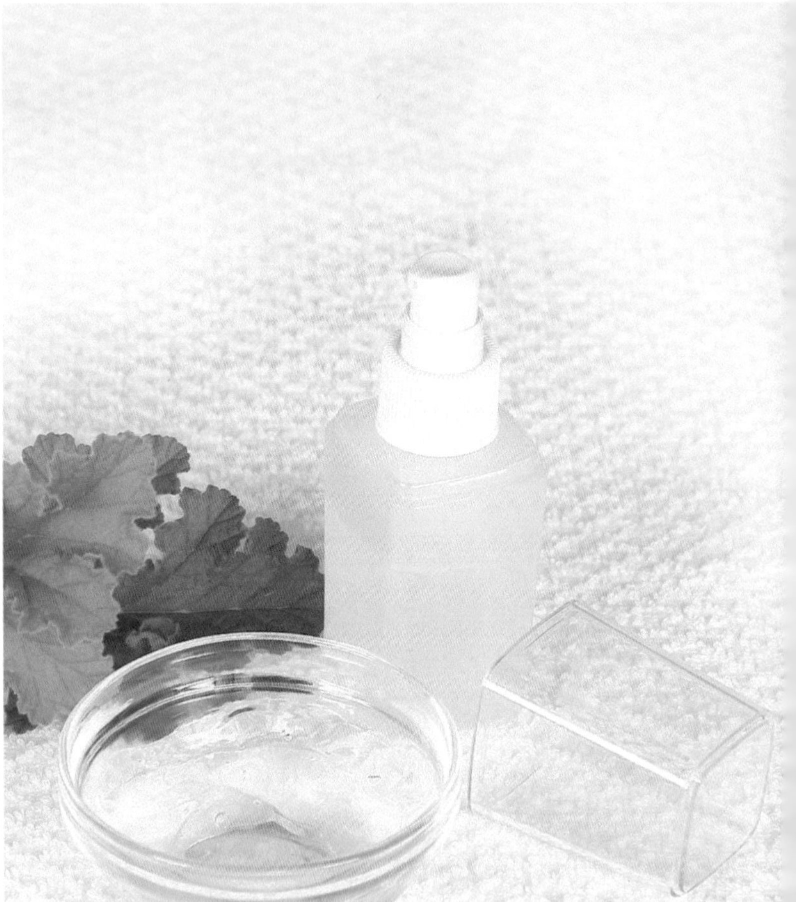

工具

量筒 1個
攪拌器 1支
秤 1個
燒杯 1個

配方成分

精油配方
　茶樹 20滴
　天竺葵 20滴
植物性乳化劑 4g
藥用酒精 95% 60g
冰晶凝膠 34g

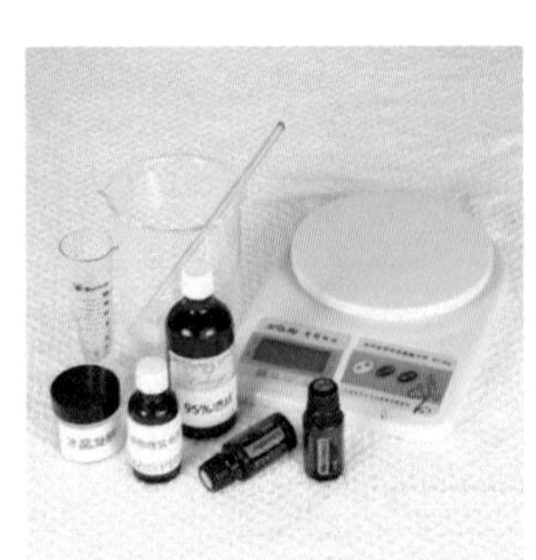

STEP
製作步驟

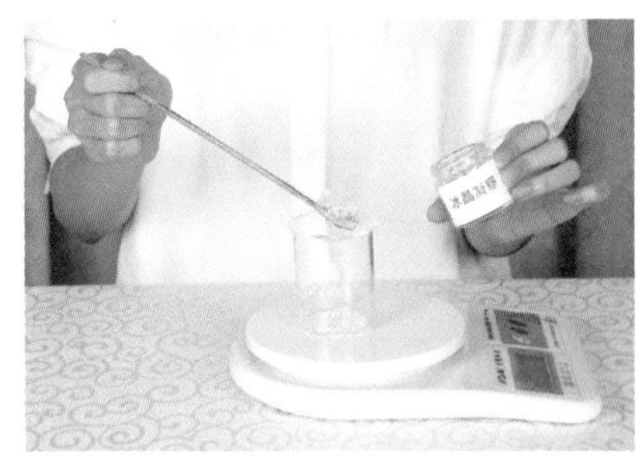

01 ▸ 取適量的冰晶凝膠，放入燒杯中。

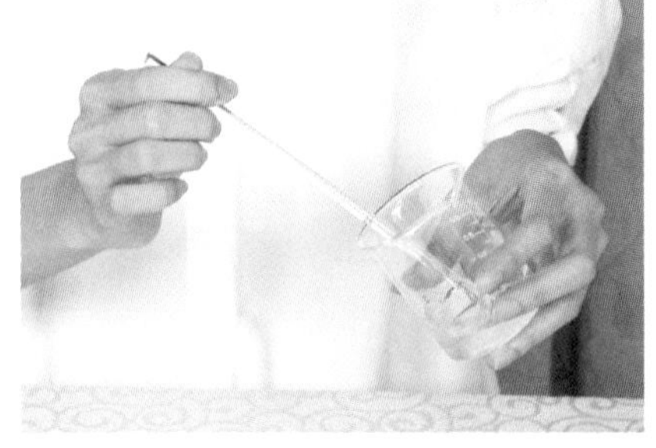

02 ▸ 將藥用酒精緩緩加入 01 項，攪拌均勻即可。

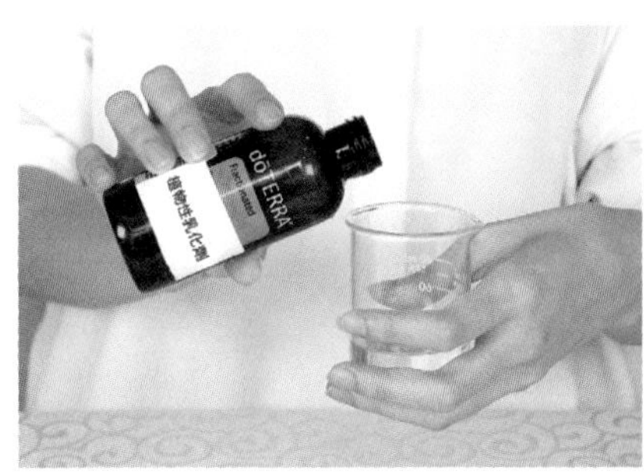

03 ▸ 加入適量的植物性乳化劑。

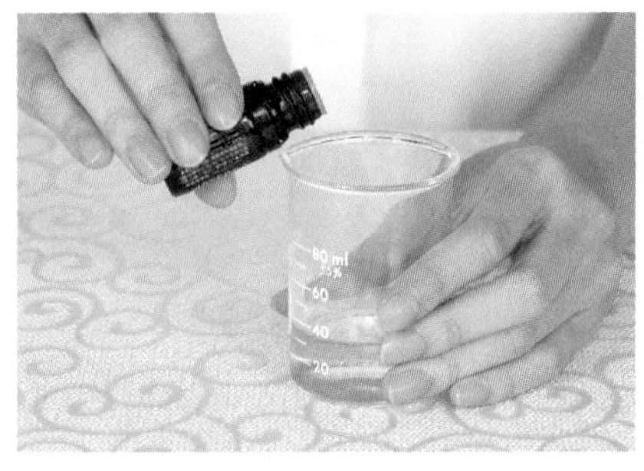

04 ▸ 滴入精油，攪拌均勻。

痠痛舒緩乳液

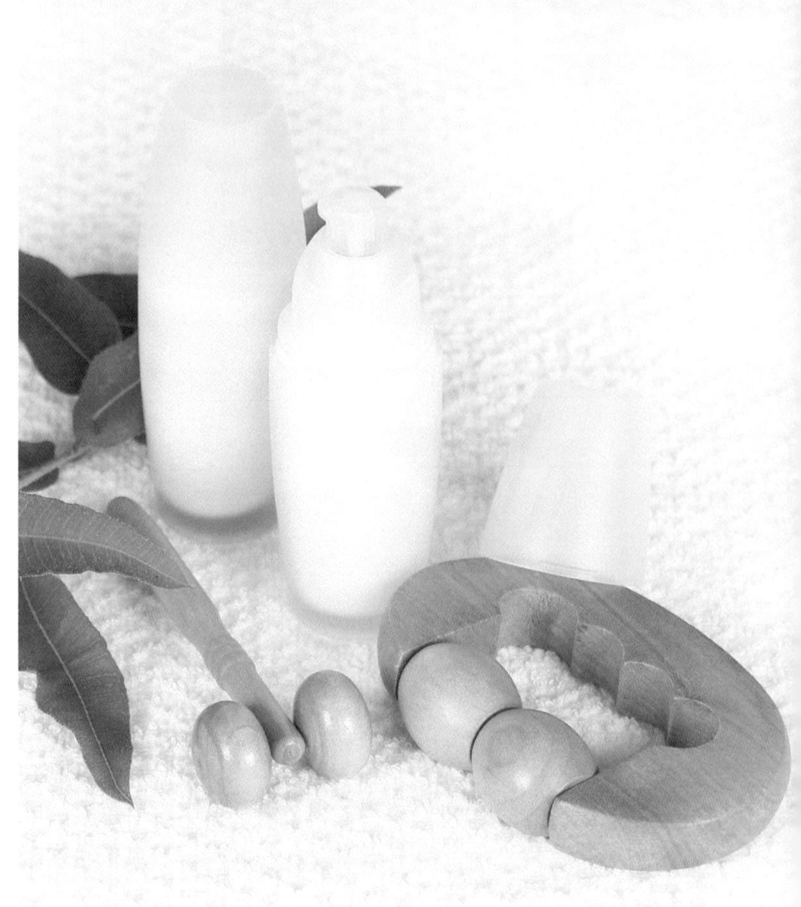

工具

量筒 1 個
攪拌器 1 個
秤 1 個

配方成分

精油配方
　薰衣草 50 滴
　檸檬香茅 20 滴
　薑 30 滴
植物乳化劑 2g
甜杏仁油 3ml
月桂純露 90c.c.

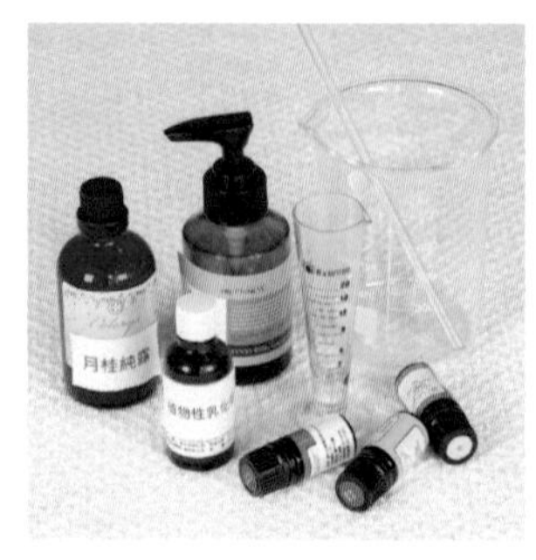

NOTE

- 茶樹精油和馬鬱蘭也可以紓緩肌膚，適合久坐辦公室或低頭族肩頸等酸痛使用。

STEP
製作步驟

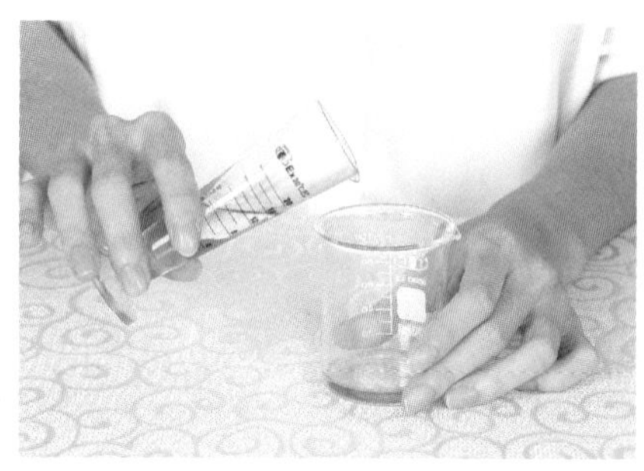

01 ▸ 取適量的甜杏仁油，放入燒杯中。

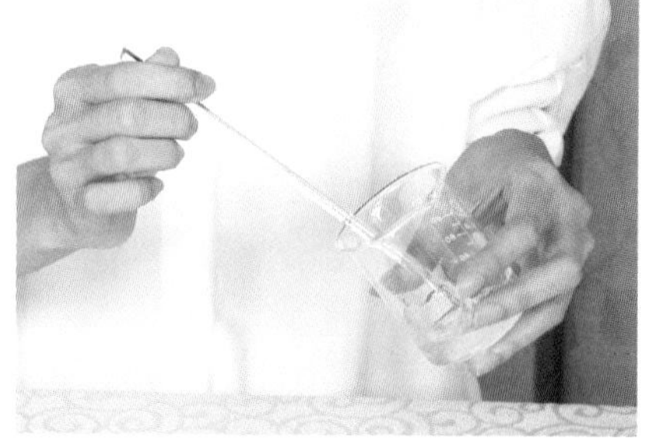

02 ▸ 取適量的植物乳化劑倒入甜杏仁油中。

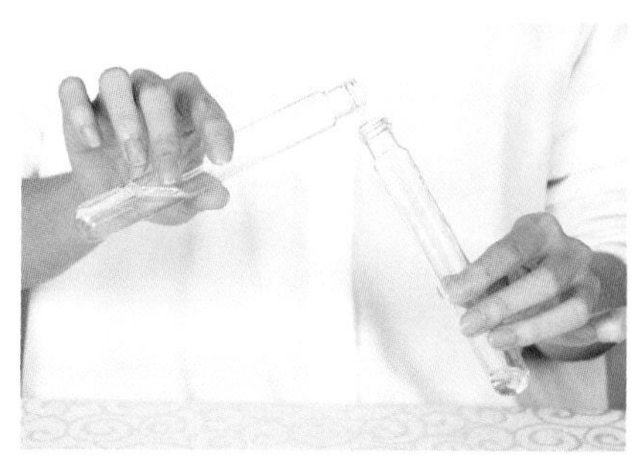

03 ▸ 倒入適量月桂純露。

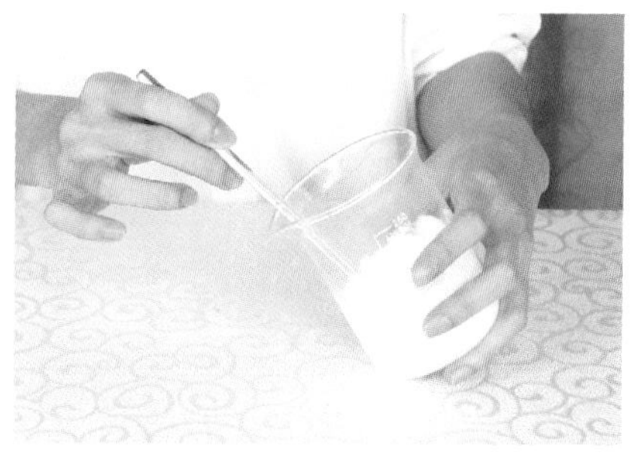

04 ▸ 攪拌均勻。

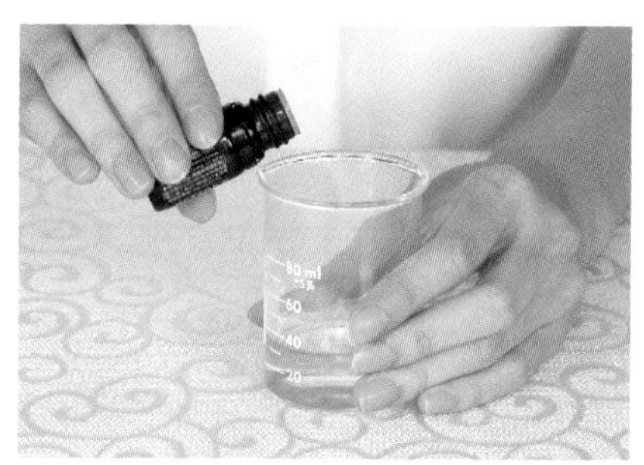

05 ▸ 滴入適量的精油，攪拌均勻。

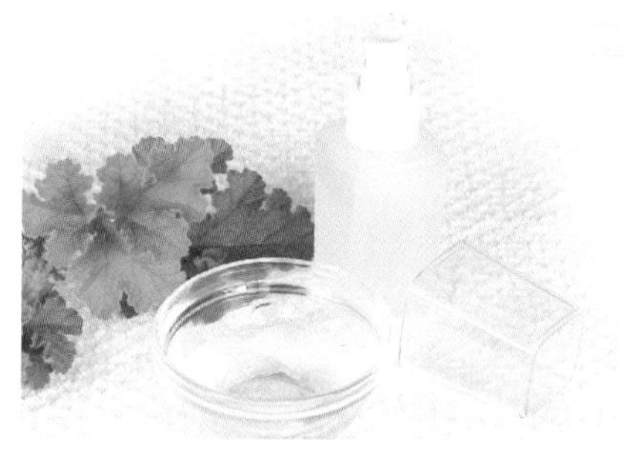

06 ▸ 放置適當容器。

窈窕泡澡錠

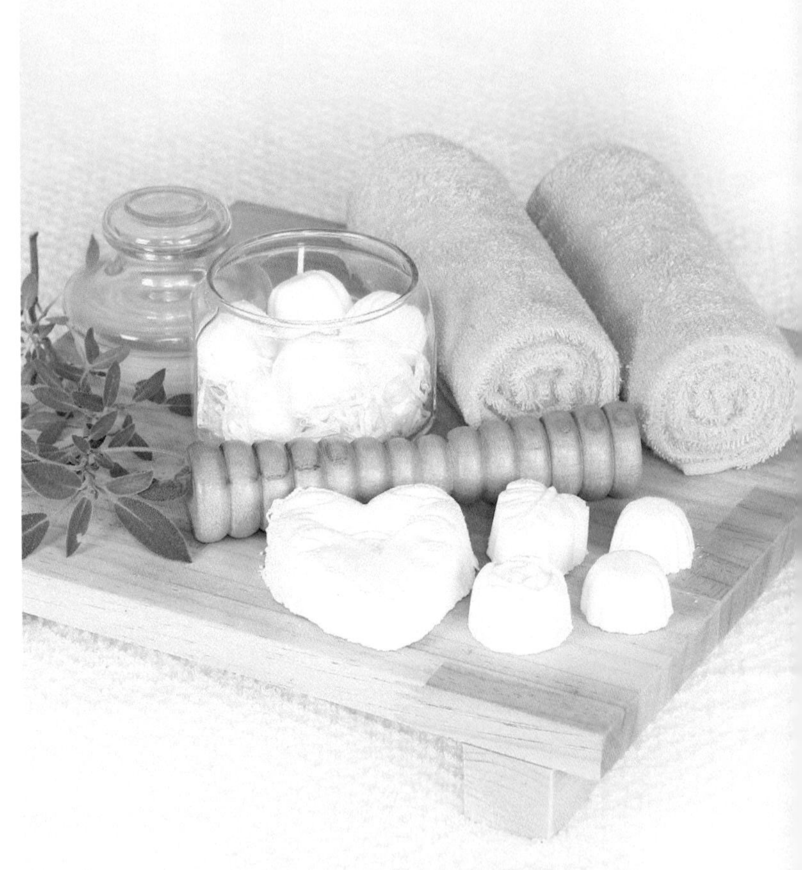

工具

缽 1個
秤 1個
攪拌器 1支
模型 1個

配方成分

精油配方
　薑 20滴
　葡萄柚 20滴
　絲柏 20滴
玫瑰純露 適量
小蘇打粉 100g

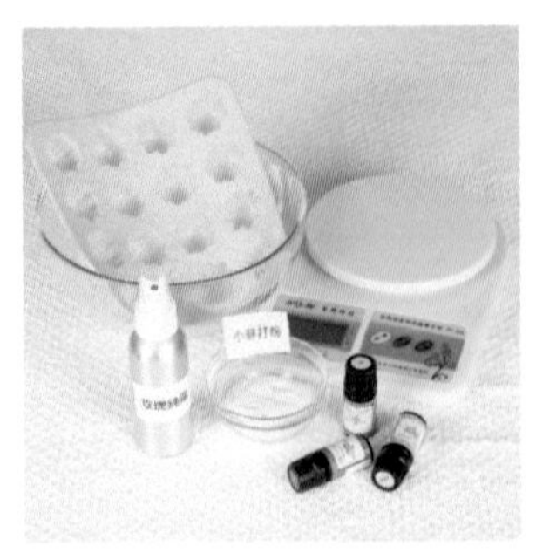

NOTE

- 花瓣可因搭配不同精油和純露而混和，增添泡澡樂趣。
- 純露不宜使用過多，否則泡澡錠不易定型。

STEP
製作步驟

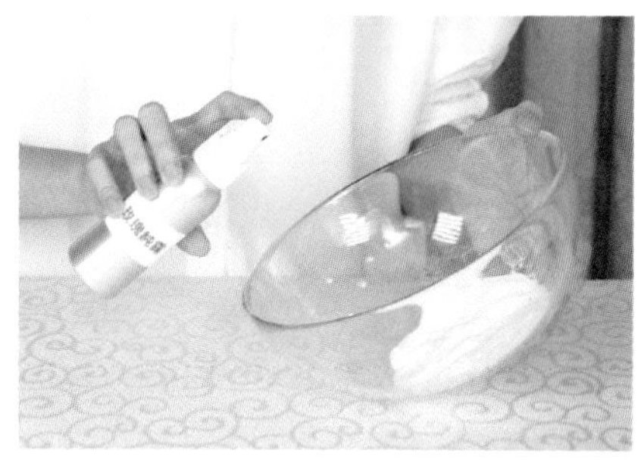

01 ▶ 小蘇打粉置於缽內，噴入適量玫瑰純露。

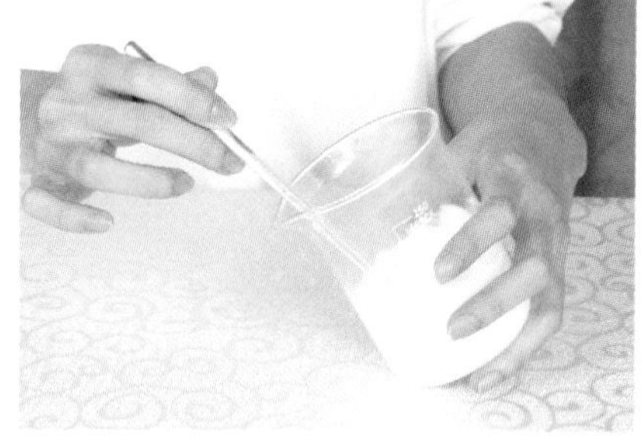

02 ▶ 滴入精油拌勻。

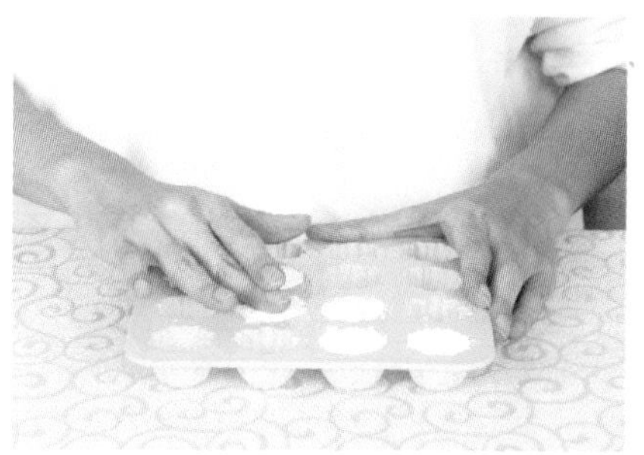

03 ▶ 再將拌勻的小蘇打粉倒入模型，等待定型。

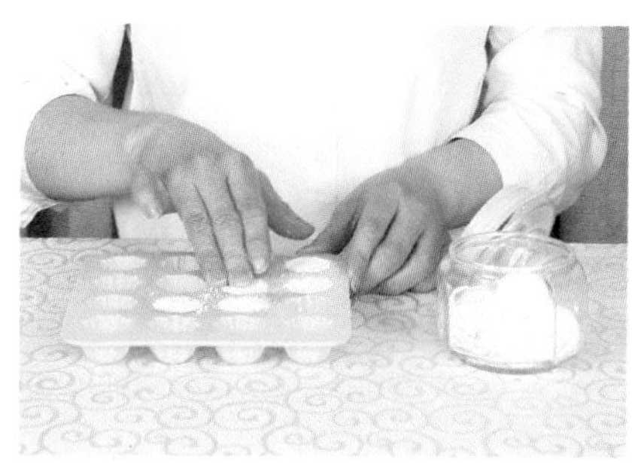

04 ▶ 定型後脫模即成。

永久花護唇膏

工具

秤 1 個
燒杯 1 個
加熱器 1 台
攪拌器 1 支
口紅瓶 數個

配方成分

精油配方
　永久花 20 滴
蜜蠟 20g
可可脂 5g
乳油木果脂 5g
甜杏仁油 60g
紫草浸泡油 10g

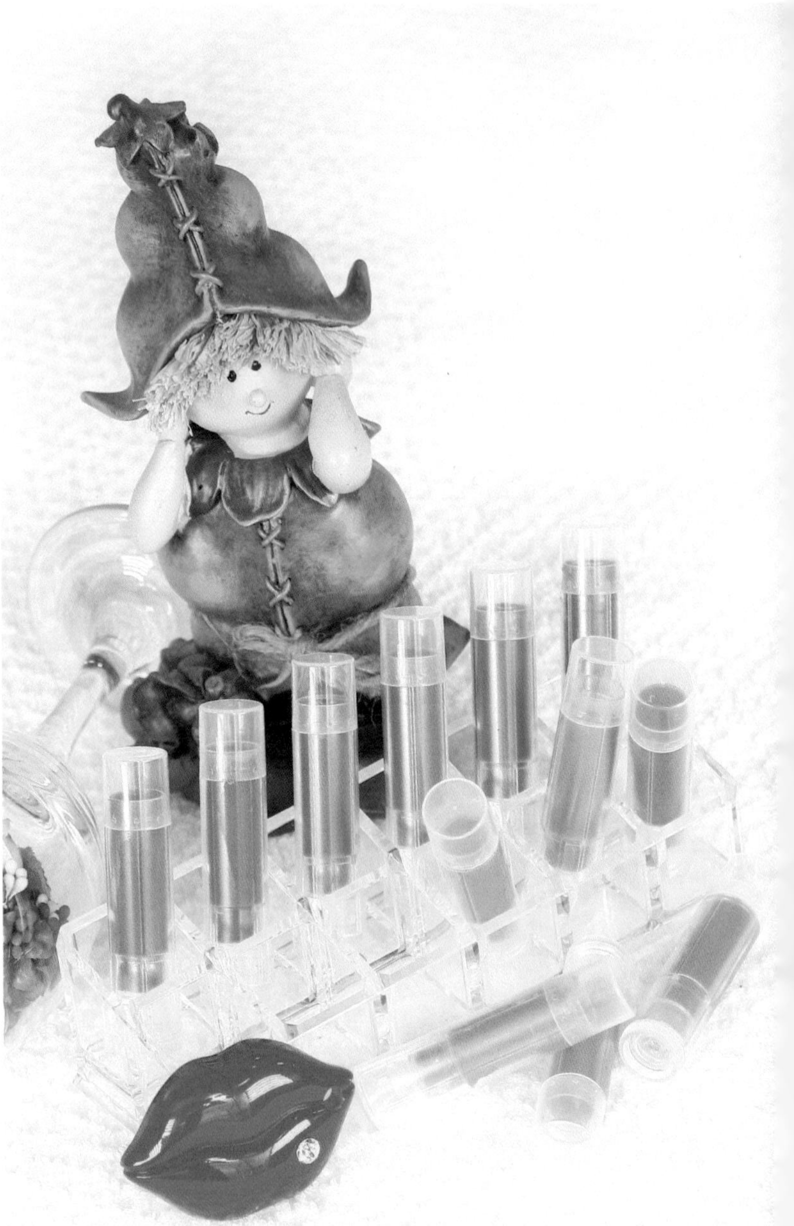

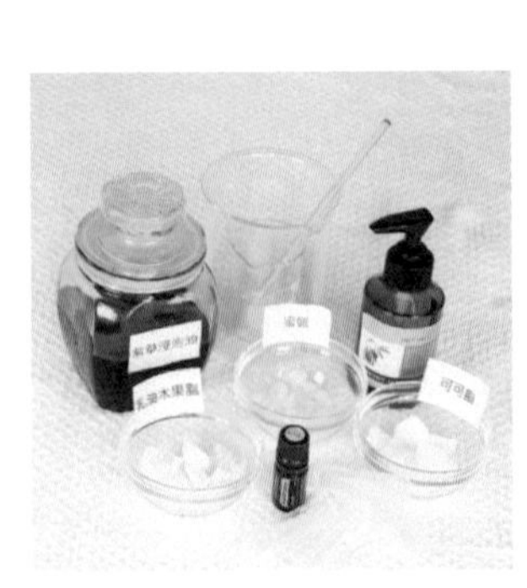

STEP
製作步驟

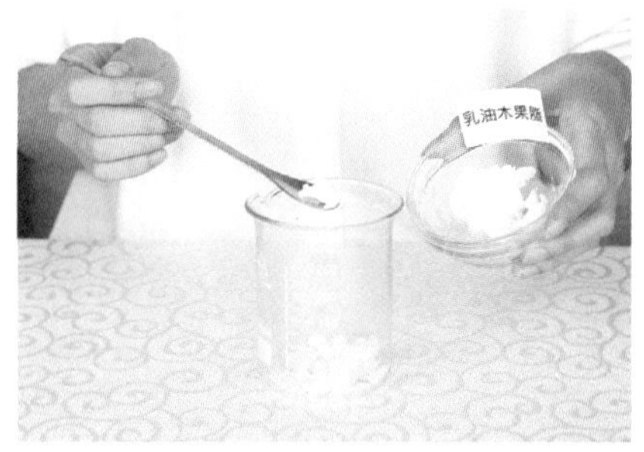

01 ▶取適量的蜜蠟 / 可可脂 / 乳油木果脂 / 甜杏仁油 / 紫草浸泡油。

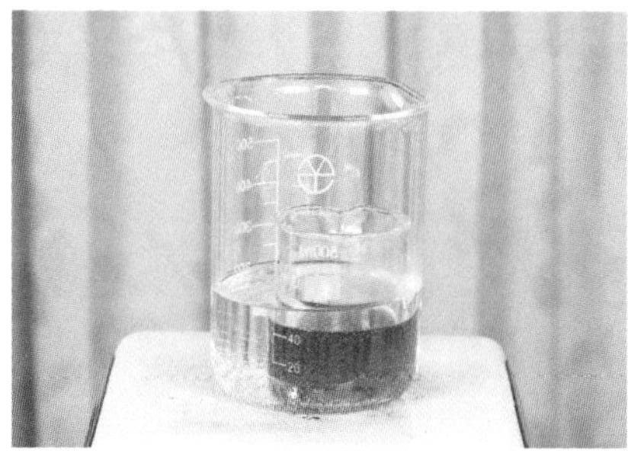

02 ▶隔水加熱到完全溶解。

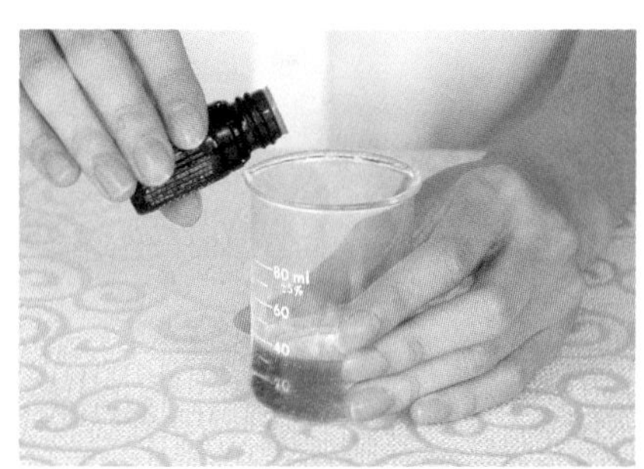

03 ▶滴入永久花精油。

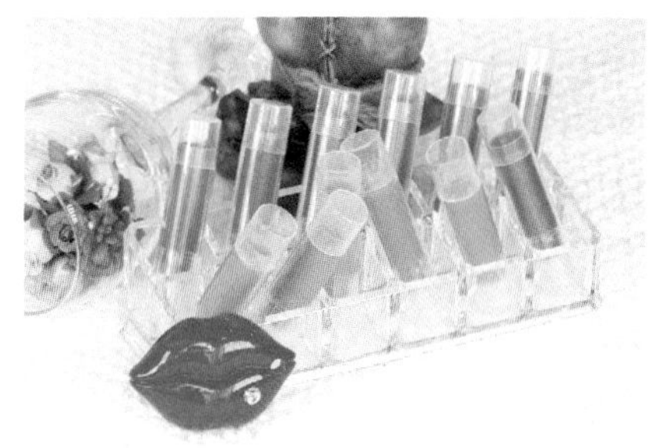

04 ▶填裝至口紅瓶即可。

NOTE

- 紫草浸泡油有保溼效果，可至中藥店購買紫草適量，以橄欖油 240c.c. 浸泡即可。
- 護唇膏若在外出時使用，建議不要挑選具有光敏性的精油。

08 性感紅唇按摩柔珠

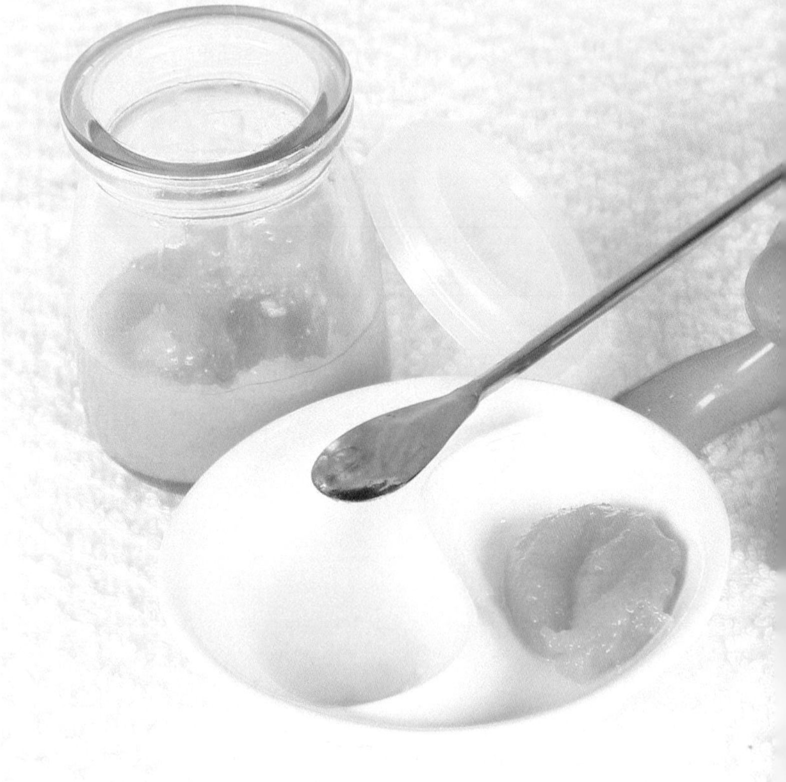

工具

秤 1個
量筒 1個
燒杯 1個
攪拌棒 1個

配方成分

精油配方
　薄荷 4滴
　野橘 6滴
顆粒紅砂糖 70g
分餾椰子油 30g
蜂蜜 適量

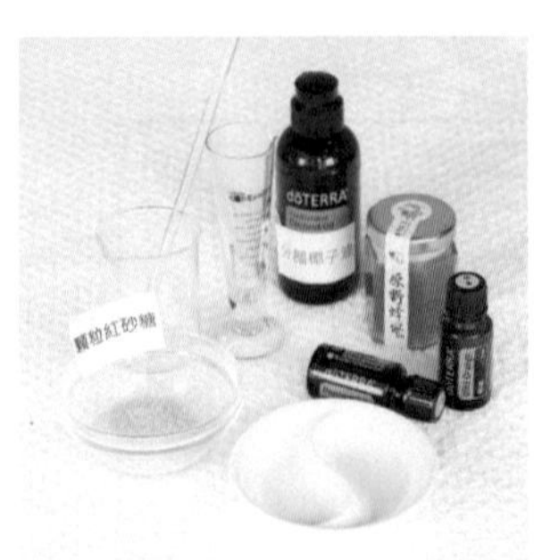

STEP
製作步驟

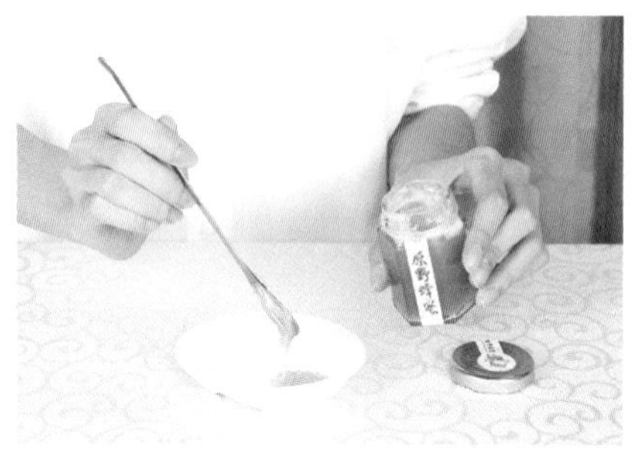

01 ▸將紅砂糖磨爲小顆粒、椰子油、蜂蜜放入燒杯中，攪拌均勻。

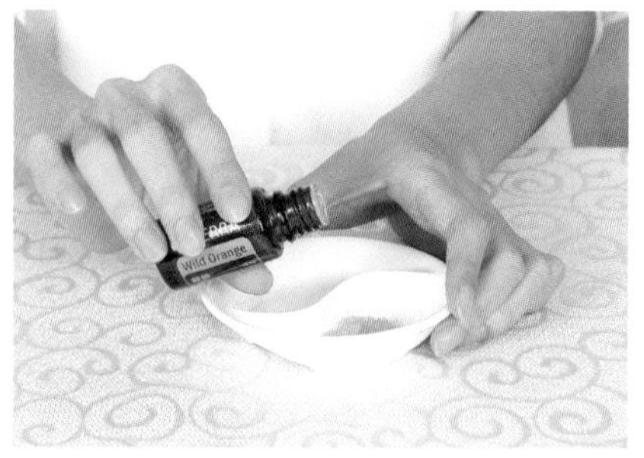

02 ▸再將薄荷精油、野橘精油滴入燒杯中，再攪拌均勻。

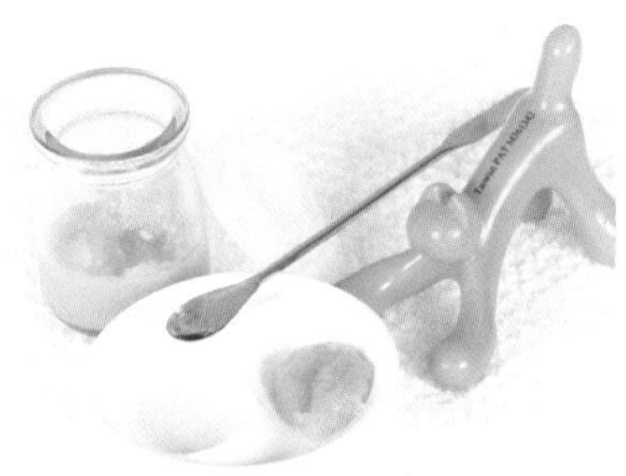

03 ▸分裝在瓶罐容器即可。

NOTE

- 使用時，取少量，用指腹螺旋劃圈輕輕按摩，到糖粒化開，清水沖淨即可，紅唇潤澤性感滿分。
- 也可以適用改善腳跟的厚腳皮，定期保養，可以柔潤光滑。

09 依蘭亮麗潤髮乳

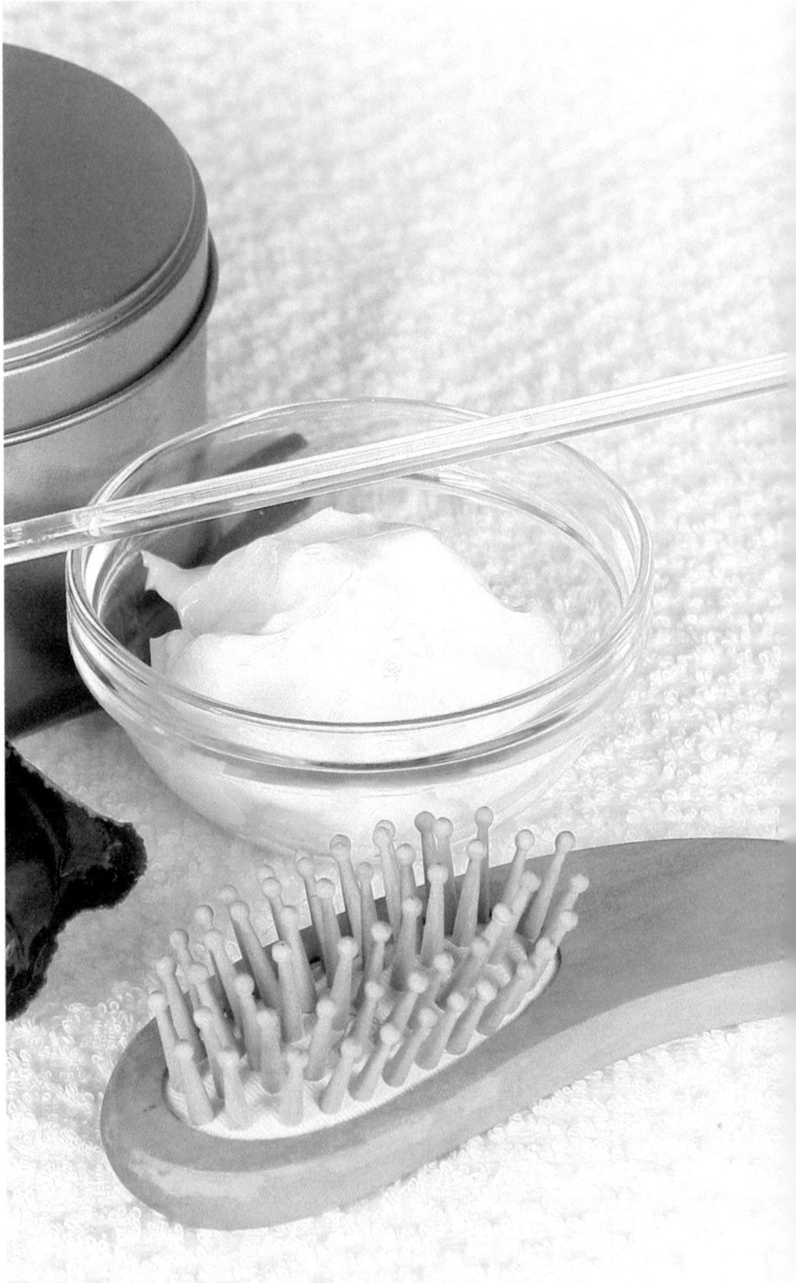

工具

秤 1個
燒杯 1個
量筒 1個
量匙 1個

配方成分

精油配方
　依蘭 2滴
　迷迭香 8滴
　天竺葵 10滴
植物乳化劑 適量
橄欖油 20c.c.
薰衣草純露 79c.c.

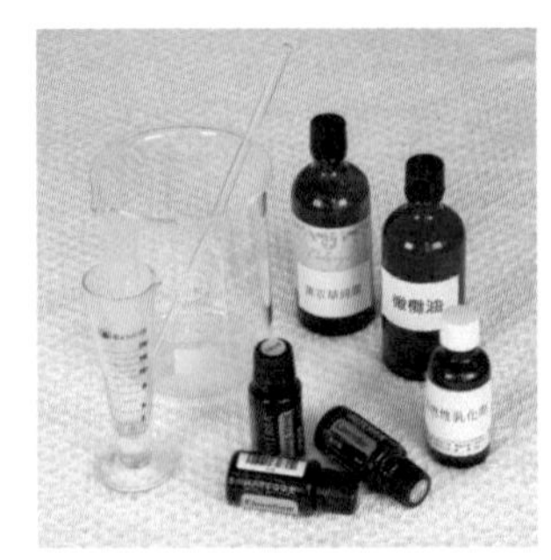

STEP
製作步驟

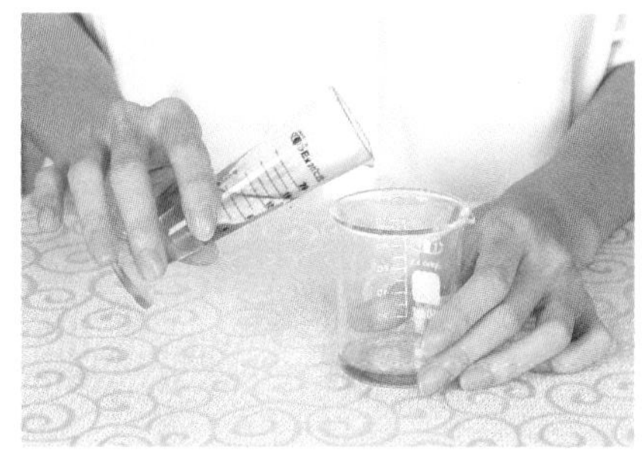

01 ▶ 取適量的橄欖油到燒杯中。

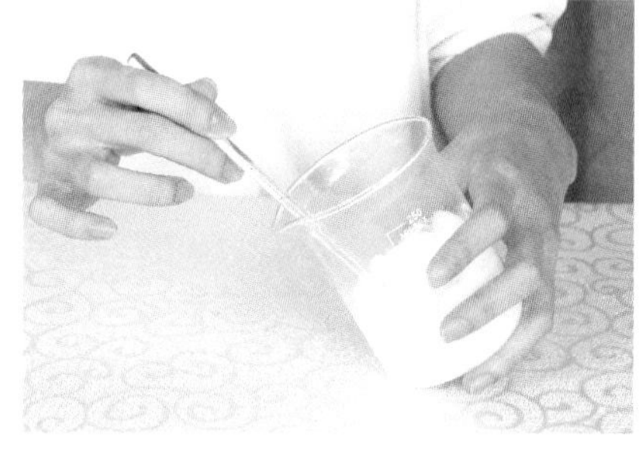

02 ▶ 取適量的乳化劑，加入含橄欖油的燒杯內攪拌均勻。

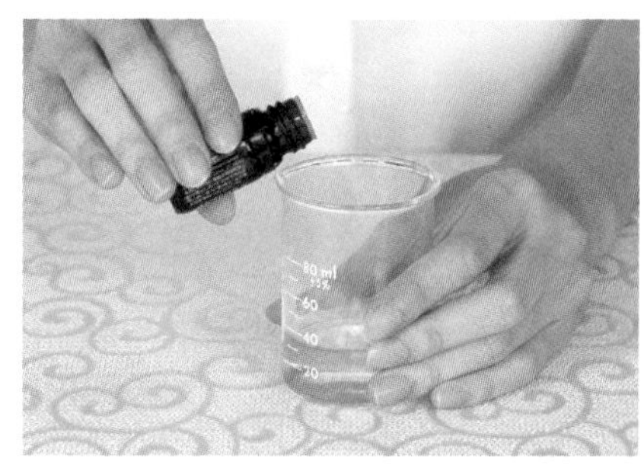

03 ▶ 滴入適量精油。

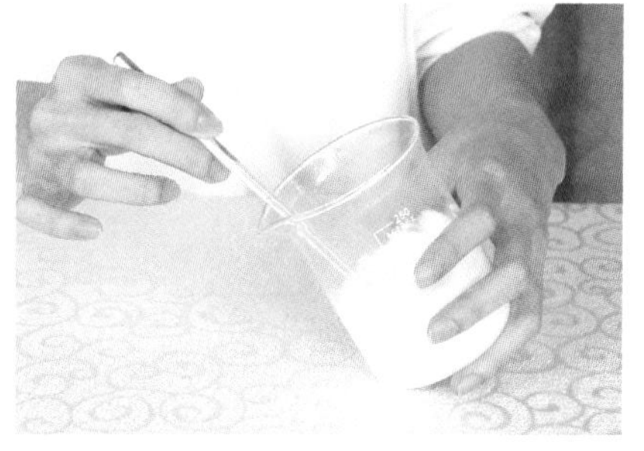

04 ▶ 攪拌均勻，材料成濃稠霜狀。

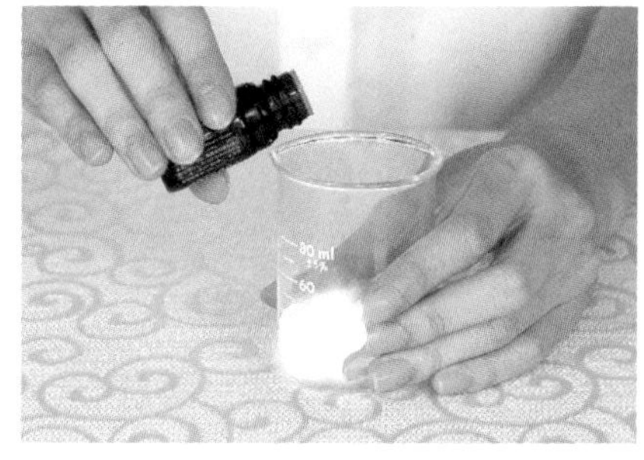

05 ▶ 倒入薰衣草純露，瓶罐裝填在壓瓶中即成。

NOTE

- 依個人需要可加入花香類或果香類複方精油，或薰衣草、雪松、迷迭香複方精油；調配甜杏仁油，每週 1 ～ 2 次，按摩頭皮預防掉髮。

好人緣微香水

工具

燒杯 1 個
量筒 1 個
試管 2 支
乳頭滴管 2 支
香水瓶 2 瓶
標籤

配方成分

精油配方
　廣藿香 6 滴
　野橘 10 滴
　永久花 4 滴
穀物酒精（40%） 49c.c.
精油乳化劑 適量
純水 50c.c.

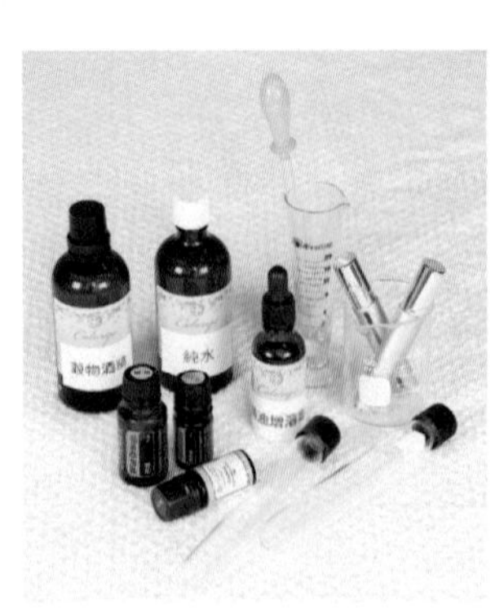

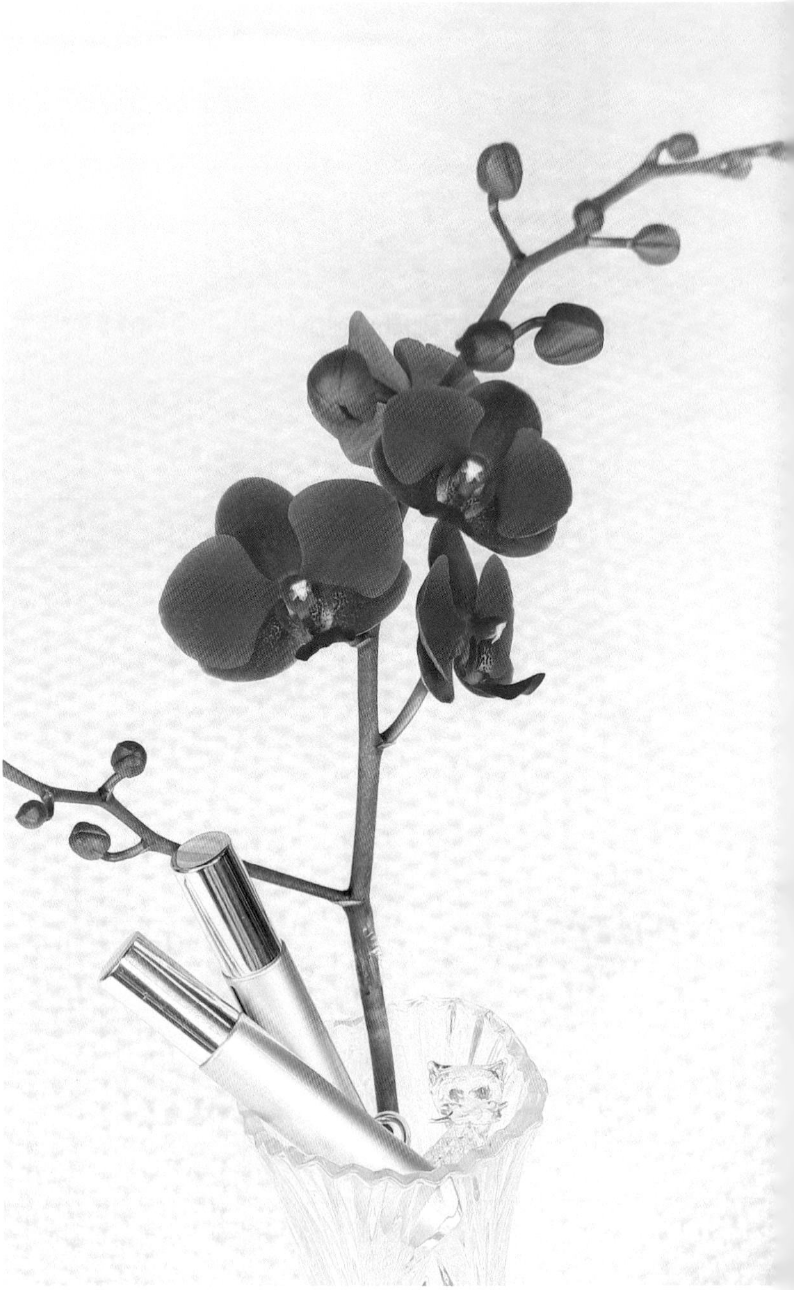

STEP
製作步驟

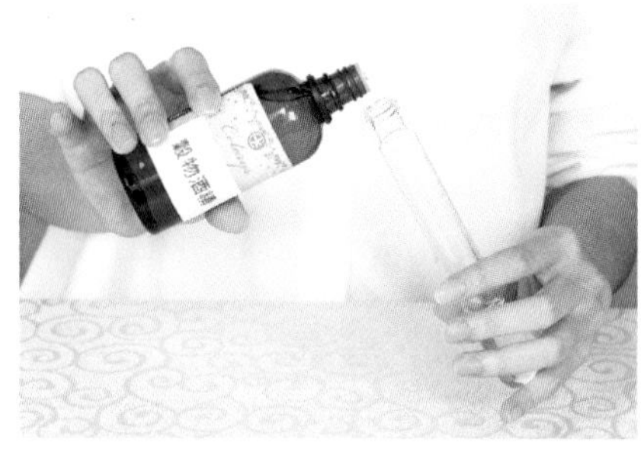

01 ▶試管 1 中倒入適量的穀物酒精及純水搖勻。

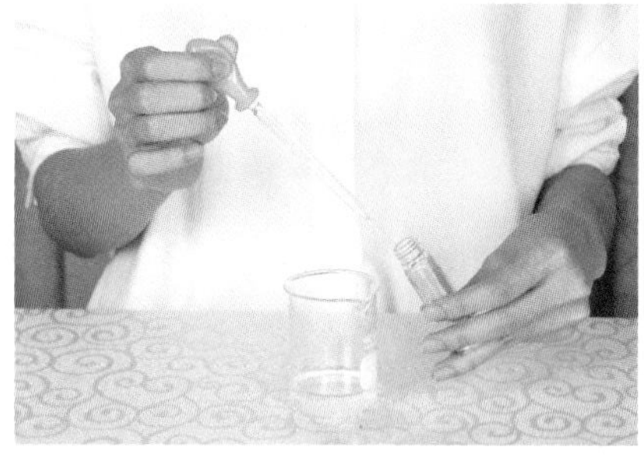

02 ▶試管 2 滴入精油並加入精油增溶劑搖勻。

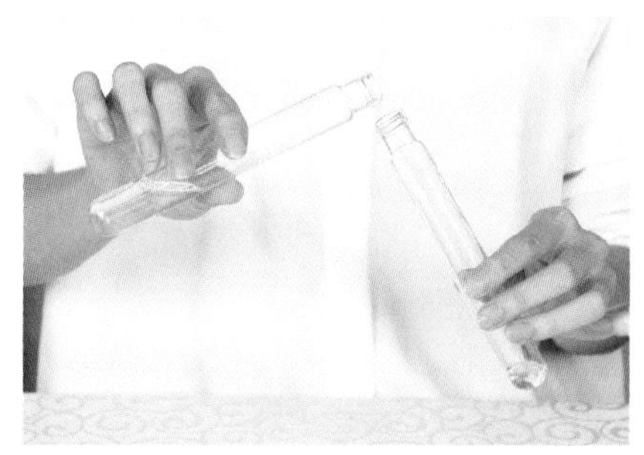

03 ▶將試管 1 與試管 2 混合均勻。

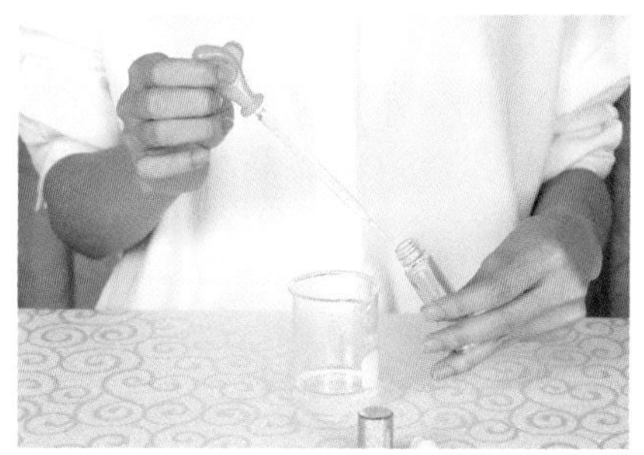

04 ▶以乳頭吸管分裝於香水瓶。

NOTE

- 可依照個人需求選擇不同精油，依花香、果香、葉片香等不同香味，調配出屬於自己的個人化私密微香水。

活力再現
背部紓壓香拓包

工具

長方形棉布袋 1 個
棉線 1 個
化妝棉球 適量

配方成分

精油配方
　甜茴香 2 滴
　黑胡椒 2 滴
　羅勒 2 滴
紅豆 200 ～ 250 公克
辛香料：小豆蔻、小茴香、芫荽子 各 1 小茶匙

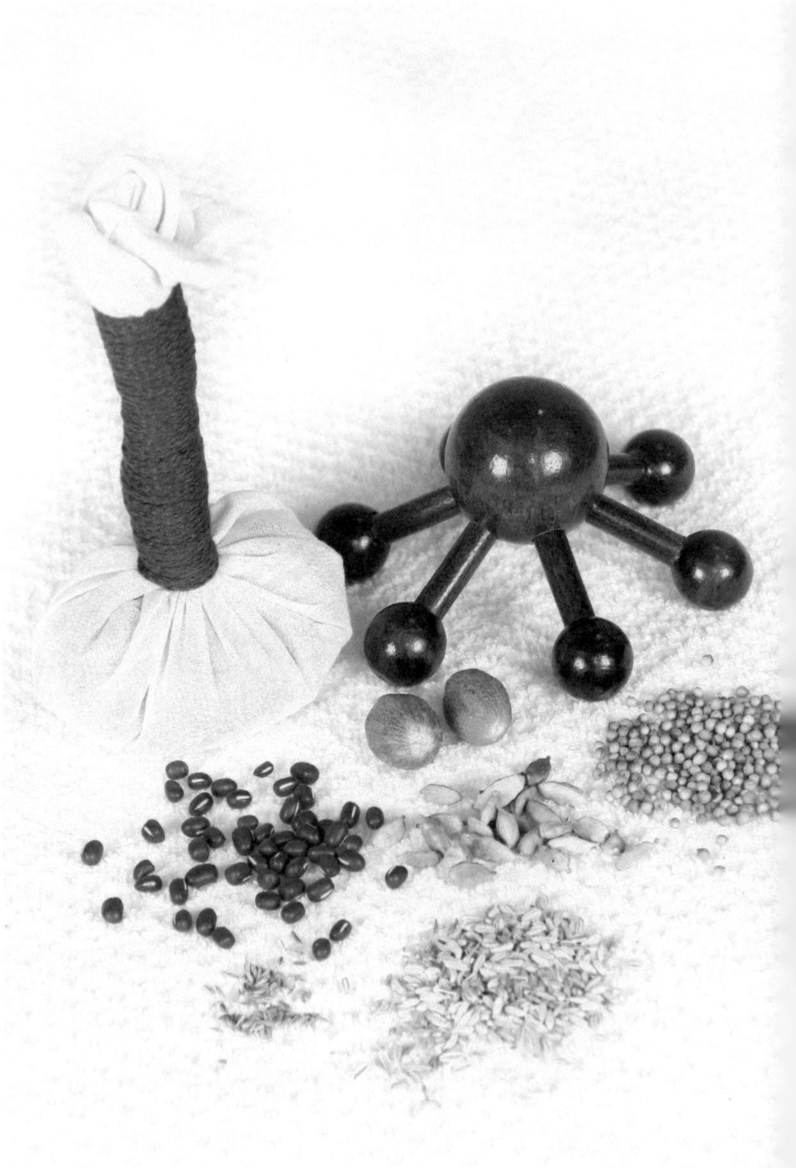

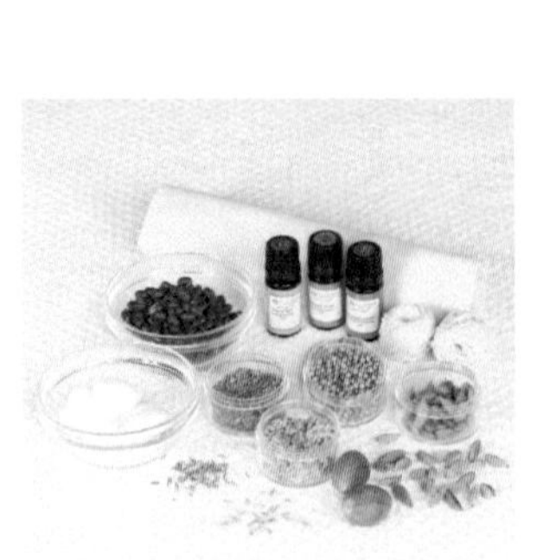

STEP
製作步驟

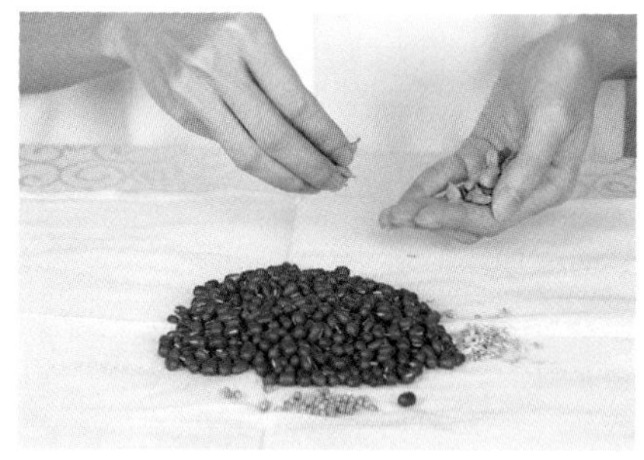

01 ▸ 將紅豆以及辛香料裝入長方形棉布袋。

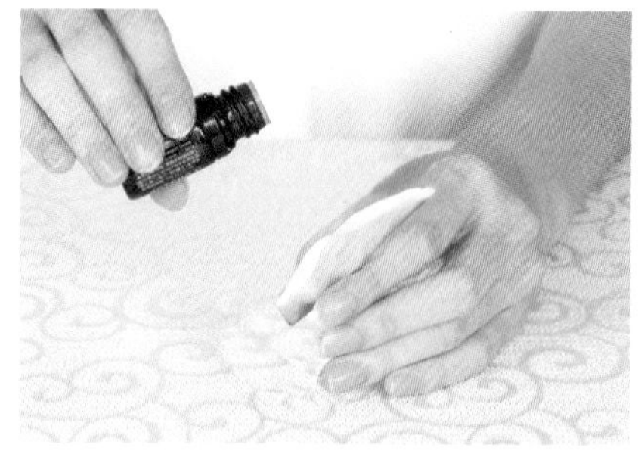

02 ▸ 將精油滴在化妝棉球上。

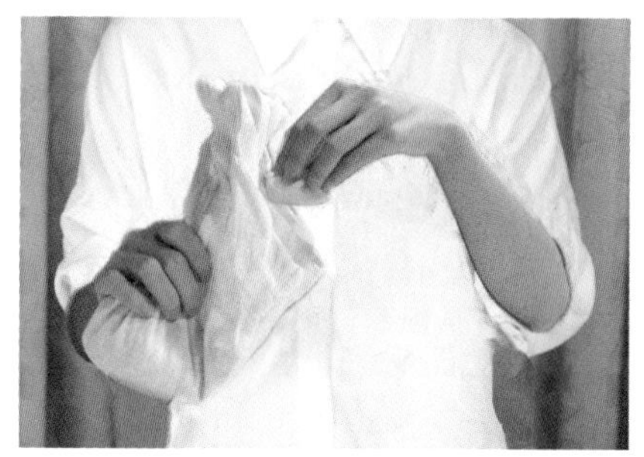

03 ▸ 將滴入精油的化妝棉球，加入 01 的棉布袋中。

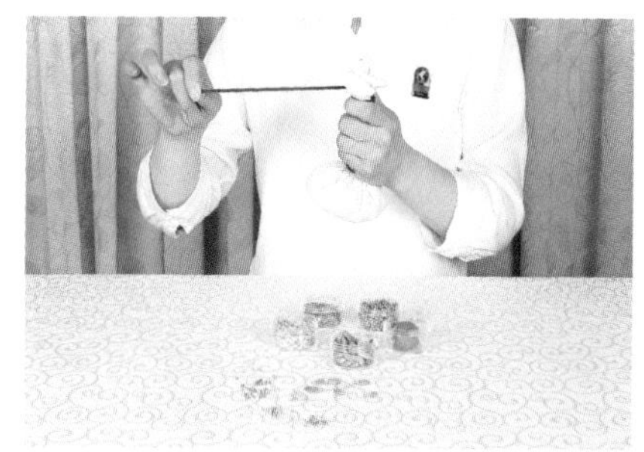

04 ▸ 摺邊封口，並用棉線纏繞美化即可。

NOTE

- 日常生活裡，當需要活力再現、遠離孤單、沮喪、焦慮等情緒，或是增加溫暖的流動，做背部香拓包會是很好的祕密法寶。
- 背部香拓包可加熱使用，背部按摩前使用在背部的局部溫熱，紓壓解鬱。

甜橙金盞花芳香皂

工具

大小燒杯 1 個
加熱器 1 個
量筒 1 個
水（視容器大小斟酌）
攪拌器 1 支
秤 1 個

配方成分

精油配方
　甜橙 2c.c.
皂基 95g
橘紅色料 適量
金盞花浸泡油（3%） 3c.c.

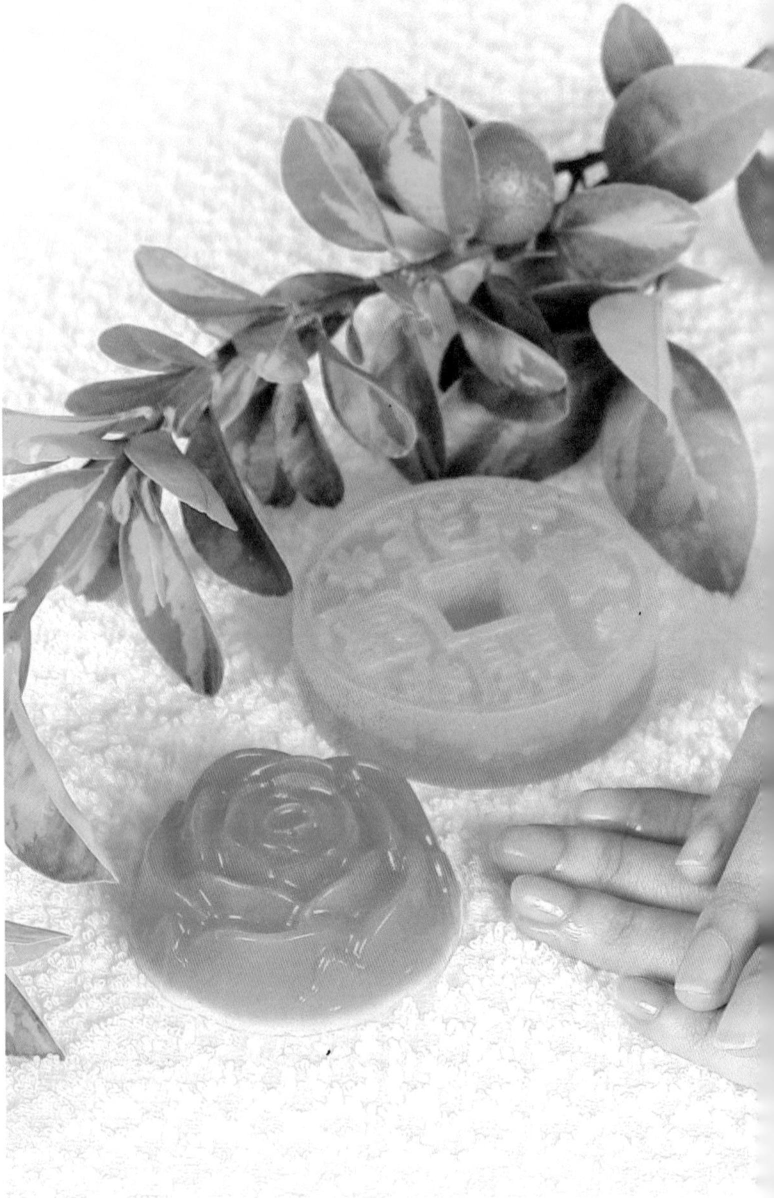

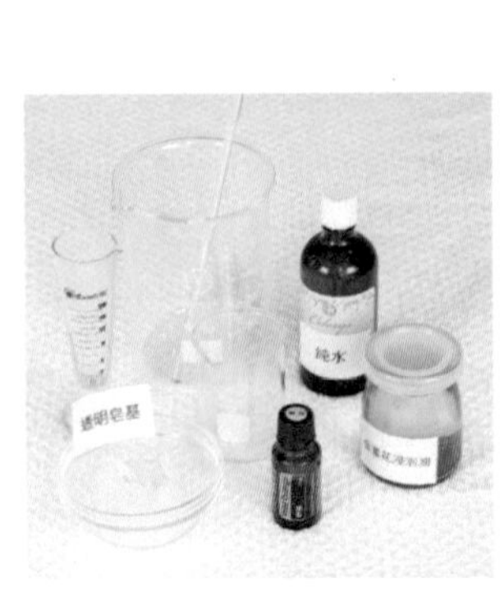

STEP
製作步驟

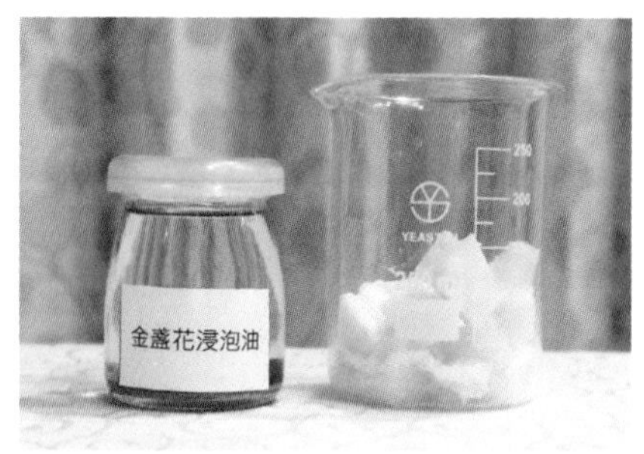

01 ▸ 適量的皂基/金盞花浸泡油。

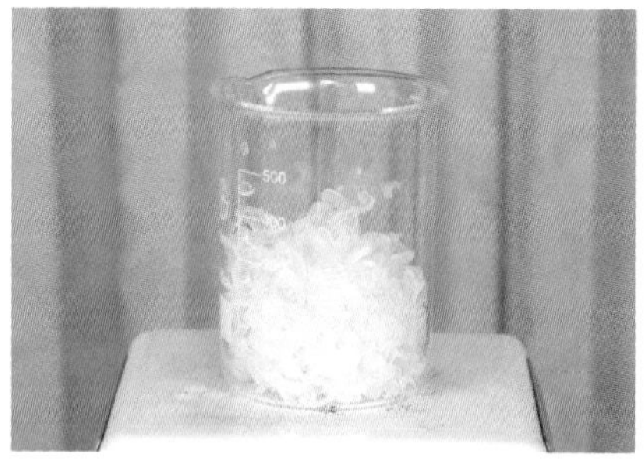

02 ▸ 隔水加熱溶解皂基，再加適量橘紅色料。

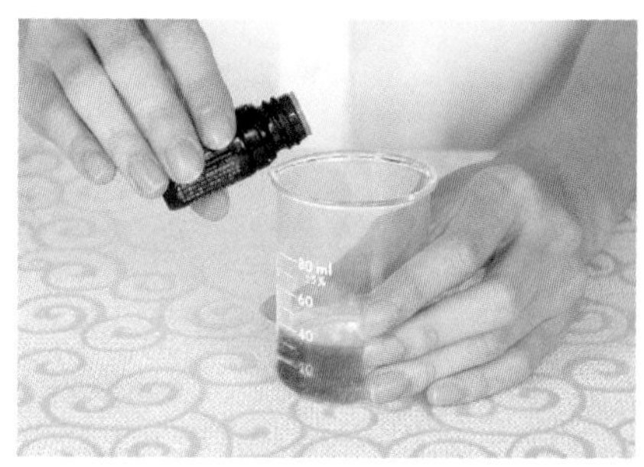

03 ▸ 滴入甜橙精油。

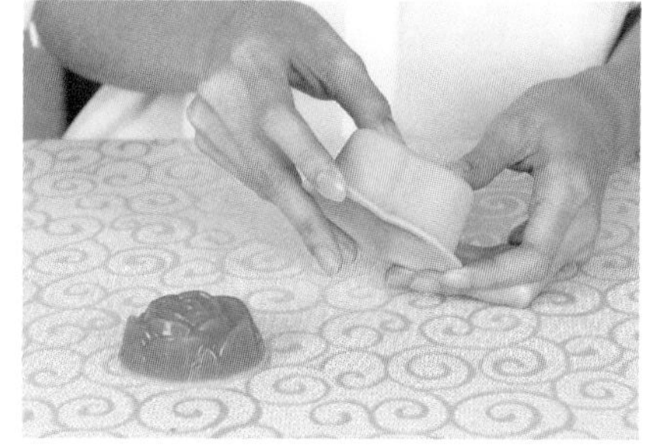

04 ▸ 倒入模型，冷卻後脫模即可。

NOTE

- 隔水加熱的步驟，稱爲水浴（H_2O Bath）屬於低溫加熱。

優雅清香淡香水

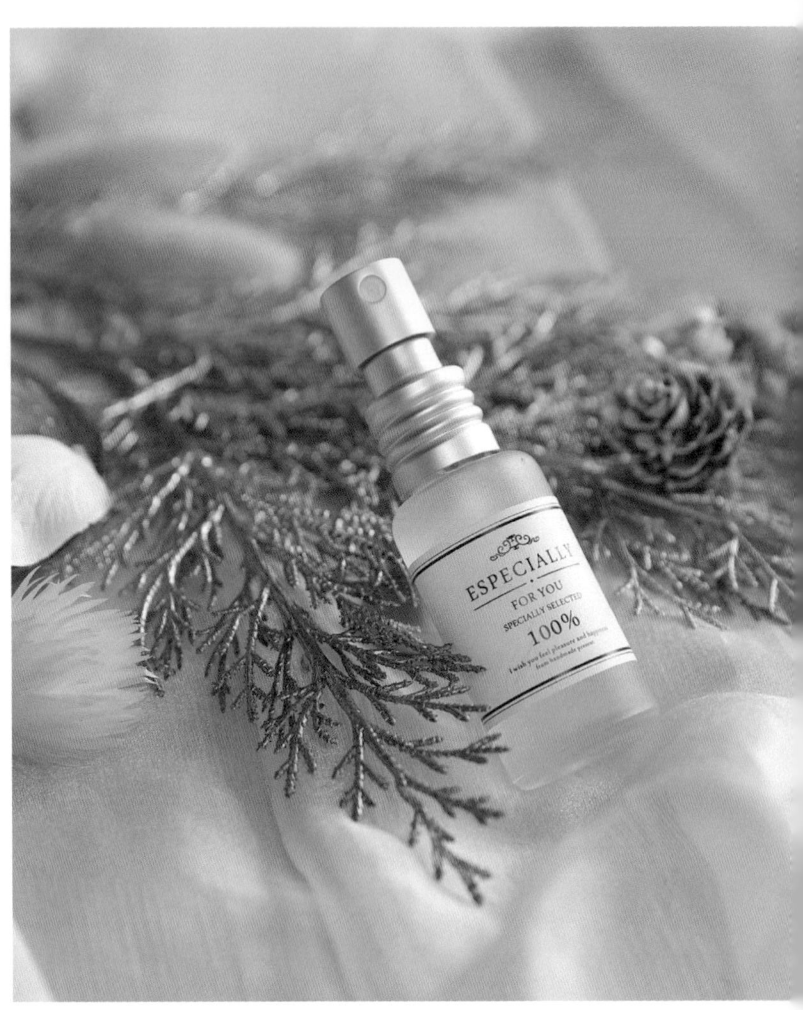

工具

燒杯 1 個
10ml 量筒 1 個
10ml 香水瓶 1 個
小漏斗 1 個
貼紙 1 張

配方成分

精油配方（濃度 6%）
乳香 4 滴
薰衣草 10 滴
葡萄柚 10 滴
穀物酒精（琴酒） 20ml

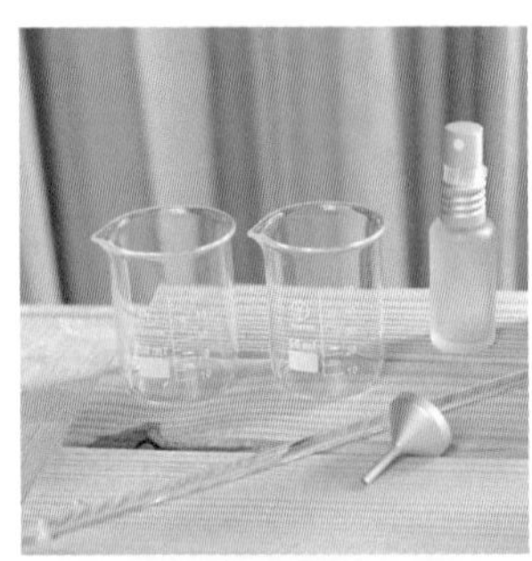

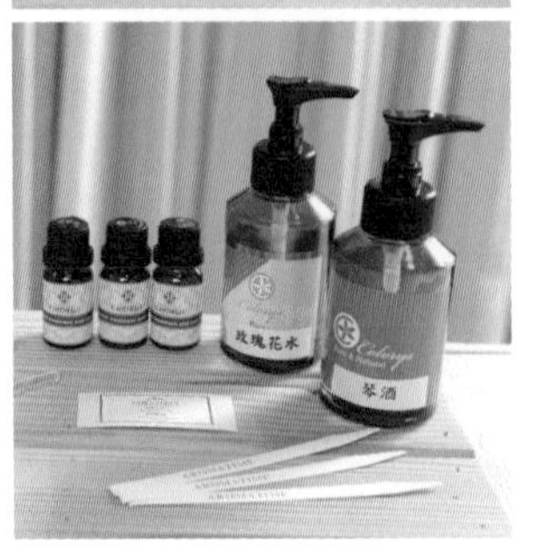

NOTE

- 也可以替換個人喜歡的精油配方，製成自己的專屬香水喔！例如紳士風度淡香水（岩蘭草 4 滴、檀香 8 滴、佛手柑 12 滴）。

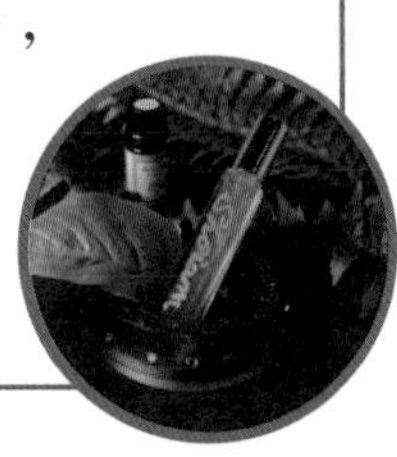

STEP
製作步驟

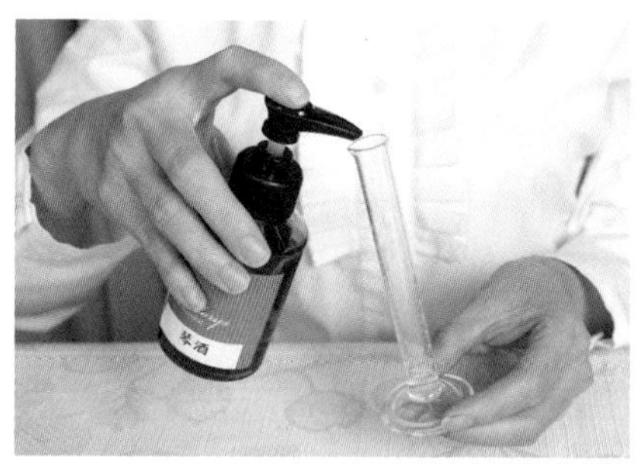

01 ▸ 使用量筒取穀物酒精 20ml，加入燒杯。

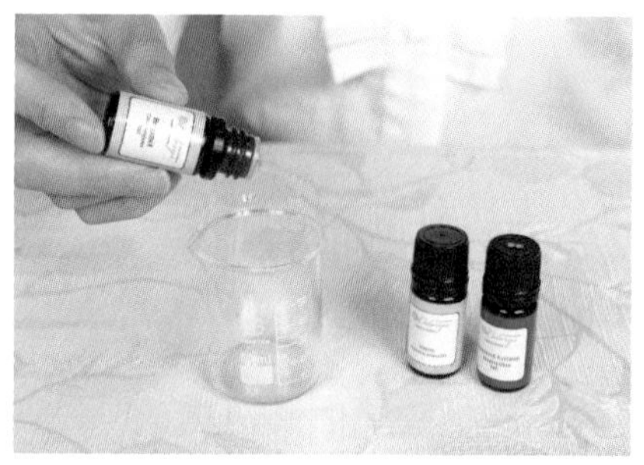

02 ▸ 將精油滴入燒杯。

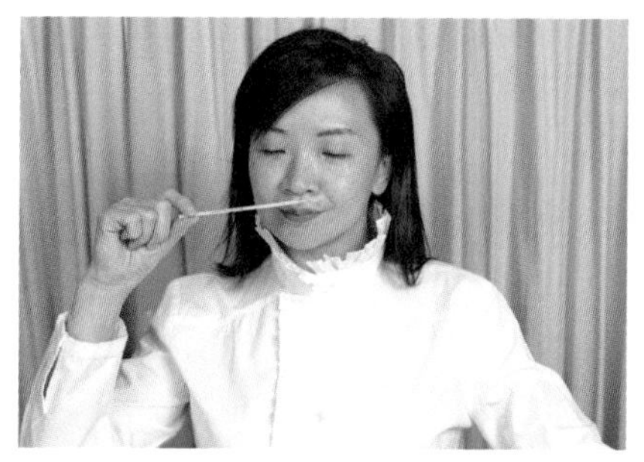

03 ▸ 感受香氣的融合，取聞香紙試聞。

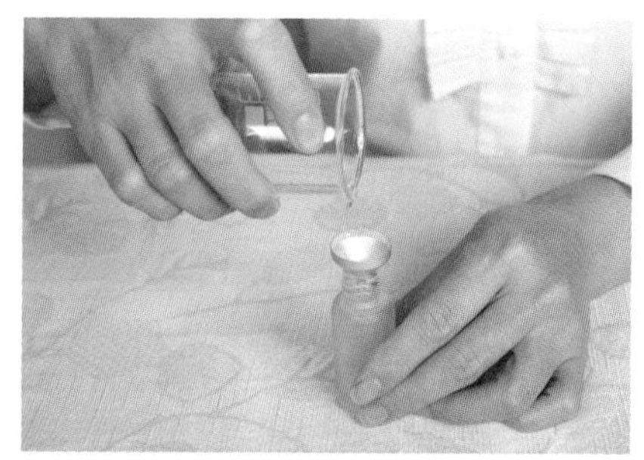

04 ▸ 用小漏斗將燒杯中的香水裝入香水瓶。

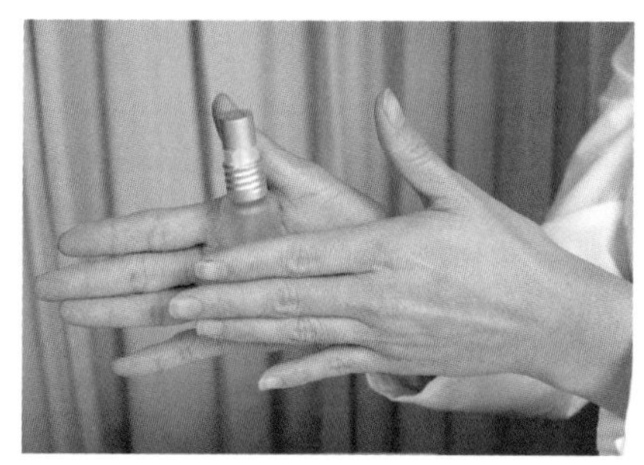

05 ▸ 鎖上瓶蓋，雙手滾動香水瓶 100 下。

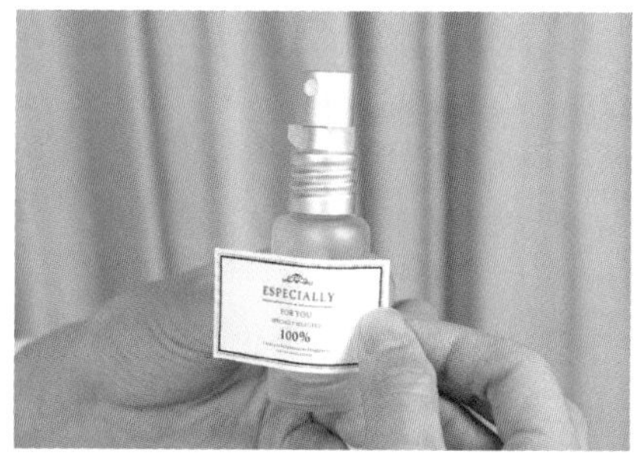

06 ▸ 貼上貼紙即完成。

香氛花藝掛飾

工具

剪刀 1 把
熱熔槍 1 把
熱熔槍膠條 1 條
金色束帶 4 條
棉線繩 適量
乾燥花 4～6 種
15 公分藤圈 1 個
1 公分棉花棒 10 支
單色緞帶 2 種 60 公分

配方成分

天然複方精油 3 種

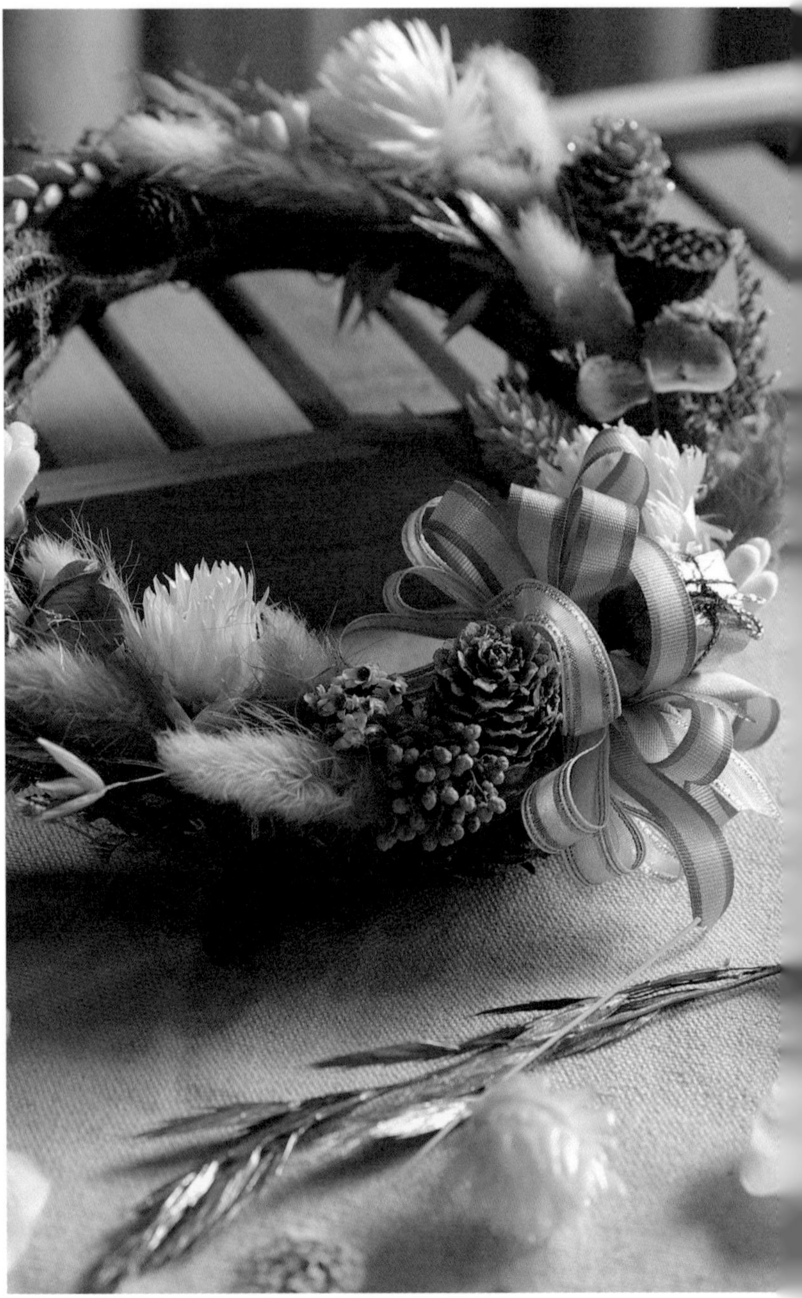

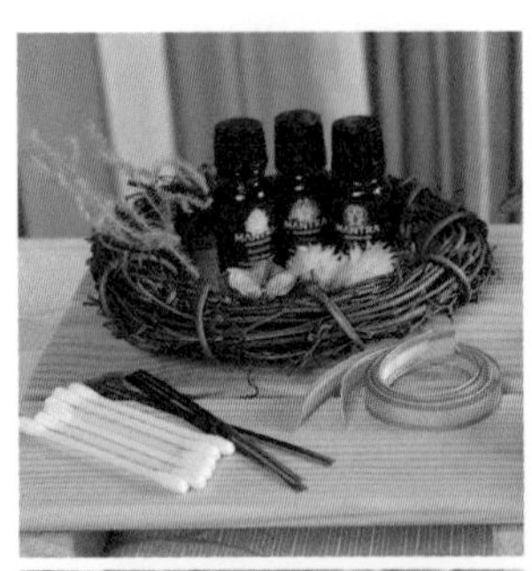

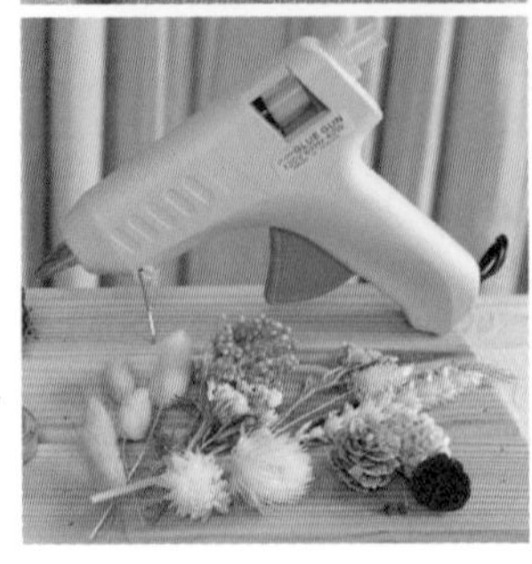

STEP
製作步驟

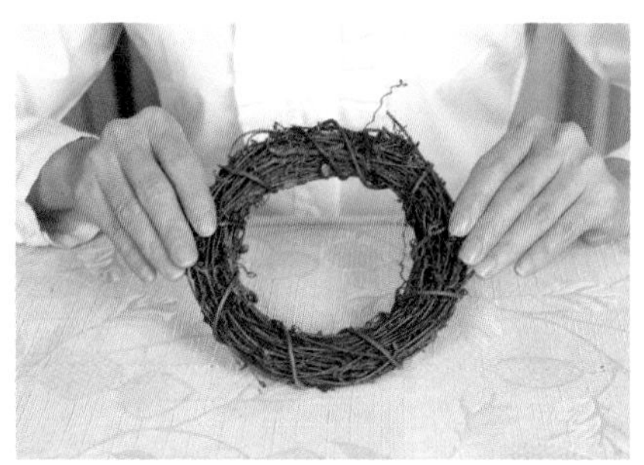

01 ▸ 準備一個小藤圈。

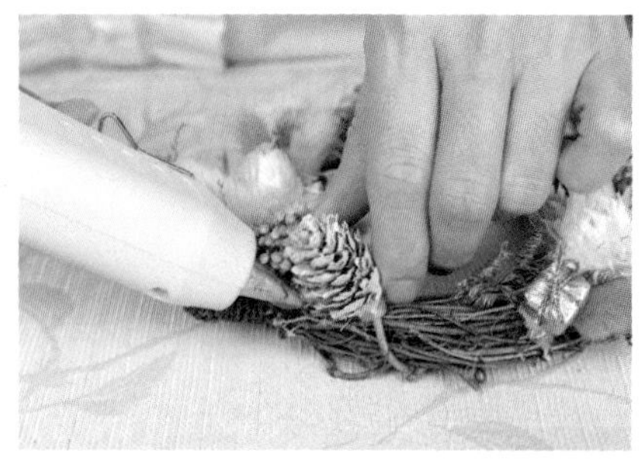

02 ▸ 將乾燥花材、松果擺放在藤圈上，用熱熔槍固定。

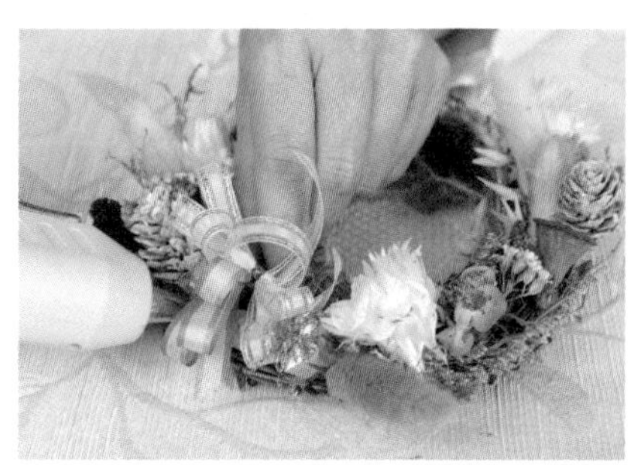

03 ▸ 取兩款緞帶結好緞帶花，用熱熔槍固定。

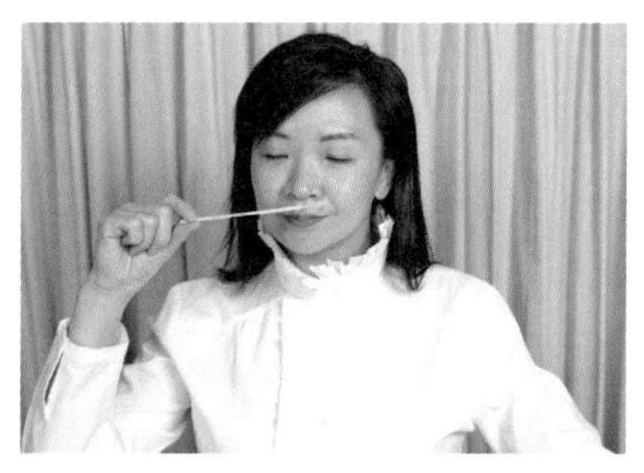

04 ▸ 調製香氛，取聞香紙試聞。

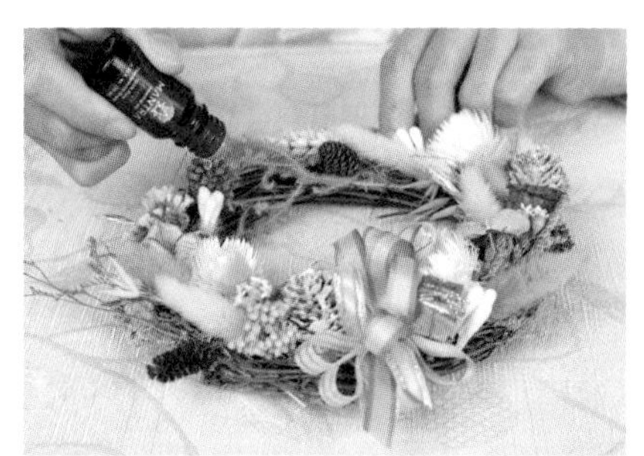

05 ▸ 將精油滴於棉棒上。

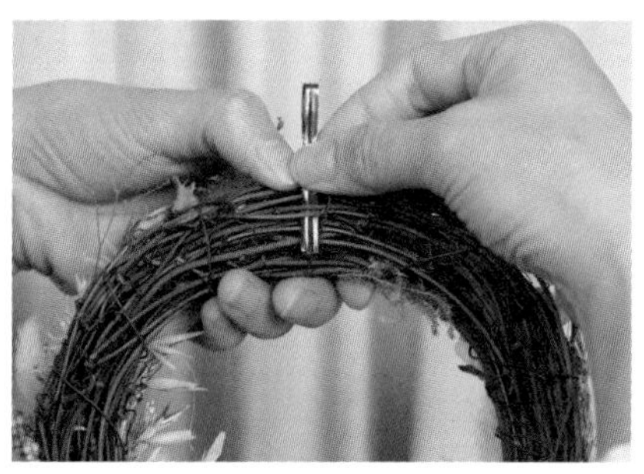

06 ▸ 穿上吊掛繩即完成。

大地香氛擴香石

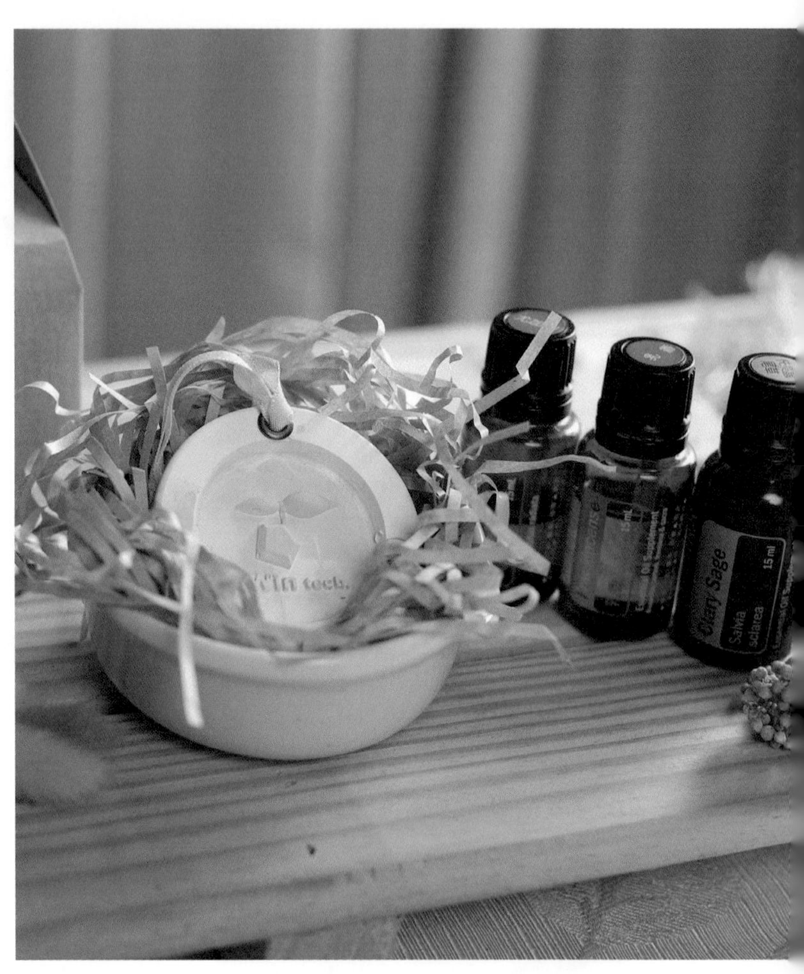

工具

3D 列印矽膠模具 1 個
150ml 燒杯 1 個
50ml 量筒 1 個
玻璃棒 1 支
緞帶 30 公分
雞眼扣 1 個

配方成分

石膏粉 30 克
純水 20c.c.
天然精油 3 種

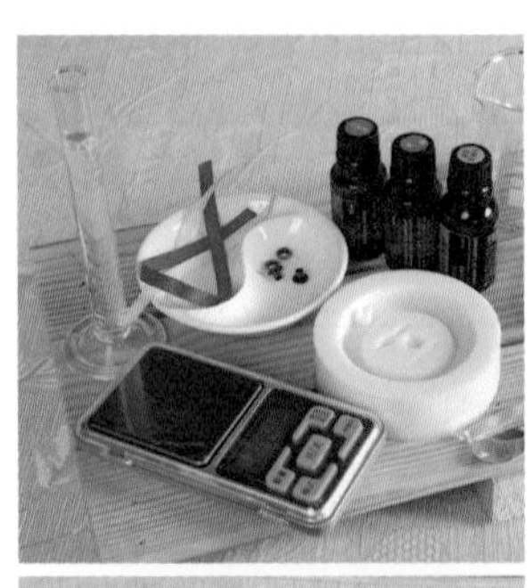

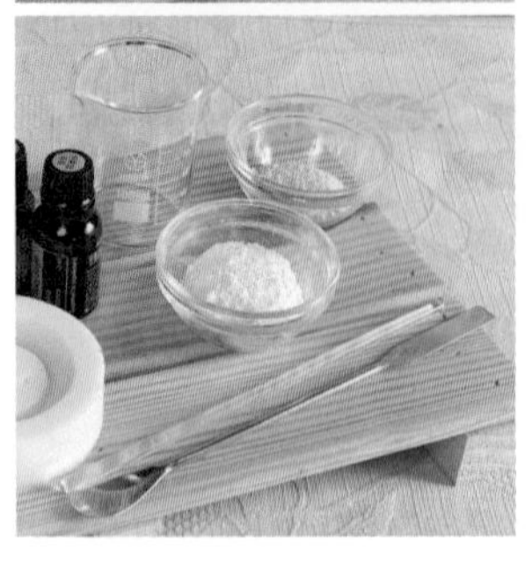

NOTE

- 可依自己需求，使用 3D 列印客製化自己喜歡的模具形狀喔！
- 依空間及需求不同，選擇 1 ～ 3 種精油，隨時滴上 2 ～ 3 滴，在室內擴香。

STEP
製作步驟

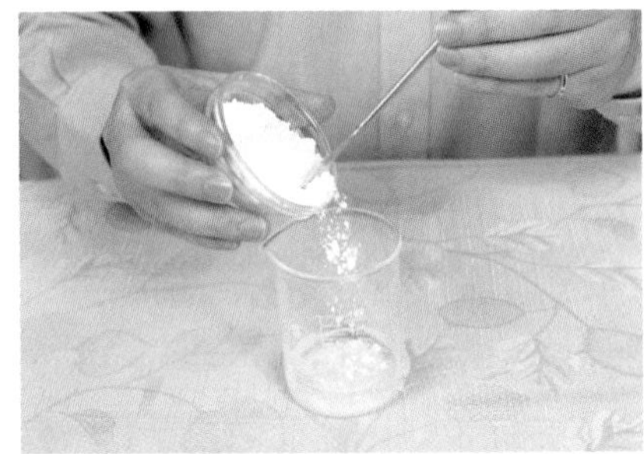

01 ▶將石膏粉與純水混合攪拌。

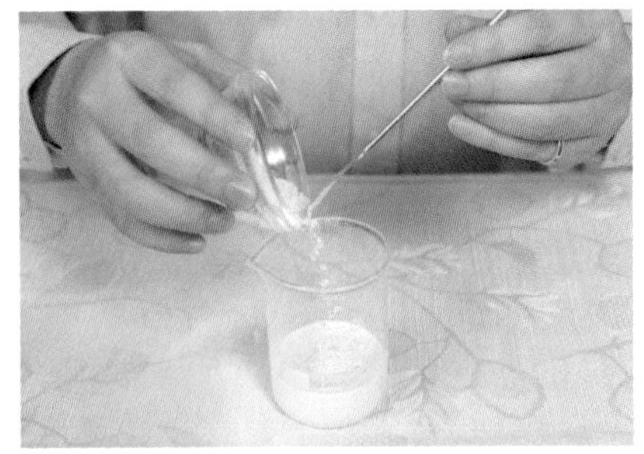

02 ▶加入水溶性色料。

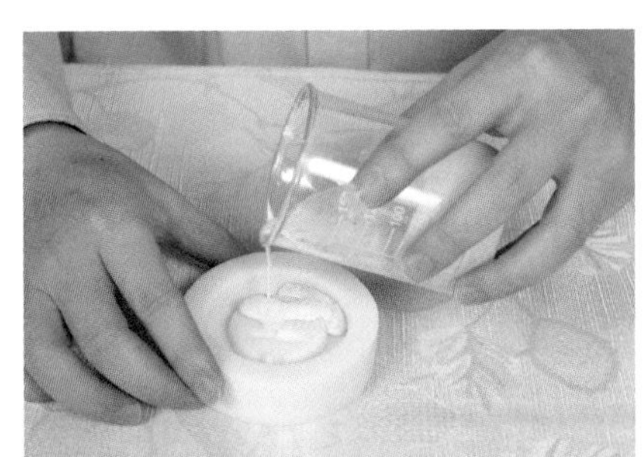

03 ▶石膏液入模。

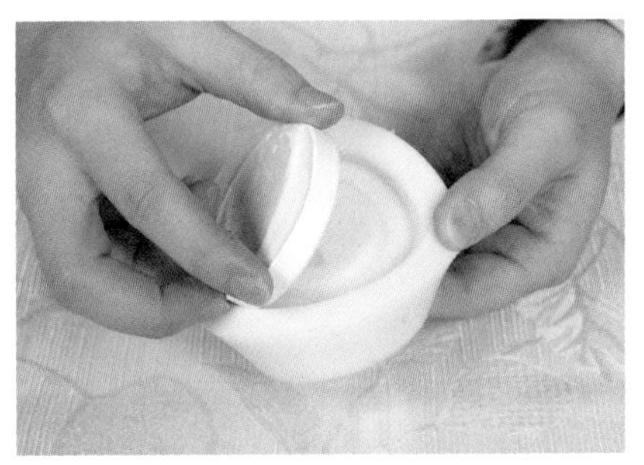

04 ▶靜待乾燥後，脫模取出。

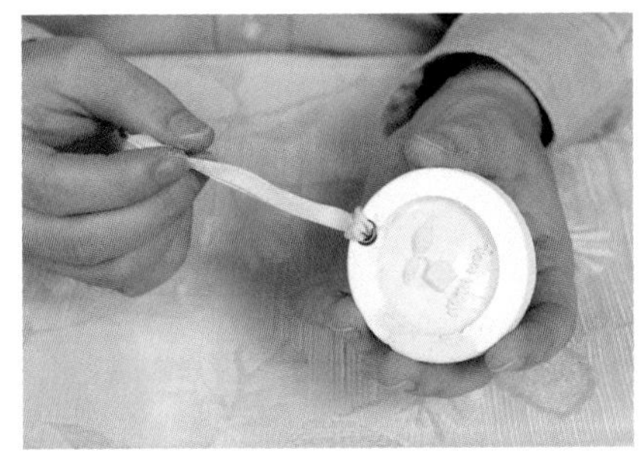

05 ▶綁上緞帶裝飾。

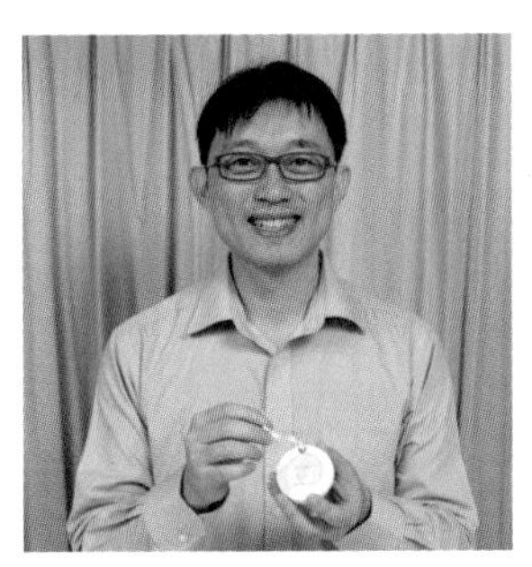

06 ▶完成擴香石手作。

16 香氛書卡

工具

剪刀 1把
鑷子 1把
白膠 少許
牙籤 1支
護貝機 1台
護貝膠模 1張
壓花花材 3～4種
書卡（大卡；小卡） 2張
聞香紙 1張

配方成分

天然複方精油 3種

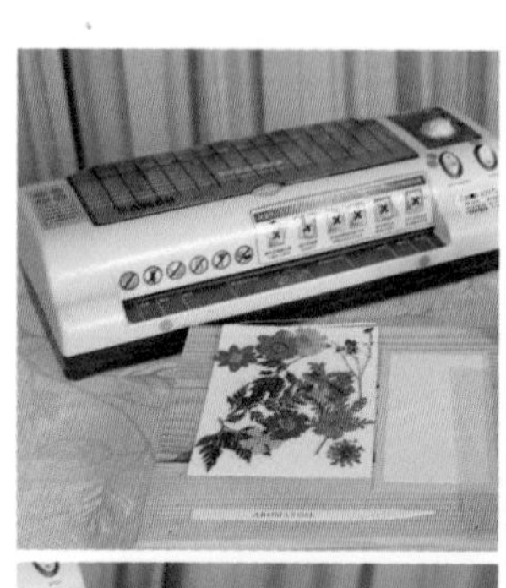

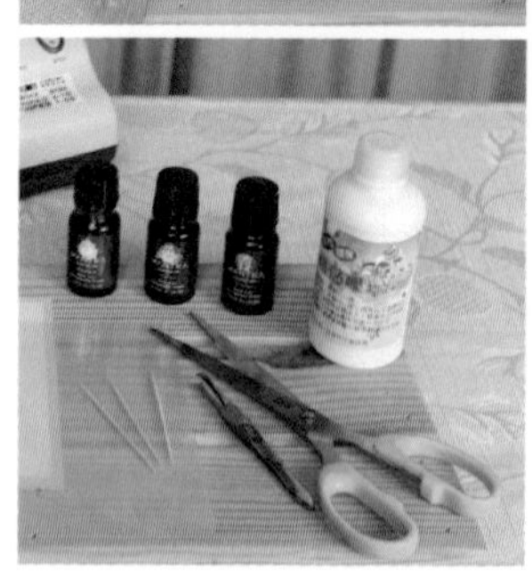

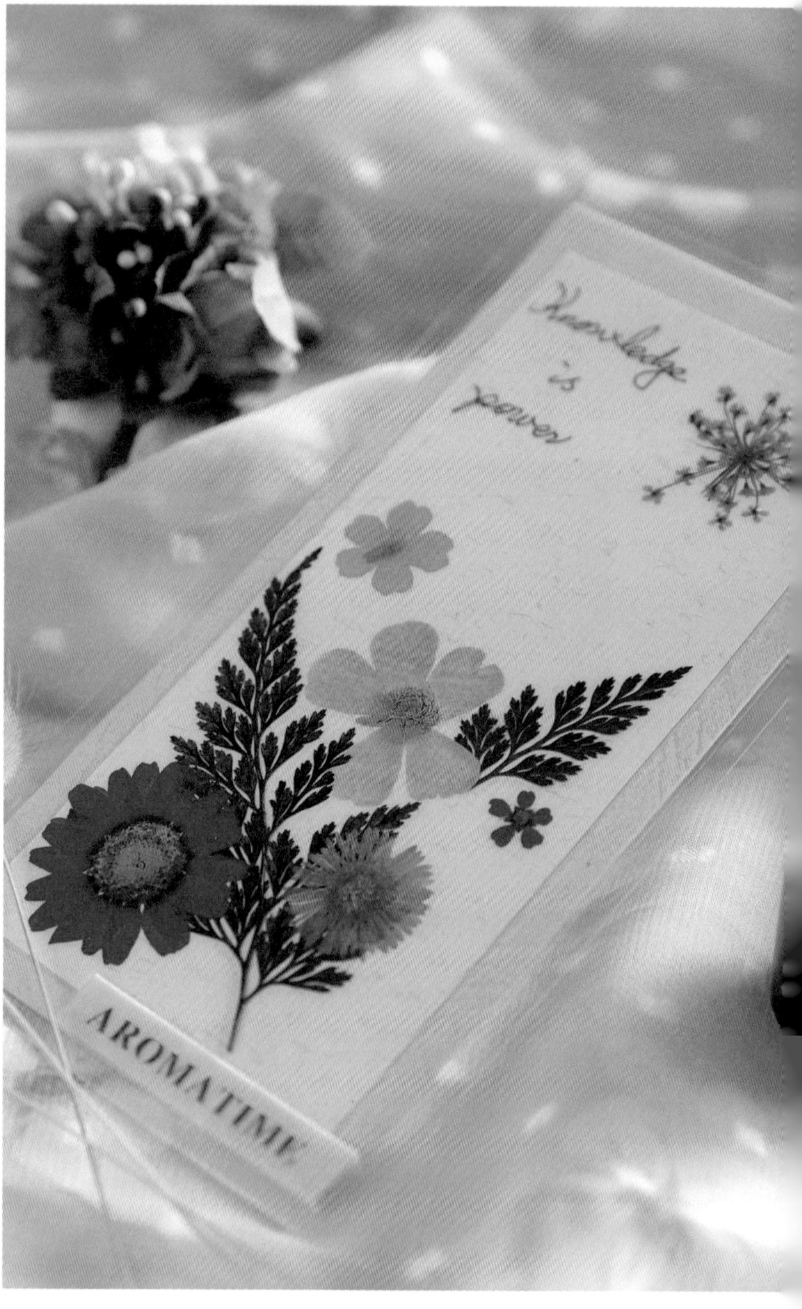

STEP
\ 製作步驟 /

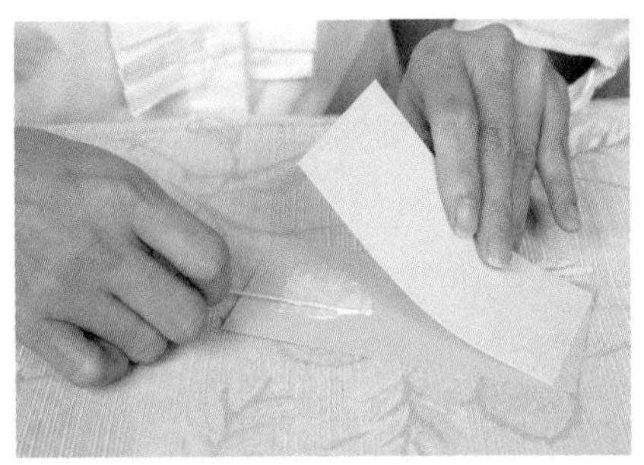

01 ▶取色卡紙，將大卡與小卡黏貼好。

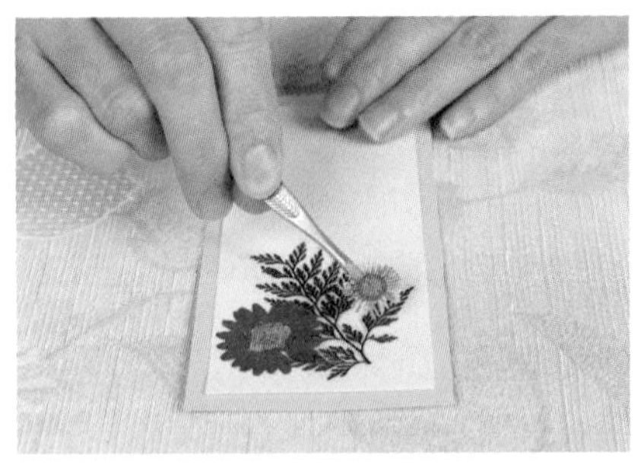

02 ▶將壓花花材於卡片上擺出美麗的圖案，並用白膠固定。

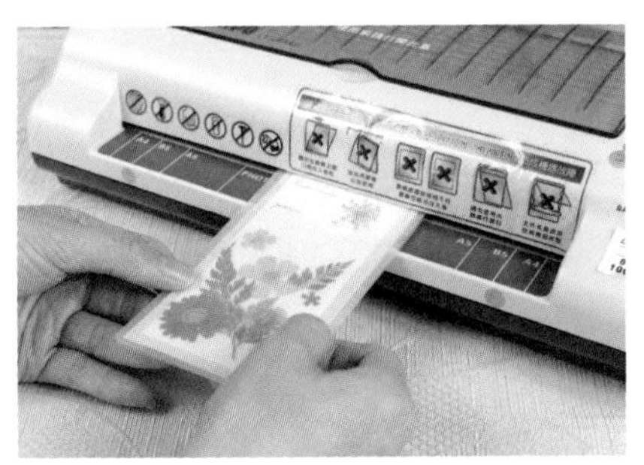

03 ▶在卡片上書寫溫馨祝福後，將卡片護貝。

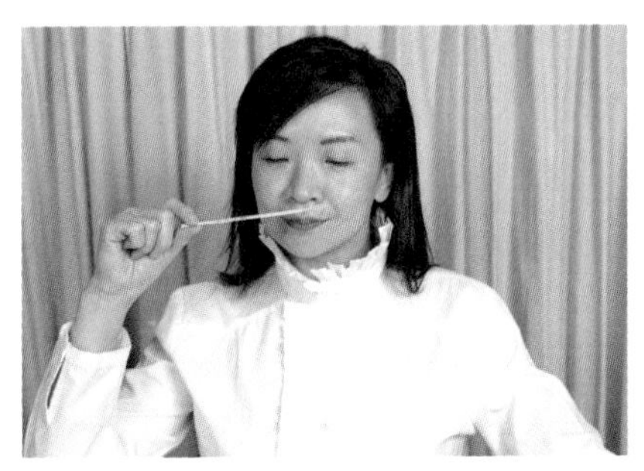

04 ▶取聞香紙試聞以選擇精油。

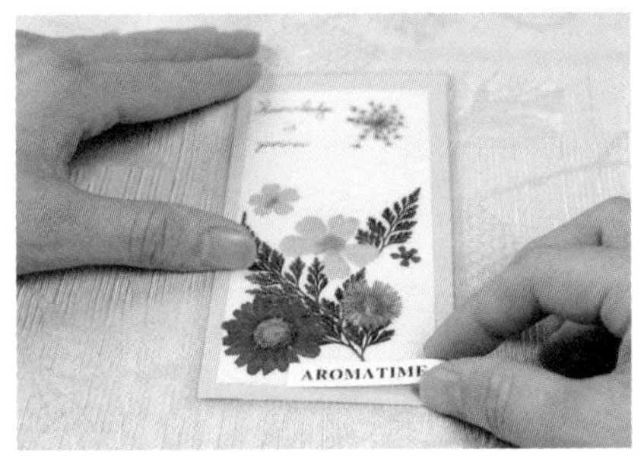

05 ▶將聞香紙貼在書卡背面或下方。

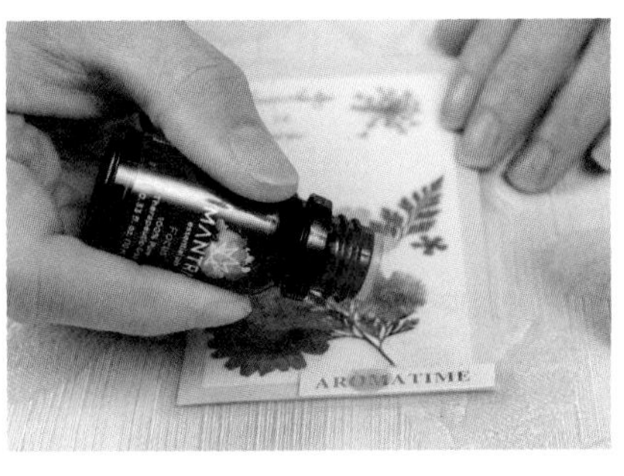

06 ▶在聞香紙上滴上喜歡的精油即可完成。

圖片來源

P.18 沒藥 https://www.tag24.de/nachrichten/wundermittel-welt-erkaeltung-hausmittel-grippe-grippewelle-geheimtipp-203948

P.21 希波克拉底 https://www.sutori.com/story/el-origen-y-la-evolucion-historica-de-la-higiene-y-seguridad-industrial--HZaLJpgeKUtdhL4ZSovFyw1J

P.25 珍 · 瓦涅醫師 http://fr.wikipedia.org/wiki/Jean_Valnet

P.46 薰衣草 www.flickr.com/photos/22119513@N00

佛手柑 www.flickr.com/photos/81918877@N00

P.47 茴香 Free Image-Pixabay, GOKALP ISCAN

P.52 檀香 http://commons.wikimedia.org/wiki/File:Santalum_album_leaves_and_flowers_06.JPG

聖約翰草 Free Image-Pixabay

P.132 甜茴香 Leoadec / CC BY-SA (https://creativecommons.org/licenses/by-sa/3.0)

芳香療法
相關影片

國家圖書館出版品預行編目（CIP）資料

芳香療法：現代精油芳香保健師課程／呂秀齡編著. -- 二版. -- 新北市：全華圖書, 2020.05
面； 公分
ISBN 978-986-503-418-4（平裝）

1.芳香療法 2.香精油

418.995 109007126

芳香療法——現代精油芳香保健師課程（第二版）

作　　者　呂秀齡
發 行 人　陳本源
執行編輯　賴欣慧、張家蓁
封面設計　張珮嘉
出 版 者　全華圖書股份有限公司
郵政帳號　0100836-1 號
印 刷 者　宏懋打字印刷股份有限公司
圖書編號　08202017
二版一刷　2020 年 06 月
定　　價　580 元
I S B N　978-986-503-418-4（平裝）
全華圖書　www.chwa.com.tw
全華網路書店 Open Tech　www.opentech.com.tw
若您對書籍內容、排版印刷有任何問題，歡迎來信指導 book@chwa.com.tw

臺北總公司（北區營業處）
地址：23671 新北市土城區忠義路 21 號
電話：（02）2262-5666
傳真：（02）6637-3695、6637-3696

南區營業處
地址：80769 高雄市三民區應安街 12 號
電話：（07）381-1377
傳真：（07）862-5562

中區營業處
地址：40256 臺中市南區樹義一巷 26 號
電話：（04）2261-8485
傳真：（04）3600-9806

版權所有・翻印必究

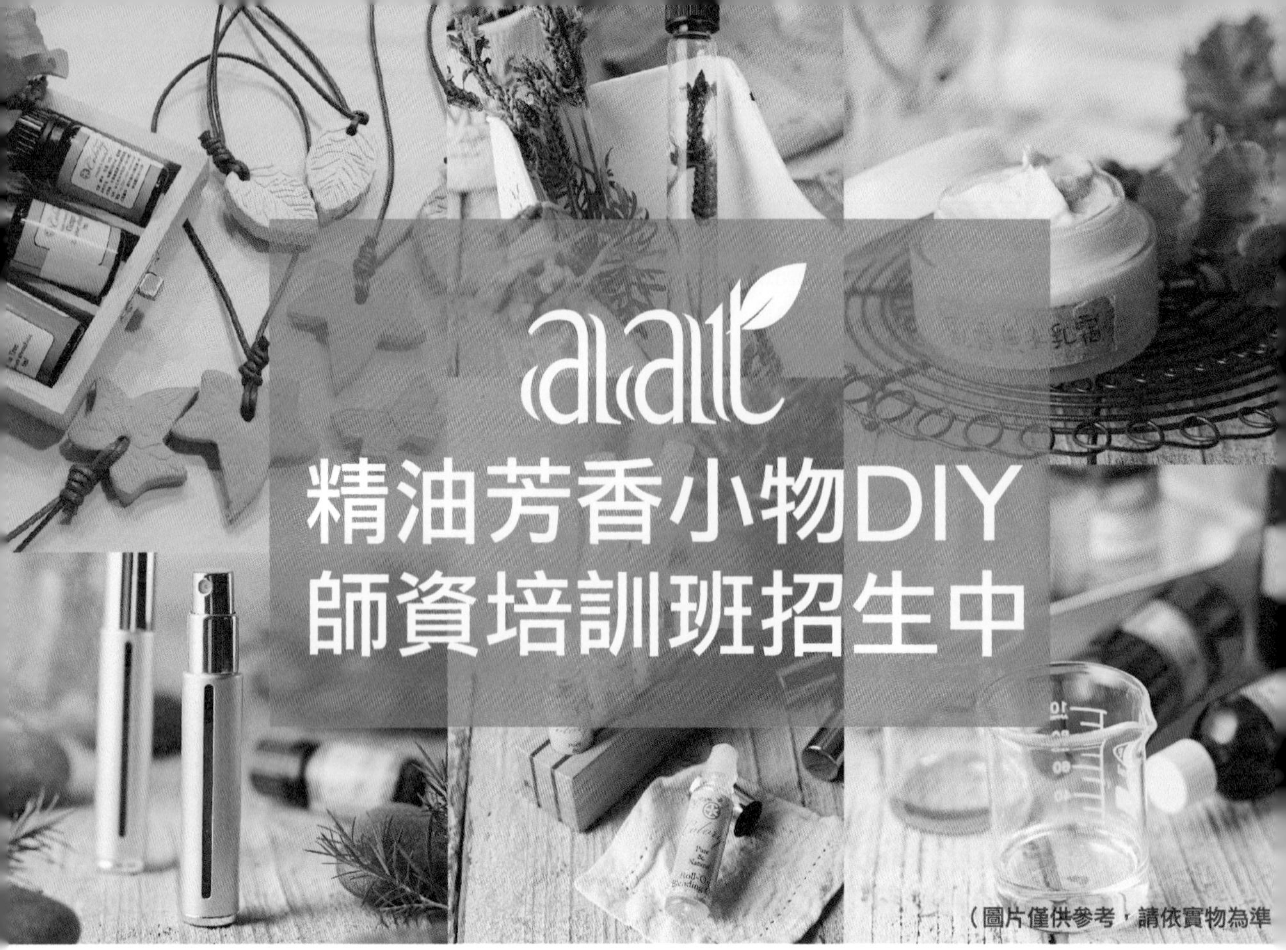

精油芳香小物DIY
師資培訓班招生中

（圖片僅供參考，請依實物為準

實做課程+講師培訓，實用好用，一次到位！

芳療名師呂秀齡率卡爾儷師資團隊，運用天然精油、教授如何正確製作芳香小物，培養專業且實用的技能，課後通過考核將發給講師證書；本協會與大專院校相關科系及企業進行產學合作，日後將有機會擔任專題講座或分享課程之講師。

10種芳香小物，輕鬆完成，十全十美！

共計製作：文創陶土精油項鍊/抗菌乾洗手凝膠/豐盛香氛調香噴霧/清涼提神滾珠棒…等10種。

小班教學，保證學會，每班僅收20位！

免費提供所有製作材料，課後可將成品全部帶回家！
再送：實用精油芳香小物DIY教學工具包

歡迎 企業團體課程 洽詢

超級好講師
徵的就是你！

揪2人上課，請你當講師，再領鐘點費！

上課時間：3日（共計18小時）　上課地點：台北.台中.高雄
上課費用：2人同行，一人免費優惠中！　可提供大專院校及企業團體客製化小班教學。

歡迎電話報名：02-2301-0966（請掃描QR Code可連結本協會LINE群組）

主辦單位/

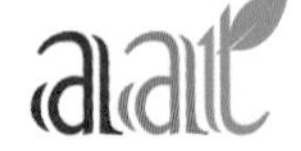

社團法人
中華亞太國際美學教育認證協會
Association of Aesthetic Trainer China Asia Pacific

承辦執行/

Colorys
卡爾儷健康美學顧問(股)有限公司
Colorys Health & Beauty Consultancy Co.,Ltd

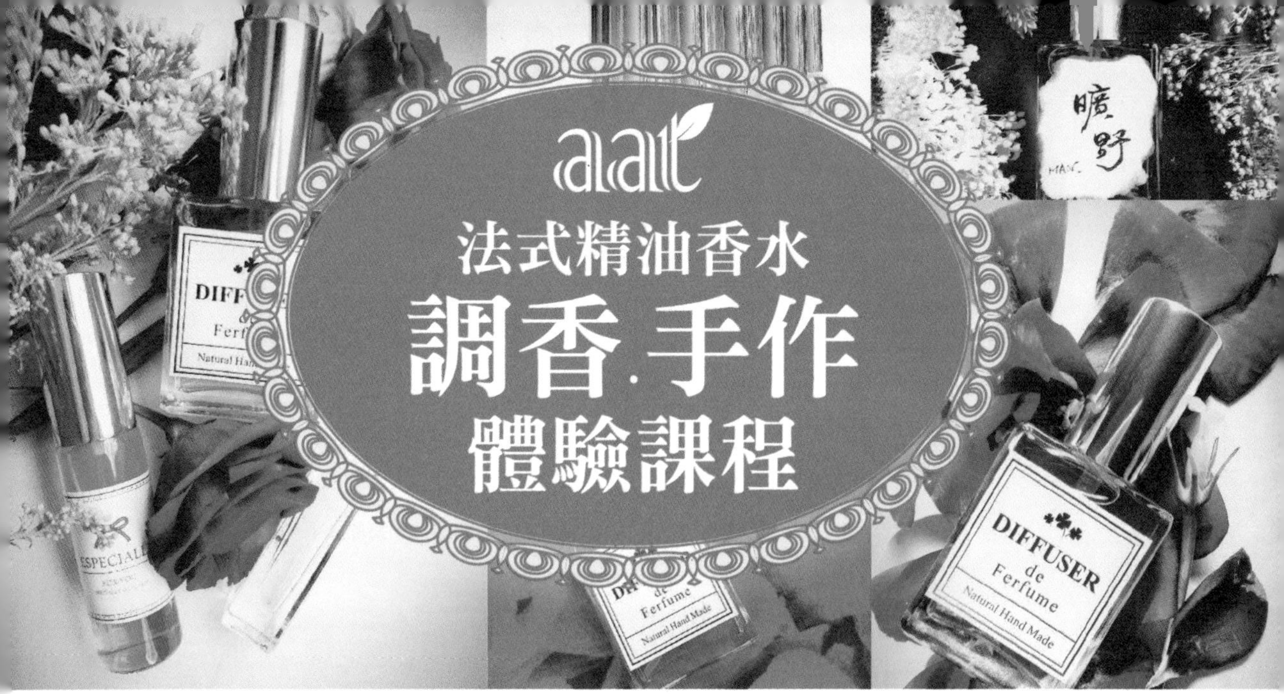

法式精油香水 調香.手作 體驗課程

揭開法國浪漫香氛奧秘 調製專屬自己時尚香味

嚴選天然芳療等級精油，摒棄化學香精，講解國外香水大廠不外傳的調香密技，並提供各種專業香調基底讓您恣意揮灑，讓毫無經驗的您也可調出專櫃級香水！

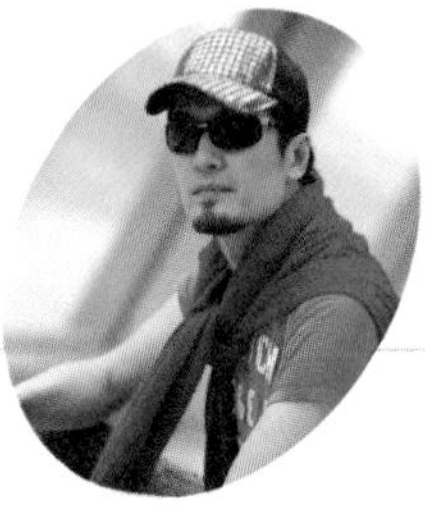

課程內容

- 香水簡歷介紹
- 認識天然精油及特性
- 香水發想創作介紹
- 香水黃金比例與調和原則
- 香水香調製作講解
- 實作調製個人香水
- 品香與分享討論

講師 趙雲龍 Ivan Chao

美國NAHA國家整體芳療協會認證國際芳療師
ACP檢定合格專業級天然精油香水調香師
AAT中華亞太國際美學教育認證協會芳療講師
國圖台中分館法國文化節香水發展工業主題講師

⊙課後可帶回個人手作特調天然精油香水10ml一瓶。 ⊙注意事項：課程當天請勿使用香水、髮膠或氣味較重的保養品。

上課時間：3小時
上課費用：協會推廣超值價，名額有限
上課地點：台北.台中.高雄
可提供大專院校及企業團體客製化小班教學
歡迎電話報名：02-2301-0966（請掃描QR Code可連結本協會FB粉絲專頁）

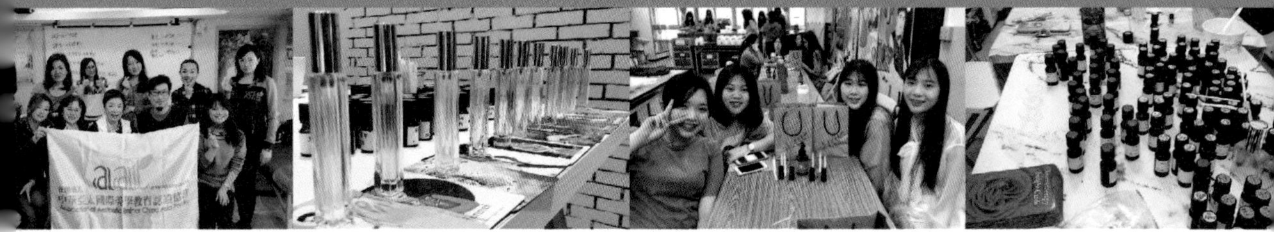

主辦單位/
社團法人
中華亞太國際美學教育認證協會
Association of Aesthetic Trainer China Asia Pacific

承辦執行/
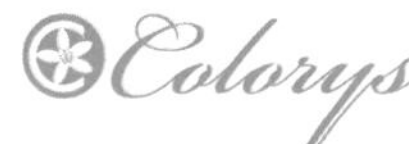
卡爾儷健康美學顧問(股)有限公司
Colorys Health & Beauty Consultancy Co.,Ltd.

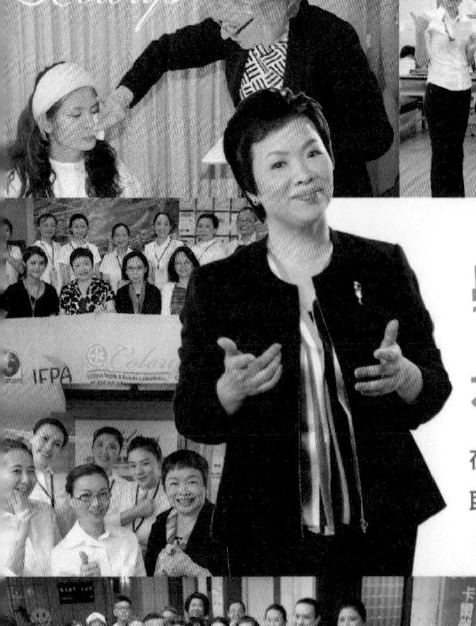

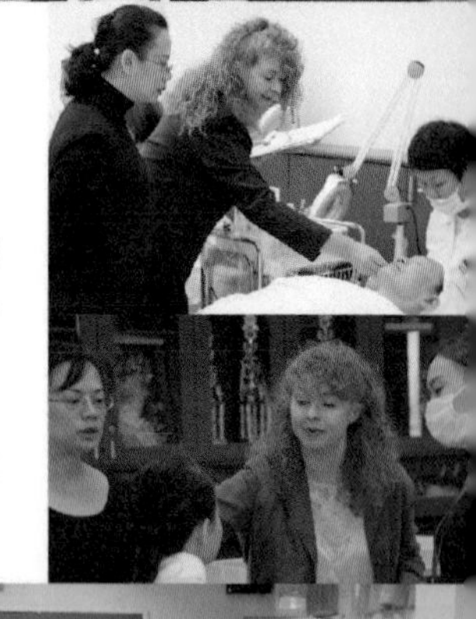
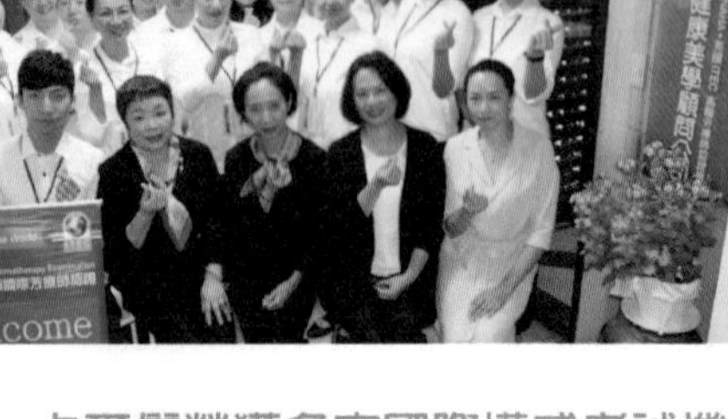
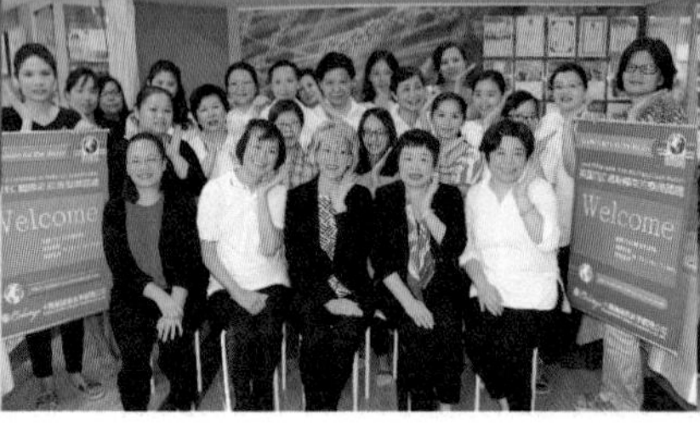
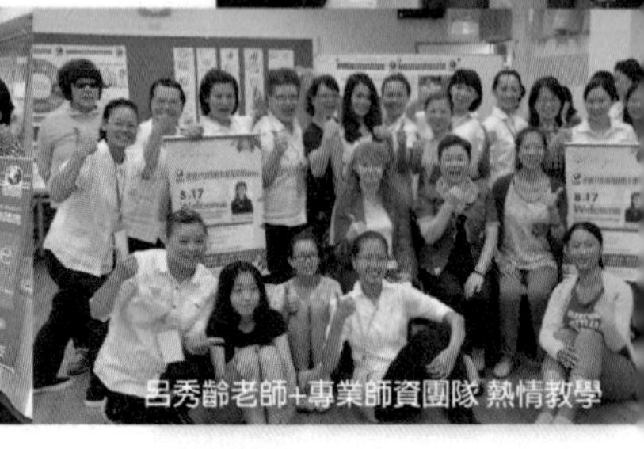

學習，是實現理想的開始！

在臺灣，你也能參加一流的芳療課程，
取得貨真價實的國際專業資格，認證加持、學習加分！

呂秀齡老師+專業師資團隊 熱情教學

卡爾儷榮獲多家國際權威考試機構授權，能在臺灣以中文授課、考試，並提供下列國際認證文憑：

- 英國ITEC國際芳療師之高階專業文憑認證
- 英國ITEC國際彩妝師暨新娘秘書彩妝造型師之高階專業文憑認證
- 英國ITEC國際護膚調理師之高階專業文憑認證
- 英國IFPA國際高階專業芳療師會員認證
- 美國NAHA國際初階芳療師會員認證
- 美國NAHA國際高階專業芳療師會員認證

找對的人，做對的事！

有心學習，更要掌握要領！讓呂老師和專業師資團隊，幫助你提升專業能力，輕鬆與國際接軌！

擁有國際證照，是趨勢，更是優勢！

課程大綱皆經國際核可，由國外考官來臺考核，無須擔心學習沒有方向，不必害怕英文不好。

溫馨推薦，有無基礎都可報名！

芳療、SPA美容、指壓按摩等專業人士、相關科系師生，有意擔任講師者，或想學得一技之長、開展事業第二春者…等都可以參加課程。

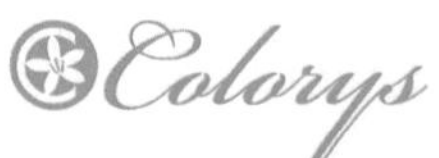

卡爾儷健康美學顧問(股)有限公司
Colorys Health & Beauty Consultancy Co.,Ltd.

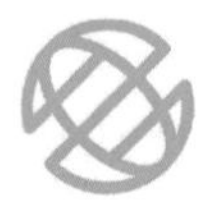

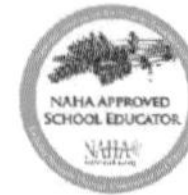

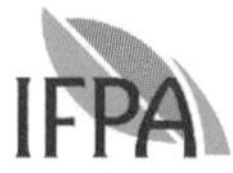

請沿虛線剪下，憑券報名立享優惠！

3000

卡爾儷國際認證課程 VIP 折價券

3,000元

(持券報名上列課程，可減免學費參千元)

1.本券僅限上列國際認證課程專用，不得折抵現金或要求抵換其他課程或產品。
2.自即日起至2021年6月底前有效；每券限一人使用，報名時請出示並繳回。
3.本券影印無效，卡爾儷保有活動解釋與修改權利，若有疑問請撥打諮詢專線。

諮詢專線：卡爾儷台北教學中心 (02) 2301-0966

Colorys 卡爾儷健康美學顧問(股)有限公司
Colorys Health & Beauty Consultancy Co.,Ltd.